Reuter / Oettmeier

Biologische Krebsbehandlung heute

Sag' Ja zum Leben!

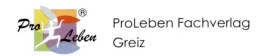 ProLeben Fachverlag
Greiz

Hinweis zur Rechtslage

Alle Behandlungsvorschläge, Ratschläge und Hinweise in diesem Buch sind von den Autoren sorgfältig geprüft bzw. praktisch angewandt worden. Eine Garantie kann dennoch nicht übernommen werden. Eine Haftung der Autoren bzw. des Verlages für Personen-, Sach- und Vermögensschäden ist daher ausgeschlossen.

Die im Buch beschriebenen Methoden können bei ernsthaften gesundheitlichen Problemen eine Behandlung durch Ärzte oder Heilpraktiker nicht ersetzen.

Sofern in diesem Buch eingetragene Warenzeichen, Handels- oder Gebrauchsnamen verwendet werden, auch wenn diese nicht als solche ausdrücklich gekennzeichnet sind, gelten die entsprechenden Schutzbestimmungen.

Reuter, Uwe / Oettmeier, Ralf:
Biologische Krebsbehandlung heute – Sag´ JA zum LEBEN
Ein Wegweiser für Betroffene, Angehörige und zur Vorbeugung
Greiz, ProLeben Fachverlag OHG

Umschlaggestaltung und Satz: Antje Oettmeier
Druck und Bindung: Westermann Druck GmbH Zwickau
Printed in Germany

© 2001 ProLeben Fachverlag Greiz, Gartenweg 6, 07973 Greiz
2005 2., überarbeitete Auflage
® registriertes Warenzeichen der ProLeben-Medizin Verbund GmbH
Alle Rechte vorbehalten

Dieses Buch ist urheberrechtlich geschützt. Nachdruck, Übersetzung, Entnahme von Abbildungen, Wiedergabe auf photomechanischem oder ähnlichem Wege, Speicherung in DV-Systemen oder auf elektronischen Datenträgern sowie die Bereitstellung der Inhalte im Internet oder auf anderen Kommunikationsdiensten ist ohne vorherige Genehmigung des Verlages auch nur bei auszugsweiser Verwendung strafbar.

ISBN 3-935883-04-8

Dr. Uwe Reuter und Dr. Ralf Oettmeier

Biologische Krebsbehandlung heute

oder

Sag' Ja zum Leben!

Ein Wegweiser für Betroffene, Angehörige und zur Vorbeugung

ProLeben Fachverlag
Greiz

Danksagung

Wir danken dem LEBEN, welches uns auf den verschiedensten Wegen für die Idee zum Schreiben dieses Buches inspiriert hat. Es half uns, über Höhen und Tiefen zu gehen und es immer besser zu lernen, in LIEBE und dem LEBEN gerecht zu handeln. Auch brachte es uns frühzeitig zur Biologischen Medizin und gab uns damit die Hauptvoraussetzung für die Inhalte dieses Buches. Nun haben die Fortschritte in der Biologischen Medizin eine gründliche Überarbeitung und Ergänzung notwendig gemacht.

Wir danken unseren Frauen für Ihre Unterstützung und das Verständnis für geringere „Familienzeiten" im Interesse des Buches sowie deren Hinweise und Unterstützung beim Umsetzen des Projektes. Sie haben uns immer den Rücken gestärkt und uns in jeder Situation hilfreich beiseite gestanden.

Wir danken den vielen Krebspatienten, welche wir kennen lernen durften und über Jahre begleitet haben. Durch sie erhielten wir immer wieder neue Anregungen zur Optimierung der ärztlichen Unterstützung bei der Begleitung von Krebskranken. Insbesondere den vielen mutigen Tumorpatienten, welche der Opferrolle entstiegen sind und zu einem individuellen und aktiven Weg der Heilung fanden, zollen wir unsere Hochachtung, denn diese Menschen haben uns gezeigt, dass das Konzept einer aktiven und ganzheitlichen biologischen Krebsbehandlung richtig ist und seine Berechtigung hat.

Wir danken unserem Praxisteam und dem der Klinik „ProLeben" in Greiz sowie unseren Patienten für die Unterstützung und Entlastung im Rahmen der Entstehungsphase dieses Buches.

Besonderer Dank gilt Antje Oettmeier, welche trotz ihres Studiums Zeit fand, dieses Buch zu editieren und die Zeichnungen und Bilder anzufertigen.

Wir danken unseren Eltern, Verwandten und Freunden für die vielfältigen Anregungen und Korrekturhinweise.

Wir danken abschließend allen Lesern, welche uns durch ihre Hinweise und Zuschriften wertvolle Anregung für die Überarbeitung dieser Auflage übersandten.

Greiz im Oktober 2005

Uwe Reuter und Ralf Oettmeier

Ein LEBEN ohne LIEBE ist sinnlos.

Der Inhalt - konkret

Einführung • Fragen über Fragen • Krebs - eigentlich auch nur eine Krankheit!

Wie kann man sich die Ebenen im Mensch vorstellen? • Ein Blick in die kleine Welt unseres Körpers • Wichtige Einflußgrößen auf das Gewebe • Körpergewebe und Krebs • Interview mit den wichtigsten Beteiligten • Wie geht man mit der Krebserkrankung um? • Welche Behandlung Sie brauchen ... (Standardmedizin, adjuvante, komplementäre und alternative Behandlung)

Warum ergänzende biologische Untersuchungsverfahren? • Untersuchungen des Abwehrsystems • Chemo-/ Hitze- und Medikamentensensivilität • Mikroökologische Stuhluntersuchungen • Untersuchungen des "Säftegleichgewichtes" • Spezielle ganzheitliche Untersuchungs- und Testverfahren

Baubiologie in Ordnung bringen • Das Gift muss raus! • Auch an Parasiten denken • Herde und Störfelder finden und beseitigen • Gib der Säure keine Chance! • Homotoxinlehre • „Stress" auf allen Ebenen beseitigen • Schmerzen nehmen • Achtung! Lebensveränderung notwendig

Mangelzustände beseitigen • Ernährung nach den MAYR-Prinzipien • Die Ernährung, die Sie brauchen • Vitamine, Mineralien, Spurenelemente, Pflanzenstoffe • Procain-Basen-Therapie - eine innovative Behandlung • Energie tanken • Sauerstofftherapie

Behandlung mit Eigenblut und Eigenurin • Immunstimulation mit Mistel • Immunmodulation mit Thymus- und Organextrakten • Tumor-„Impfstoffe" • Enzymtherapie • Biokatalysatoren • Biologische Tumorhemmstoffe • Neuraltherapie • Hyperthermiebehandlung • aktive Fiebertherapie • Mikroimmuntherapie • Magnetfeldtherapie • körperliche Aktivität • weitere Verfahren

Homöopathie - ein kleiner Exkurs • Homöopathie bei Krebs • Phytotherapie • Isopathie • Biokatalysatoren und homotoxische Mittel • Anthroposophische Arzneimittel • Spagyrik • Hormone ausgleichen

Seele und Geist - die wichtigsten Behandlungsebenen? • Seele und Geist im Mittelpunkt alter Heilweisen • Die Seele wieder in Harmonie bringen • Ängste durch Vertrauen ersetzen • Loslassen • Wichtige Behandlungsverfahren für Seele und Geist • Die besondere Rolle der Familie • Von denen lernen, die wieder gesund wurden • Entspannung • Geistiges Heilen, Seelsorge und Gebete

Warum alle Ebenen behandeln? • Stufenkonzept der Behandlung von Krebserkrankungen • Behandlung nach Wichtigkeit

Zum Leben zurück • „Ja" sagen zum Leben • Die zentrale Rolle der Liebe • Zusammenfassung der Hauptkomponenten für eine Selbstheilung

Behandlungsstrategien für die Praxis: Begleitende adjuvante Behandlungen zur Standardtherapie • Aktive biologische Therapie integrativ zur Standardmedizin • Biologische Krebsbehandlung als Basis- und Regulationsmedizin • Kontinuität • Details zur Labordiagnostik • Was wichtig ist ... • Kosten

Biologisch orientierte Kliniken und Therapiezentren • Krankenhäuser mit naturheilkundlichen Abteilungen • Tageskliniken • „ProLeben" Therapeutennetzwerk qualifizierter Praxen • Das Modul Krebstherapie im ProLeben Medizin Verbund • Weiterbildung • Verbände und Beratungsstellen (BRD)

Kontaktadressen von Verbänden, Gesellschaften und Vereinigungen, welche sich für die biologische Krebsbehandlung engagieren (Baubiologen, Naturkost, Ärzteverbände, Selbsthilfegruppen, Organisationsnetzwerke, u.a.) • Angebote des ProLeben Fachverlags

Der Inhalt im Überblick

Einführung

1 Sich selbst erkennen, die Krankheit verstehen, die Behandlung mitgestalten

2 Am Anfang steht der zusätzliche Informationsgewinn

3 Ursachen beseitigen

4 Mangel ersetzen und Energie tanken

5 Das Abwehrsystem stärken

6 Naturheilkundliche Arzneimittel

7 Innere Harmonie finden

8 Behandlung nach Ebenen und Stufen

9 Zum Leben zurück ...

Behandlungsstrategien für die Praxis

Wege zu Zentren, die komplexe biologische Krebsbehandlung anbieten

Adressen

Einführung

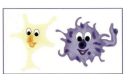 *„Sie haben vielleicht erst vor wenigen Tagen die Diagnose Krebs erfahren oder sind Angehöriger oder Bekannter eines Betroffenen. Sie sind geschockt, fassungslos, denken an ein vorzeitiges Ende Ihres Lebens. Und Sie hatten vielleicht noch so viel vor. Oder doch nicht? Oder hat für Sie in der letzten Zeit der eigene Körper, dessen Reaktionen, dessen Warnzeichen und Wünsche gar nicht mehr die Rolle gespielt? Vielleicht waren Sie durch andauernde Anstrengungen, Ablenkungen, Gedanken an unangenehme und scheinbar unlösbare Konflikte gar nicht mehr der Herr im Hause? Oder wurden Sie sogar in eine Opferrolle gegenüber dem Körper gedrängt? Sie werden fragen: Was ist Krebs eigentlich? Warum hat er gerade mich getroffen? Muss ich jetzt einfach alle Bemühungen der Medizin über mich ergehen lassen und hoffen, dass es noch mal gut geht? Wem kann ich glauben? Welche Rolle spiele ich selbst jetzt überhaupt noch? Aber bleiben Sie ruhig und lesen Sie erst einmal weiter in diesem Buch, denn hier werden Sie viele Antworten finden, welche zur Lösung Ihres Problems beitragen können."*

Fragen über Fragen

Die Diagnose Krebs wirft viele Fragen auf. Bleiben Sie ruhig, fassen Sie sich, es gibt für alles eine Lösung. Lesen sie das Einführungskapitel genau und beginnen Sie, sich mit der Krankheit aktiv auseinander zu setzen.
Die Zahl der Krebskranken nimmt in den Industrieländern permanent zu. Sie wird sich in den nächsten 20 Jahren nochmals verdoppeln. Krebs wird in den Industriestaaten bald zur Haupttodesursache werden. Deshalb sind neue und innovative Konzepte in der Vorbeugung, Behandlung und Nachsorge unausweichlich.

Krebsfälle nehmen zu.

Verdopplung in den nächsten 20 Jahren.

In den Industriestaaten bald Haupttodesursache.

 „Sorgen Sie sich nicht beim Lesen der Details zum Krebsproblem. Denn endlich sind Sie auf dieses Buch gestoßen, welches Ihnen vielleicht nicht alle Antworten geben kann, aber den Weg zum LEBEN *zurück weist. Und jeder kann es verstehen; auch ohne Medizinstudium. Vertrauen Sie mir, Ihrem Hirnzelle, dem Chef und Weisen der Körperzellen. Ich habe alle Erfahrungen meiner Kollegen und kenne mich mit allen Lebenssituationen in der kleinen Welt des menschlichen Körpers aus.*
Suchen Sie sich zuerst einen besinnlichen, ungestörten Ort und beginnen Sie sich fit zu machen für Ihr grundsätzliches Ziel: **„Ich bin ohne Krebs und völlig gesund!"**

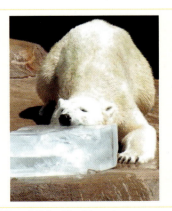

Einen kühlen Kopf bewahren

1

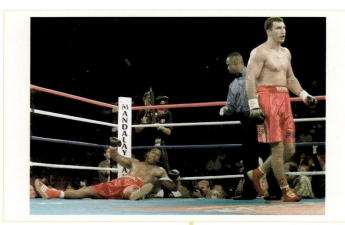

**Krebs bedeutet nicht gleich K.O.
Auch dieser Mensch steht wieder auf**

Möglicher Ablauf des Handelns
1. ruhig alles durchdenken
2. Literatur besorgen
3. Thema genau studieren.

*Sie werden einen für sich persönlich passenden Weg zur Heilung finden. Sie wollen es, denn Sie haben auch dieses Buch gekauft. In diesem Buch erhalten Sie einen Überblick zu dem aktuellen Stand der Biologischen Medizin zur Untersuchung und Behandlung der **Krebskrankheit**, welche die Basis für die Ausbildung von Tumoren und Geschwülsten bildet. Sie werden mit der Aufnahme jedes Wortes, jeder Zeile, jeder Abbildung mehr und mehr Mut, Kraft, Zuversicht und am Ende sogar Gewissheit schöpfen, dass Ihr Schicksal auch eine Chance bedeutet.*

Wieder werden Sie fragen: Eine Chance wofür und für wen? Fragen Sie, lesen Sie und finden Sie die Antworten."

Krebs - eigentlich auch nur eine Krankheit!

Krebs ist eine Krankheit mit Krankheitszeichen in allen Ebenen: Körper, Geist und Seele.

Ihr persönliches Konzept.

Krebs ist eine Krankheit - die Krebskrankheit. Krebs ist nicht Zufall oder Schicksal, ist nicht das Todesurteil. Eine Krankheit ist gekennzeichnet durch Krankheitszeichen, auf allen Ebenen: Körper, Geist und Seele. Erste Zeichen waren schon vor der Geschwulst da und nicht alle sind mit der Operation beseitigt. Auch die giftige Chemotherapie oder Behandlung mit abtötenden Strahlen kann die Krankheit nicht vollständig ausmerzen. Sie erkennen: Die Krankheitsbewältigung braucht ein für Sie persönliches Konzept, welches Sie selbst am besten erkennen und finden.

„Krebs hat für Sie wahrscheinlich schon immer etwas außergewöhnliches bedeutet. Als Kind bereits haben Sie von Bekannten oder Verwandten von dieser schlimmen und schicksalhaften Krankheit gehört. Sie waren deshalb vielleicht schon einmal sehr betroffen. Betroffen durch den Tod eines lieben Menschen - dessen Tod an Krebs. Aber dann sind Sie wieder zur Tagesordnung des Lebens übergegangen. Sie waren jung, hatten andere Probleme, haben die Krebsgefahr verdrängt, kamen aber eigentlich nie davon los. Und jetzt hat Sie das Schicksal scheinbar eingeholt. Sie stehen nicht mehr außerhalb

Unser Tipp für Sie
Ruhe bewahren, Zeit für sich nehmen, weiter informieren.

- Sie stehen inmitten des Krebsproblems.

Der Arzt hat Ihnen vielleicht anders als sonst - sehr ernst, sehr mitfühlend und auch irgendwie ängstlich - die Diagnose erläutert. Sie konnten es erst nicht glauben, waren fassungslos, geschockt und hofften, es wäre nur ein böser Traum. Aber es ist kein Traum.

Es ist Ihre Krankheit! Es ist Ihre persönliche Krankheit, nicht die des Arztes oder einer anderen Person.

Es ist auch Ihr Krebs! Ihr Körper hat Ihren Krebs zugelassen! Und zuerst möchten Sie diese fremdartige Geschwulst schnell loswerden. Sie haben vielleicht sofort zur Operation eingewilligt. Jetzt haben auch zuvor geplante Termine, die vielen Verpflichtungen, die vielen Probleme keine Rolle mehr gespielt. Sie hoffen, mit dem Wegschneiden des Tumors ist alles überstanden. Aber dann sagen die Ärzte, eine Nachbehandlung wäre noch nötig. Man spricht von Statistik, Überlebensrate, Heilungschancen. Und jetzt werden Sie unsicher. Scheinbar doch keine einfache und schnelle Lösung?

Einfaches und schnelles Wegmachen wie sonst bei Kopfschmerzen, Schlafstörungen oder Grippegefühl mit Tabletten geht hier wohl nicht?

Ist Krebs etwas anderes als eine Krankheit? **Nein** - Krebs ist eine Krankheit. Krebs ist eben die Krebskrankheit. Krebs zeigt sich wie jede Krankheit durch Krankheitszeichen (Symptome), vielleicht auch durch das Symptom, dass mit der Ausbildung der Geschwulst andere Krankheitszeichen verschwunden sind. Sie meinten, Sie waren deshalb vor der Diagnose „Krebs" sogar gesund.

Bitte seien Sie kritisch in der Bewertung Ihrer selbst: Natürlich hatte auch Ihr Krebs Krankheitszeichen hervorgebracht. Und wenn Sie genau nachdenken, dann treffen alle Eigenschaften einer chronischen Krankheit auch auf Ihren Krebs zu. Sie haben Veränderungen am Körper, in Ihrem Kräftezustand und auch im Denken und Fühlen festgestellt. Es waren vielleicht nur Kleinigkeiten, die Ihr Arzt, sofern Sie es ihm überhaupt gesagt haben,

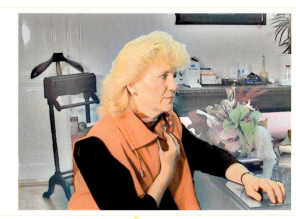

Die Nachricht von der Krebserkrankung erschüttert ...

Unser Tipp für Sie

Werden sie der Chef oder General Ihres Körpers und bestimmen Sie was zu tun ist. Oder gehen Sie auf friedliche Koexistenz, wenn der Kampf mit Ihrem Krebs Ihrem Typ nicht entspricht, aber werden Sie der Verhandlungsführer.

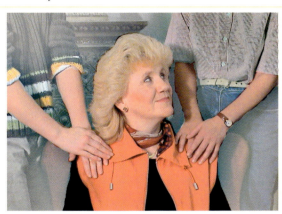

... Beistand durch Freunde, Familie und andere liebe Menschen tut gut ...

Fakten & Hintergründe

⇨ Zu den ca. 3 Mio. Krebskranken, welche gegenwärtig in Deutschland leben, kommen jährlich 2 - 2,5% Neuerkrankungen hinzu.

⇨ Das bedeutet für Deutschland 350.000 neue Krebsfälle pro Jahr, wovon 43 - 45% innerhalb von 10 Jahren keinen Rückfall erleben.

⇨ Trotz intensivster Anstrengungen konnte die Standardtherapie „Stahl, Strahl und Chemotherapie" die Heilungsquoten in den letzten 30 Jahren nur für einige Krebsarten wesentlich verbessern.

⇨ Die Sterblichkeit und die Erkrankungsrate an Krebs steigen in den Industrieländern ständig an.

⇨ Um 1900 wurden in den USA ca. 30.000 Krebsfälle pro Jahr erfasst (Gesamtbev. 90 Mio). Heute liegt die Zahl weit über 700.000 (Bev.: 246 Mio; prozentuale Verachtfachung).

⇨ Krebs stellt die zweithäufigste Todesursache dar und wird in wenigen Jahren wahrscheinlich die Spitzenposition einnehmen.

⇨ In der BRD sind bei Frauen am häufigsten Karzinome von Brust, Dick- und Mastdarm sowie Gebärmutter und Eierstöcken.

⇨ Bei Männern kommen Bronchial- und Vorsteherdrüsenkrebs nahezu gleich häufig vor, gefolgt von Dick- und Mastdarm- sowie Blasenkrebs.

Literatur:
• *HAGER, E.D.:* Kosten-Nutzen-Relationen in der Onkologie. Z. für Komplementärmedizin, Karger, S. 310-325, 1995
• *MOSS, S.:* Rette deine Brust. 4 Flamingos Verlag Rheine
• *HOFFMANN, K.D.:* Die Krebsstory – Suche nach der Wahrheit. 4 Flamingos Verlag Rheine

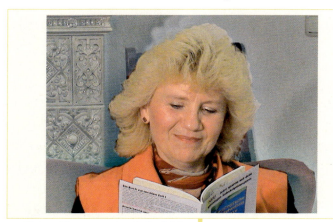

...Eigenes Engagement und die richtige Literatur geben Gewissheit, es zu schaffen, wieder gesund zu sein!

Möglicher Ablauf des Handelns

1. die Führung im Körper übernehmen
2. Meinungen einholen, dann aber selbst entscheiden
3. zum Leben „JA" sagen.

nicht ernst nehmen musste. Aber viele Kleinigkeiten machen in der Summe auch etwas Großes. Und es waren sogar alle Ebenen betroffen - Körper, Geist und Seele.

Jetzt verstehen Sie. Die Krankheit Krebs kann man nicht einfach herausschneiden, denn dies geht nur mit etwas Körperlichem. Also doch die besagte Nachbehandlung. Aber ist diese Nachbehandlung mit stark giftigen Substanzen (so genannte Chemotherapie) denn die Lösung aller Probleme? Natürlich kann sie Restkrebszellen vergiften, und dass hierbei einige Körperzellen zerstört werden, klingt verständlich. Auch die vielleicht empfohlene Bestrahlung hat eine ähnliche Zielstellung und ist mit entsprechenden Problemen verbunden. Aber trotzdem gibt Ihnen auch nach diesen überstandenen Maßnahmen der Chemotherapeut (Onkologe) oder der Strahlentherapeut (Radiologe) nicht die Gewissheit, die Sache los zu sein. Man spricht wieder von Statistik, Prognose, Überlebens- und Ansprechrate.

Jetzt verstehen Sie die Mediziner doch nicht mehr. Immer hatten Sie durch Filme und Presseartikel vermittelt bekommen, dass wir das modernste und beste Gesundheitswesen haben. Und sollte man tatsächlich einmal krank sein, dann wird dieses mit Gewissheit helfen und Ihnen die Reparatur des Problems präsentieren. Aber nun sind Sie doch auf sich gestellt. Sie hoffen und sind doch unsicher. Sie wollen gesunden und suchen nach einem Weg. Sie beginnen zu verstehen, dass es Ihre persönliche Krebskrankheit ist und Sie sie deshalb selbst in die Hand nehmen müssen. Ihre Krebskrankheit wird Chefsache! Jetzt beginnen Sie, die Ohnmacht und die Opferrolle zu verlassen. Jetzt beginnt Ihr Prozess der Selbstfindung und dafür tanken Sie hier das Wissen und die Kraft - Ihr persönliches „know how".

*Seien Sie der Kämpfertyp, der den Krebs besiegt oder seien sie der Gläubige, der mit dem Glauben an Gott und einer „friedlichen Koexistenz" den Krebs reduziert oder seien Sie der Typ, der durch grundlegende Veränderung seines Lebens seine Genesung positiv beeinflusst. Auf jeden Fall kommt nach dem **Wissen wie** das **Tun.**"*

1 Sich selbst erkennen, die Krankheit verstehen, die Behandlung mitgestalten

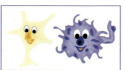

„Wir werden Ihnen in diesem Kapitel einiges zum prinzipiellen Aufbau des menschlichen Körpers erläutern sowie die verschiedenen Lösungsansätze zur Überwindung der Krebskrankheit gegenüber stellen. Eigentlich ist alles sehr logisch und trotzdem werden Sie feststellen, dass man die Dinge in der Öffentlichkeit oft nur einseitig oder verzerrt wiedergibt. Erfahren Sie in der kleinen Welt unseres Körpers viel Neues und bekommen Sie ein Gefühl für die inneren Zusammenhänge. Und schließlich werden Sie im Kapitel der einzelnen Behandlungsrichtungen verstehen, dass hier insbesondere Ihre persönliche Meinungsbildung gefragt ist. Also auf geht´s in das erste Buchkapitel!"

Wie kann man sich die Ebenen im Mensch vorstellen?

Der Mensch ist weder eine Maschine noch ein großer Zellhaufen, welcher von Chemie gesteuert wird. Er ist ein kompliziertes System, das sich aus einer körperlich-chemischen, energetisch-seelischen und schließlich informativ-geistigen Ebene zusammensetzt. Dieses Gefüge kann man sich als einen Biocomputer vorstellen, welcher ständig auf allen Ebenen Informationen aufnimmt, speichert und verarbeitet. Chronische Krankheiten berühren generell alle Ebenen unseres Daseins.

Biocomputer.

Ebenen.

Körper – Seele – Geist.

„Bei oberflächlicher Betrachtung könnte man unseren Körper als einen großen Zellhaufen beschreiben, der durch chemische Prozesse (d.h. Stoffwechsel) lebt und gesteuert wird (z.B. Hormone). Doch diese rein strukturelle und materielle Sichtweise, welche man freilich sehr präzise untersuchen kann, reicht für das Verstehen von Leben und Krankheit nicht mehr aus. Würde man einen Computer derart vereinfachen, kämen wir kaum über die Hardware (die Festplatte und alles was man sehen und anfassen kann) hinaus (Abb. 1.1.). Diese kann zwar auch schon viel wert sein, bleibt aber ohne Stromversorgung (Power) und letztlich Software (Programme) nutzlos.

Abb. 1.**1.**
Zuordnung der Ebenen des Menschen zum PC

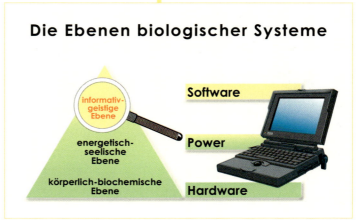

Fakten und Hintergründe

⇨ In der Weltliteratur von Psychologie, Medizin, Philosophie und den Religionen finden sich verschiedene Begriffe für Körper, Seele und Geist.

⇨ Die körperliche Ebene umfaßt neben Organen und Geweben alle chemischen Prozesse.

⇨ Die energetisch-seelische und informativ-geistige Ebene werden verschieden interpretiert. Für den Geist existieren Synonyme wie Psyche und Bewusstsein; die Seele wird unter anderem als Unterbewusstsein, inneres Selbst usw. bezeichnet.

In vergleichbarer Weise ist jeder von uns erst lebendig, wenn in ihm Energievorgänge, wie Nervenimpulse oder Wärmehaushalt, ablaufen. Die geistig-emotionale, d.h. informative Ebene hebt uns schließlich deutlich vom Tierreich ab und kann uns erst einen echten Lebenssinn verleihen. Insbesondere die letzte Ebene kann man weder messen, riechen, schmecken noch anfassen, aber man kann sie fühlen, kann sie erkennen.

Das Gehirn ist quasi der „Chef" des Biocomputers. Rückenmark und Nervenbahnen fungieren wie Haupt- und Nebenstraßen der Informationsübertragung. Aber selbst in und zwischen den kleinsten Einheiten des Körpers, den Zellen, erfolgt ständig ein Austausch und eine Verarbeitung von Informationen.

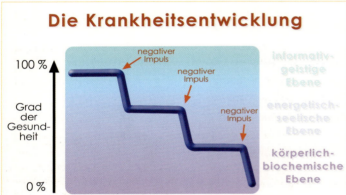

Abb. 1.2.
Stufenweise Entwicklung der Krankheit als Durchgang durch die einzelnen Ebenen

Eine Krankheit beginnt meist auf einer Ebene und greift schnell auf die anderen über. Bei Krebs wird die Saat der Krankheit oft durch einen negativen Impuls in der geistig-seelischen Ebene gelegt - durch Ängste, fehlverarbeitete Konflikte und Gefühle oder Familienprobleme (Abb. 1.2.). Diese binden Energie, so fehlt die Kraft für andere Körperfunktionen. Es entwickeln sich z.B. Schlaf- und Verdauungsstörungen, welche wiederum den Organismus schwächen und möglicherweise Hormonstörungen und erste körperliche Beschwerden nach sich ziehen.

Das Abwehrsystem bleibt vom ersten Augenblick an nicht unberührt und kann irgendwann seiner Überwachungsaufgabe nicht mehr voll nachkommen. Die zunehmend ungünstigeren Lebensbedingungen für die Körperzellen lassen für einige von ihnen die „Ausbruchsstimmung" und damit die Krebsidee reifen."

Unser Tipp für Sie

Betrachten Sie Ihren Körper immer im Zusammenhang mit Geist und Seele.

Ein Blick in die kleine Welt unseres Körpers

„Jetzt möchte ich Ihnen helfen, noch mehr Verständnis und Gefühl für meine kleine Welt zu entwickeln: Stellt man sich den Körper mit seinen Zellen, Blut- und Lymphbahnen eingebettet in die Grundsubstanz oder Zellmikroumgebung vor, kann man dies mit einem Aquarium mit Fischen, Grünpflanzen und im Wasser gelösten Stoffen vergleichen (Abb. 1.3.). Wird das Wasser trübe, so können die Fische (= die Zellen des Körpers) nicht mehr existieren."

Fakten und Hintergründe

⇨ Ganzheitliche Anatomie und Physiologie beinhaltet alle Bestandteile des menschlichen Biosystemes, d.h. neben der Betrachtung von Zellen und Geweben sind die sog. GRUNDSUBSTANZ nach Prof. PISCHINGER ebenso wichtig wie die Funktionsabläufe in der energetisch-seelischen und informativ-geistigen Ebene.

Allgemeiner Gewebeaufbau beim Gesunden

„Grundsätzlich haben alle Zellen unserer Gewebe und Organe den in Abb. 1.4. dargestellten Aufbau. Wir finden Organzellen und Gewebezellen in Nachbarschaft zu Blut- und Lymphbahnen inmitten der Grundsubstanz. Das Ganze wird von Nervenfasern durchzogen und mittels Gewebefasern (z.B. Kollagen) verfestigt. Die Zellumgebung ist im Zahn und Knochen sogar verkalkt (spezielles Apatitkristall).

Kommen wir zurück zum prinzipiellen Vergleich des Gewebeaufbaus mit einem Aquarium (alles Leben kommt ohnehin aus dem Wasser). Wie ein Fisch im Wasser sind unsere Organzellen in die so genannte **Zwischenzellsubstanz** eingebettet. Sie besteht zu ca. 70 Prozent aus Wasser, welches wiederum größtenteils an organische Bestandteile aus Eiweißen und Zuckerverbindungen gebunden ist (Abb. 1.5.). Dieses auch als **Grundsubstanz** bezeichnete Zellmilieu wird außerdem je nach Gewebeart von verschiedenen Bindegewebsfasern (analog den Wasserpflanzen) durchzogen. Alle Nahrungsbestandteile, Sauerstoff, Vitamine, Mineralien usw. erreichen erst nach Passage der Grundsubstanz die Zellen. Ebenso gelangen die Stoffwechselprodukte erst in die Grundsubstanz und werden dann ausgeschieden."

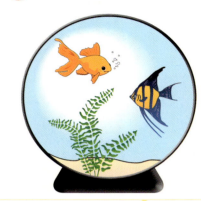

Abb. 1.**3.**
Vergleich des Körperaufbaus mit einem Aquarium

Unser Tipp für Sie

Schauen sie sich einmal ein Aquarium an, vielleicht besitzen Sie selbst eines oder Verwandte und Freunde. Betrachten Sie den Zustand einmal an verschiedenen Tagen, bei unterschiedlichem Sauberkeitsgrad ...

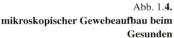

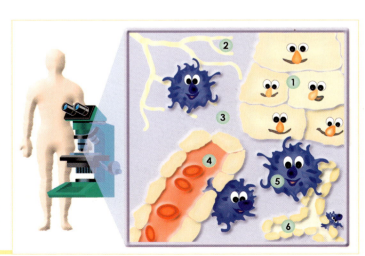

Abb. 1.**4.**
mikroskopischer Gewebeaufbau beim **Gesunden**
1 - Gewebezellen
2 - Nervenendigung
3 - Grundsubstanz
4 - Blutgefäß
5 - Abwehrzelle
6 - Lymphgefäß

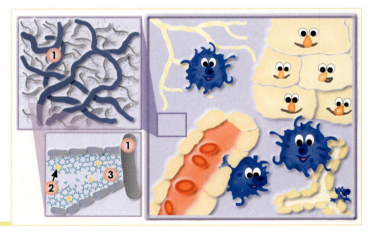

Abb. 1.**5**.
Feinstruktur der Zellumgebung
1 - Proteoglykane
2 - eingelagerte Toxine
3 - Wassermoleküle

Fakten & Hintergründe

⇨ Komplizierte, vielkettige Zucker-Eiweiß-Gebilde (sog. Proteoglykane) bilden das organische Grundgerüst der Zellumgebung.
⇨ Diese besitzen eine hohe Bindungsfähigkeit zu Wasser und allerlei gelösten Stoffen.
⇨ Wie in einem Flechtwerk oder Schwamm können sich in diese Strukturen auch schädigende Substanzen einlagern und negative Informationen abspeichern.
⇨ Der Grad der Einlagerung und Einspeicherung ist abhängig von den vorliegenden Bedingungen wie pH-Wert, Temperatur und Wassergehalt.

Weiterführende Literatur

- OETTMEIER, R. / REUTER, U.: Wie ein Fisch im Wasser. Broschüre, ProLeben Verlag, 2003
- BERG, F. v. d. / et al.: Angewandte Physiologie Band 1 - 5. Thieme Verlag Stuttgart
- PISCHINGER, HEINE, H.: Das System der Grundregulation. Haug Heidelberg
- HEINE, H.: Lehrbuch der biologischen Medizin. Hippokrates Stuttgart
- BUENGNER, P. v.: Physik und Traumzeit. P. von Buegner, Tel. 08104-887656

„*So wie für das Überleben der Fische die Qualität des umgebenden Wassers entscheidend ist, rückt sowohl in der Entstehung als auch Behandlung von chronischen Krankheiten und Krebs die Rolle der Grundsubstanz in den Mittelpunkt des Interesses.
Jede Art der Störung des Gleichgewichtes zwischen Zellen und umgebenden Zellmilieu führt anfangs zu Störungen, aber später zur Zerstörung, d.h. dem Absterben der Zelle.
Natürlich können sich unsere Zellen auch über längere Zeiträume gegenüber allen möglichen unangenehmen Reizen und Stoffen in der Umgebung schützen bzw. anpassen. Aber irgendwann ist bei jedem einmal das „Fass voll" bzw. läuft über. Diese Anpassung hängt sehr vom Erbgut und auch der Funktion der Entgiftungsorgane ab. Deshalb bekommt eben nicht jeder Raucher oder Asbestarbeiter Lungenkrebs. Und nicht jeder Mensch mit ungesunder Lebensweise ist gleich zu Krebs und anderen chronischen Krankheiten verurteilt. Trotzdem ist es langfristig besser für unsere Lebensqualität, wenn man sich nicht nur auf sein vielleicht gutes Erbgut verlässt, sondern lieber gleich vorbeugend die Qualität unserer Zellumgebung auf hohem Niveau hält.*"

Wichtige Einflussgrößen auf das Gewebe

Grundgewebe-verschlackung. Äußere und innere Faktoren führen in ihrer Summe zu Veränderungen der Grundsubstanz im Sinne einer Verschlackung.

„Eine Vielzahl von Einflussfaktoren vermögen die Grundsubstanz und damit den Lebensraum der Zellen zu stören. Man unterscheidet hierbei exogene (von außen einwirkende) und endogene (vom Körperinneren kommende) Störgrößen (Abb. 1.6.). Oft führt erst die Summe vieler Einzelfaktoren zu krankheitsanzeigenden Symptomen. Die Gesamtheit der negativen Veränderungen in Struktur und Zusammensetzung der Grundsubstanz nennt man **Verschlackung**. Diese zu vermeiden, stellt das Hauptprinzip ganzheitlicher Prophylaxe dar. Die Sanierung der Grundsubstanz ist das wichtigste Anliegen natürlicher ganzheitlicher Therapie sowohl bei chronischen Erkrankungen als auch in der biologisch orientierten Krebsvorsorge und -behandlung."

Unser Tipp für Sie

Keine Sorge, diese Verschlackungszustände lassen sich wieder beseitigen.

Störfaktoren

exogen
geopathische Faktoren,
Elektrosmog,
Gifte & Schwermetalle,
Unfälle,
Streß,
Kummer,
Zorn,
Demütigung,
Fehlernährung,
Sauerstoffmangel,
fehlende Bewegung,
Medikamente
u.v.a.m.

endogen
Erbkrankheiten und
erbliche Disposition,
Narben,
chronische
Entzündungen,
gestörter
Säure-Basen-Haushalt,
gestörte Ausscheidung
durch Niere, Darm
(Dysbiose) und
Leber/Galle,
Abwehrschwäche
u.v.a.m.

Abb. 1.6.
Wichtige äußere und innere Störfaktoren

Körpergewebe und Krebs

Nur das Immunsystem ist in der Lage, sich bildende Krebszellen im Anfangsstadium zu erkennen und abzutöten.

Immunsystem.

„Krebszellen entwickeln sich zunächst unscheinbar und von den ohnehin geschwächten Abwehrzellen unbemerkt über längere Zeit (Monate bis Jahre). Wie Sie in der Abbildung 1.7. sehen, zeigen Krebszellen in ihrer Lebensweise erhebliche Unterschiede gegenüber gesunden Zellen. Anfangs schirmen sie sich mittels einer Schleimhülle ab, leben wie ein Parasit nur von den Angeboten der Umgebung und grenzen den Lebensraum der Körperzellen immer mehr ein. Unter besonderen Bedingungen können sie aggressiv werden, brechen in Gefäße ein und bewirken das Absterben der Zellumgebung."

Unser Tipp für Sie

Ihr Immunsystem ist so stark wie Sie es sich wünschen und vorstellen.

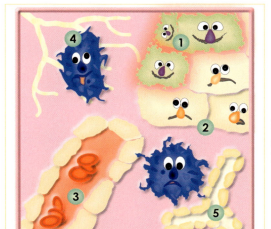

Abb. 1.7.
Verändertes Gewebebild bei Krebs
1 - Krebszelle
2 - Gewebezelle
3 - Blutgefäß
4 - Abwehrzelle
5 - Lymphgefäß

Interview mit den wichtigsten Beteiligten ...

„In diesem Abschnitt werde ich mich einmal als Reporter betätigen. Ich befrage die wichtigsten Beteiligten vor Ort in unserer Geweberegion, wo kürzlich Krebszellen entstanden sind, nach ihrer Meinung. Also, legen wir einfach mal los ..."

Fakten & Hintergründe

⇨ Auch mittels modernster Untersuchungsmethoden werden die Krebsknoten oft erst im Spätstadium entdeckt, mit einer Größe über 1 mm^3.

⇨ Dann beinhalten die Knoten aber schon über eine Million Krebszellen!

⇨ Nur das Abwehrsystem besitzt Möglichkeiten, die Krebszellen auch im Anfangsstadium zu erkennen und abzutöten.

⇨ Durch eine Umstellung der Energiegewinnung auf Gärung sind sie nahezu unabhängig von einer Sauerstoffversorgung. Die entstehende Milchsäure wird schnell an die Umgebung abgegeben und macht diese sauer.

⇨ Um die Krebszellen führen die vermehrten Säuren zur Aufquellung der Grundsubstanz - es entsteht eine Art Schleimhülle, welche gleichzeitig ein Schutzschild gegenüber Abwehrzellen und Giftstoffen markiert.

⇨ Je nach Krebsart befinden sich 10 bis 50% der Krebszellen im Ruhestadium, in dem sie kaum mit Chemo- oder Strahlenbehandlung angreifbar sind.

⇨ In 1 cm^3 Krebsgewebe befinden sich etwa 10^9 Krebszellen. Nach radikaler Krebsbehandlung (Operation, Chemo- u. Strahlentherapie) verbleiben davon noch 0,1% im Organismus (d.h. etwa 10^6 Krebszellen!).

⇨ In einer Krebszelle findet man bei Messungen einen normalen ph-Wert. Die Umgebung der Krebszelle hat dagegen pH-Werte von ca. 6,4.

⇨ Krebszellen sind je nach Ursprungsgewebe unterschiedlich in Ihrer Differenzierung, In ihrer Grundidee stellen Sie aber alle entartete Zellen dar.

⇨ Die Krebszellen

Auf Vermehrung und Ausbreitung ausgerichtete Zellen, welche den Regelsignalen des Körpers nicht mehr gehorchen und mit einer geringen Durchblutung und Versorgung mit Sauerstoff und Nährstoffen auskommen. Sie sind auch unter schlechten Umgebungsbedingungen lebensfähig und schützen sich gegen Abwehrzellen und Angriffe von Chemogiften und Bestrahlung mit einer Schleim- und Säureumhüllung.

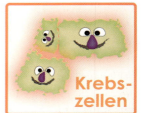

„Als Krebszellen haben wir uns den seit vielen Monaten für die normalen Körperzellen widrigen Lebensbedingungen gut angepasst. Wir können Energie auch ohne Sauerstoff produzieren und somit problemlos auf eine gute Durchblutung verzichten. Auch die um uns reichlich abgelagerten Schlacken- und Giftstoffe können uns wenig anhaben. Zudem sind wir in der Lage trotz niedrigerem pH-Wert in unserer Umgebung (Übersäuerung) gut zu leben. Natürlich möchten wir uns schnell ausbreiten und vermehren. Bei uns existiert eine gute Arbeitsteilung. Einige von uns vermehren sich fortdauernd, während andere, die ruhenden Krebszellen, in Wartestellung liegen und in dieser Phase sehr schwer von außen abzutöten sind. Wir denken gar nicht daran, den Signalen des Körpers zu gehorchen. Wir führen unser eigenes Leben und haben uns genügend einfallen lassen, um den gegen uns gerichteten Angriffen widerstehen zu können. Als sehr effektiv hat sich hier eine Schleimhülle um unseren Verband erwiesen. Diesen können die ohnehin recht lahmen Abwehrzellen schlecht durchdringen und auch die Chemogifte haben ihre Probleme."

Fakten und Hintergründe

⇨ Abwehrzellen entstammen aus dem Knochenmark (von sog. Stammzellen) und durchlaufen je nach Art und Funktion in verschiedenen Körperregionen eine Reifung.

⇨ Die Abwehrzellen

Sie werden im Knochenmark gebildet und reifen in der Darmwand und im Thymus (Bries). Ihre Aktivität hängt stark von den Lebensbedingungen in der jeweiligen Geweberegion ab und wird durch dortige Giftstoffe, Stoffwechselschlacken, Übersäuerung, durch Sauerstoffmangel und Mangel an Mineralstoffen stark eingeschränkt. Auch psychische und seelische Probleme wirken sich negativ auf die Überwachungs- und Abwehraktivität aus. Nach Operationen, Chemo- und Strahlenbehandlung nimmt ihre Zahl deutlich ab.

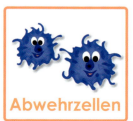
Abwehrzellen

„Als Lymphzellen (T-Lymphozyten) haben wir eigentlich die Aufgabe, den Körper vor Viren, Pilzen, Parasiten und Krebszellen zu schützen. Leider wurden aber die Bedingungen hierfür in der letzten Zeit immer schwieriger. Neben den vielen Säuren und Giften um uns herum, die unsere Aktivität stark beeinträchtigen, hat uns nun die Krebsoperation und besonders die Chemo- und Strahlenbehandlung vollends geschafft. Viele unserer Brüder und Schwestern mussten vorzeitig sterben und der Nachschub kommt spärlich. Schließlich werden wir durch Nervenfasern und Botenstoffe immer wieder mit den scheinbar unlösbaren Problemen unseres Chefs (der Psyche und Seele) konfrontiert und damit von unserer eigentlichen Arbeit abgehalten. An ein gutes Training für den Ernstfall können wir uns kaum noch erinnern, denn das letzte Fieber und die letzte aus eigener Kraft überwundene Erkältung liegen schon Jahre zurück. Leider hat man unsere Abwehrbemühungen seit einigen Jahren immer wieder mit Antibiotika und anderen Medikamenten gestoppt. Dadurch wurden wir immer träger und lustloser. Und auch das Wegoperieren der Mandeln, unseres Abwehrzentrums im Hals, war für die schleichende Abwehrschwäche zuträglich."

⇨ Die Körper- und Gewebezellen

Man unterscheidet Bindegewebezellen, welche sich überall im Zwischenzellgewebe befinden und die Aufgabe der Organisation und ständigen Erneuerung der Zellumgebung erfüllen, von spezialisierten Organzellen (Leber, Niere, Drüsen usw.), die jeweils auf bestimmte Funktionen spezialisiert sind. Unter ungünstigen Lebensbedingungen werden die Körperzellen schwächer, arbeiten eingeschränkt und neigen zu Verschleiß oder vorzeitigem Absterben. Gegenüber Krebszellen sind sie hilflos und leiden unter der aggressiven Krebsbehandlung mit Stahl, Strahl und Chemie.

Pro Tag werden etwa 30 Milliarden Abwehrzellen neu gebildet (pro Sekunde ca. 1,2 Mio.).

⇨ Die *Makrophagen* (sog. „Fresszellen") sind große Abwehrzellen, welche sich an strategisch wichtigen Stellen (Leber, Milz, Niere, Gehirn) besonders konzentrieren und eine wichtige Rolle in der Abwehr spielen. Sie sind zudem für die Beseitigung von „Abfällen" (z.B. Immunkomplexen) zuständig.

⇨ *Granulozyten* enthalten je nach Art unterschiedliche chemische Substanzen, die sie gezielt als „Waffen" gegen Bakterien, Fremdkörper und Parasiten einsetzen können.

⇨ *Killerzellen* (NK-Zellen) können veränderte Zelloberflächen (z.B. nach einer Virusinfektion) erkennen und attackieren.

⇨ *B-Lymphozyten* sind nach dem Kontakt mit Antigenen dazu befähigt, spezifische Antikörper zu bilden. Eine Zelle kann stündlich bis zu 100 Mio. Antikörper in die Blutbahn abgeben.

⇨ *T-Zellen* (Thymus-Lymphozyten) reifen im Bries (= Thymus) zu „Elite-Abwehrzellen" heran. Die T-Zellen erfüllen vielfältige Aufgaben in der Organisation der gesamten Körperabwehr.

⇨ *Suppressorzellen* regulieren als interne "Betriebspolizei" des Abwehrsystemes die Anzahl und den Einsatz der Abwehrzellen, damit keine überschießenden Reaktionen auftreten können.

⇨ Lymphzellverteilung: 38% der Lymphozyten sind in Lymphbahnen und Lymphknoten (davon die meisten im Bauchraum), gefolgt von 14% in der Milz, sowie je 10% in Thymus, Knochenmark und Darm. Nur 2 - 3% sind im Blut.

Fakten und Hintergründe

⇨ Zellen sind die kleinsten Bausteine vielzelliger Organismen. Nach dem Prinzip der Arbeitsteilung üben die meisten Zellen spezialisierte Funktionen im Interesse des ganzen Körpers aus. Diese Zellgruppen bezeichnet man als Gewebe- oder Organzellen.

⇨ Die Zellen des Bindegewebes (Fibrozyten und Fibroblasten) befinden sich im gesamten Körper und sind verantwortlich für die Ausbildung sämtlicher Gerüst- und Füllgewebe (Unterhaut, Bindegewebe um Organe und Gefäße, Knorpel und Knochen).

⇨ Die Organzellen bilden je nach Aufbau des jeweiligen Organs Verbände, welche neben Grundfunktionen bestimmte Spezialaufgaben erfüllen. Beispielsweise sind Muskelzellen zur Bewegung befähigt, während Nieren- und Leberzellen Entgiftungs- und Ausscheidungsfunktionen erfüllen.

⇨ Alle gesunden Körperzellen gewinnen Energie über die sog. Atmungskette, zu der Sauerstoff benötigt wird.

⇨ Gegenüber Reizen aller Art (z.B. Strahlen, Zellgiften, Sauerstoff-, Vitamin- und Mineralmangel u.a.m.) reagieren die Zellen nicht sofort mit einem Absterben, sondern zeigen unterschiedlichste Funktionsstörungen. Diese reichen von einer Minderung der jeweiligen Gewebeaufgabe bis zum totalen Funktionsausfall.

⇨ Werden die Ursachen der Funktionsstörung nicht beseitigt, kann sich der Zelltod ebenso wie die „Entartung" ehemaliger Körperzellen zu Tumorzellen einstellen.

⇨ Die Funktionsstörung einzelner Organe zeigt sich selten durch Schmerzen, sondern meist nur in allgemeinen Krankheitszeichen, wie Schlaf- und Verdauungsstörungen, Schwäche, Antriebs- und Lustlosigkeit.

⇨ Durch die anhaltende Minderversorgung der Gewebezellen und dem Kontaktverlust führt diese Isolation zur "Eigenständigkeit" dieser Zellen und damit zur Entwicklung von Krebs.

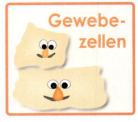

„Wir sind alle sehr traurig und können es kaum fassen, was da in der letzten Zeit passiert ist. Es hat ja eigentlich schon vor vielen Monaten begonnen, als einige wenige uns zunächst ähnliche Zellen einfach ausgebrochen sind und nicht mehr gehorchen wollten. Aber erst vor einigen Tagen, als es schon viele tausend waren und sie zu einem kleinen Knoten wurden, haben es die Ärzte festgestellt. Wir wären ja auch gern aus diesen seit Jahren immer unerträglicher werdenden Lebensbedingungen ausgebrochen. Wir hatten weniger Sauerstoff, der Stoffwechselmüll häufte sich um uns und das Engagement der Abwehrsoldaten ließ immer mehr zu wünschen übrig. Und dann noch der Vitamin- und Nährstoffmangel und die vielen Säuren um uns herum (der Chef war auch immer öfter sauer). Wer soll das auf die Dauer ertragen? Wir haben uns wirklich lange Zeit gemeldet, haben Schmerzen und Entzündungen und sogar Hautausschläge und Warzen produziert, aber außer noch mehr Chemie um uns herum als angebliche Behandlung ist nur alles schlimmer geworden. Viele unserer Kollegen können schon seit längerer Zeit nur sehr eingeschränkt arbeiten (Funktionsminderung) oder haben echte Verschleißprobleme (Degeneration) bekommen. Einige sind vorzeitig gestorben.

Da kann man die Idee des Ausbrechens der Krebszellen schon verstehen. Aber hoffentlich merkt der Mensch, dass man diese Idee und deren Ergebnis nicht einfach nur wegoperieren kann - hoffentlich!"

Fakten und Hintergründe

⇨ Der Kreislauf des Menschen ist ein geschlossenes System elastischer Röhren (Gefäße). In ihm werden über das Blut z.B. Atemgase, Nährstoffe, Stoffe für den Wasser- und Salzhaushalt, Hormone sowie Stoffe und Zellen der Immunabwehr transportiert.

⇨ Gefäße, die vom Herzen wegführen, heißen Arterien, die das Blut zum Herzen hinführen, werden als Venen bezeichnet. In den zwischengeschalteten Haargefäßen (Kapillaren) kommt es im Gewebe des Körpers zum eigentlichen Stoff-, Flüssigkeits- und Gasaustausch.

⇨ Die Ver- und Entsorgung der Organe mit diesen Blutinhaltsstoffen gewährleistet das Überleben des Organismus.

⇨ Der qualitative Zustand des Blutes und insbesondere das innere (vegetative) Nervensystem bestimmen, wie stark die

⇨ Das Blutgefäß

Die Kapillaren als kleinste, durchlässige Blutgefäße werden durch das sauerstoffreiche Blut der Arterien (vom Herzen kommend) gespeist und münden in die Venen (zur Lunge hinführend), wodurch der Abtransport von Kohlendioxid ermöglicht wird. Im Blut finden wir rote und weiße Blutkörperchen. Letztere können die Blutbahn verlassen und in das Gewebe einwandern. Neben reichlich Wasser schwimmen im Blut noch viele gelöste Stoffe und besonders Eiweiß- und Fettkörperchen, die bei anhaltender Fehlernährung vermehrt vorkommen und die Gefäßwand verhärten sowie die Poren verstopfen (Gefäßverschlackung).

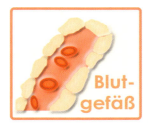

„Ich bin ja eigentlich nur eine durchlässige dünne Röhre, durch die das Blut mit den Blutkörperchen fließt, um den transportierten Sauerstoff und alle möglichen Nährstoffe im Gewebe abzugeben und dort Kohlendioxid und Stoffwechselendprodukte aufzunehmen.

Allerdings haben mir die mangelhafte Bewegung und die oberflächliche Atmung des Körpers in den letzten Jahren wenig Gutes beschert. Die roten Blutkörperchen, die für den Transport der Gase (Sauerstoff, Kohlendioxid) zuständig sind, rollen sich mangels Sauerstoff und so mancher Spurenelemente schon längere Zeit immer mehr zusammen und blockieren damit ein gutes Fließen in mir. Durch die vielen tierischen Fette und Eiweißkörperchen im Blut sind meine Haargefäße eng und verstopft. Wie soll man da noch vernünftig das Gewebe versorgen?"

Durchblutung an bestimmten Körperabschnitten ist.

⇨ Blutgefäße reagieren besonders im kleinsten Kapillarbereich sehr schnell auf Stress (Anspannung) mit einem Zusammenziehen und damit Minderdurchblutung des Gewebes (z.B. beim Herzinfarkt).

⇨ Die pulsierenden Bewegungen der Gefäße (Pulswelle) sind für den Bluttransport verantwortlich, wobei das Herz vorwiegend Steuer- und Verteilungsfunktion besitzt.

⇨ Die vielfältigen nervalen Verbindungen zu Herz und Gefäßen haben Möglichkeiten zur therapeutische Beeinflussung des Herz-Kreislaufsystemes über Musik und stressreduzierende Frequenzen ergeben. Man spricht von der sog. „Herzintelligenz".

⇨ **Das Lymphgefäß**

Es beginnt offen im Gewebe und mündet in filterartig aufgebauten Lymphknoten, welche besonders reichlich Abwehrzellen beinhalten. Seine Hauptaufgabe liegt im Stoffaustausch und im Abtransport von Stoffwechselschlacken und Giften. Die Lymphbahnen können lange Zeit die Ausbreitung von Krebs behindern. Leider werden sie durch die Operation und besonders die Strahlenbehandlung sehr geschädigt, mit typischen Folgen, z.B. Lymphödem.

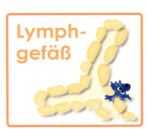

„Als Lymphgefäß wurde ich schon zu Zeiten, als von der Krebserkrankung noch nicht die Rede war, stark vernachlässigt. Und jetzt, wo ich mit viel Mühen die auswandernden Krebszellen aufgenommen und versucht habe, sie in meinen Lymphknoten aufzuhalten, macht man mir mit der Operation und besonders der Bestrahlung (verschließt kleine Blut- und Lymphbahnen) den Gar aus. Als Folge dessen kann der Arm nach Brust- und Axelhöhlenoperationen anschwellen. Schon lange war ich mit meiner eigentlichen Aufgabe, dem Abtransport der Stoffwechselschlacken und anfallenden Giften überlastet. Bei dem vielen Ballast war das einfach nicht mehr zu schaffen. Und dabei ist es so einfach, mir zu helfen: Vitamine, Selen sowie eine sanfte Massagebehandlung können mich wieder in Schwung bringen."

Fakten und Hintergründe

⇨ In den Lymphgefäßen fließt eine klare und farblose Flüssigkeit (Lymphe), welche überwiegend Lymphozyten als Zellen enthält. Die Lymphflüssigkeit ist ein Ultrafiltrat des Kapillarblutes, da nicht nur Abwehrzellen, sondern auch Plasma in das Gewebe übertritt und abtransportiert werden muss.

⇨ Das Lymphsystem ist ein offenes System, das mit kleinsten Schläuchen (Lymphkapillaren) blind im Gewebe beginnt. Der Transport erfolgt weiter über größere Lymphbahnen und Lymphknoten, welche schließlich in die große Hohlvene im Brustkorb einmünden.

⇨ Die Aufgabe des Lymphsystems besteht in Transport und Filterung von größeren Eiweißen, körperfremden Stoffen, Erregern und Krebszellen. In den Lymphknoten sind Abwehrzellen konzentriert, die Fremdkörper und Erreger erkennen und angreifen. Hier wird auch die Lymphe gefiltert und gereinigt.

⇨ Lymphknoten befinden sich im Bereich von Hals, Achsel und Leiste sowie kleinere entlang der Schleimhäute.

⇨ Intakte Lymphgefäße sind für ein optimal funktionierendes Abwehrsystem notwendig. Die Lymphknoten sind so genannte „dating bars", um das Abwehrsystem auf Erreger und entartete Zellen zu sensibilisieren.

⇨ Auch im Bereich der Lympfgefäße und Knoten können sich Tumoren entwickeln, sog. Lymphome.

Fakten und Hintergründe

⇨ Das Nervengewebe hat sich auf den Transport, die Verarbeitung und die Speicherung von Informationen spezialisiert. Das zentrale Element stellt dabei die Nervenzelle mit den teilweise sehr langen Fortsätzen (den Nervenfasern) dar.

⇨ Die Nervenbahnen des peripheren Nervensystems verbinden das zentrale Nervensystem (Gehirn und Rückenmark) mit Erfolgsorganen in Drüsen, Organen und Muskeln sowie Rezeptoren. Damit wird die gezielte Bewegung von Muskeln und die Fortleitung von Reizen aller Art möglich.

⇨ Die Nerven des vegetativen Systems sind verantwortlich für die Steuerung der inneren Organe, der Hormondrüsen und auch des Abwehrsystems. Das vegetative Nervensystem arbeitet weitestgehend unterbewusst und zeigt unter ungünstigen Bedingungen schnell Störungen.

⇨ Vegetative Fehlfunktionen können durch äußere, aber auch innere Einflüsse über Jahre verdeckt vorhanden sein. Erst eine Vielzahl von Einflüssen und die fehlende Kompensation führen zum Versagen von Teilabschnitten des vegetativen Nervensystems mit Auslösung bestimmter Erkrankungen (dies wird als „Zweitschlag" bezeichnet).

⇨ Das vegetative Nervensystem besitzt ein eigenes „Gedächtnis", welches durch das Unterbewußte geregelt ist. Der Mensch kann nur „indirekt" dieses Nervensystem beeinflussen (unterbewußte Techniken).

⇨ Die Nervenzelle mit Nervenfaser

Nervenfasern sind Fortsätze der Nervenzellen (diese liegen besonders in Gehirn und Rückenmark) und erfüllen die Aufgabe der elektrischen Weiterleitung von Impulsen. Sie bringen Muskeln zum Zucken, leiten Schmerzreize und steuern die Funktion von inneren Organen sowie die Durchblutung. Im Gewebe haben Nervenfasern am Ende eine Verdickung (Synapse), von der sie Botenstoffe an die Umgebung abgeben. Diese Botenstoffe wiederum beeinflussen die Funktion sämtlicher die Nervenfasern umgebenden Strukturen (Gefäße, Zellen, Grundsubstanz).

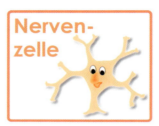

„Mit unseren Fortsätzen legen wir einen langen Weg zurück, bevor wir endlich im Gewebe, welches uns zugeteilt wurde, angekommen sind. Wir sind der verlängerte Arm des Chefs (dem Gehirn) und darauf sehr stolz. Allerdings leiden wir wegen der ungelösten Konflikte unseres Chefs schon längere Zeit unter Dauerstress. In dessen Folge hat er oft kalte Hände, Schlafstörungen und viele Probleme in anderen Körperbereichen. Und jetzt nun auch noch Krebszellen. Leider besitzen wir kaum Mittel, um die alarmierende Nachricht dem Chef zu signalisieren. Erst seit diese Parasiten noch arroganter und aggressiver wurden, registrieren wir viele Signale, die zu Schmerzen verarbeitet werden können. Übrigens senden wir auch im Rahmen der erfolgreichen Krebszellbekämpfung (Heil- und Narbenstadium) zunächst mehr Schmerzimpulse an die Zentrale."

Wie geht man mit der Krebserkrankung um?

Krebsheilung.

Eigene Verantwortung.

„JA" sagen zum Leben.

Krebs ist weder Todesurteil noch Schicksal. Der Ausgang von Krebs ist nicht vorprogrammiert. Heilung ist immer und in jedem Stadium möglich. Die Krebserkrankung ist eine Chance. Delegieren Sie nicht die Verantwortung an den Mediziner, sondern übernehmen Sie selbst Verantwortung. **Sagen Sie „JA" zum Leben.**

Unser Tipp für Sie

Krebs ist in jedem Stadium heilbar. Geben Sie nie auf. Gehen Sie den aktiven Weg der Krankheitsbewältigung.

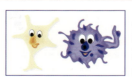

„Wie wir im einführenden Kapitel bereits beschrieben haben, sollte man bei direkter Konfrontation mit Krebs schnell die Opferrolle verlassen und aktive Wege der Problemlösung suchen. Krebs ist weder Todesurteil noch vorprogrammiertes Leiden, welches Sie in eine Opferrolle drängt und zum Objekt moderner Medizin abstempelt. Wie jede chronische Krankheit kann man auch Krebs aktiv besiegen. Krebs verstehen heißt, Fragen zu stellen und Antworten zu bekommen. Finden Sie zurück zum Leben und halten Sie sich nicht an Selbstvorwürfen oder der Suche nach Ursachen auf. Leben Sie jetzt den Tag täglich neu und nach ihrem Gefühl. Denn für alle Dinge gibt es nur eine Vorraussetzung: Sie müssen es selbst wollen!"

Weiterführende Literatur
- *HIRSHBERG, C.:* Unerwartete Genesung.
- *DETLEFFSEN, R., DAHLKE, R.:* Schicksal als Chance. Goldmann Verlag München
- *DETLEFFSEN, R.:* Krankheit als Weg. Bertelsmann Verlag München.
- *EGLI, R.:* Das LOLA - Prinzip - die Formel für Reichtum. Edition dÓlt, Oetwil
- *EGLI, R.:* Die Vollkommenheit der Welt. Edition dÓlt, Oetwil

Krebs ist kein Todesurteil.	Es ist aber eine ernsthafte Warnung des Lebens mit dem Schrei nach Veränderung und Ausmerzung der tatsächlichen Krebsursachen.	*Krebs zeigt die Isolation, in der Sie leben, befreien Sie sich davon.*
Krebs ist nicht Schicksal.	Viele Krankheiten, wie Herzinfarkt, multiple Sklerose, schweres Rheuma oder Hirnschlag sind bezüglich Heilungschancen teilweise schlechter gestellt.	*Es liegt an Ihnen, ob sie sich abhängig machen von anderen und somit Opfer werden. Dann ist es Schicksal. Oder Sie nehmen Ihr Leben selbst in die Hand!*
Der Ausgang von Krebs ist nicht vorprogrammiert.	Die moderne Medizin gibt zwar mittels Mikroskop, Laborwerten und Statistik viele Daten zur jeweiligen Krebsprognose vor, diese haben aber aus Sicht der Individualität nur wenig Wert.	*Sie beeinflussen selbst Ihre Prognose, indem Sie aktiv sind.*
Heilung ist immer und in jedem Stadium möglich.	Entgegen mancher Annahme von Ärzten, Therapeuten oder Angehörigen kommen ungewöhnliche Krebsverläufe und Heilungen durchaus nicht selten vor. Frau Dr. C. HIRSHBERG (1998) hat mit ihrem Team weltweit 5000 Fälle dieser Art untersucht und interessante Gemeinsamkeiten gefunden, welche auch Ihnen im Verlaufe dieses Buches vermittelt werden sollen.	*Lesen Sie das Buch der „Spontanheilungen". Sie können dazu gehören!*
Die Krebserkrankung ist eine Chance.	Sie ist Ihre Chance, endlich Entscheidungen und Veränderungen voran zu bringen, welche vielleicht schon lange Zeit aufgeschoben wurden. Sie gibt Ihnen die Chance, endlich, und dies sehr gründlich, auch einmal an sich selbst zu denken, auch mal „nein" zu sagen. Sie werden mit jedem Schritt zurück zum Leben an Selbstbewusstsein gewinnen, zu echter Lebenskraft und dem wirklichen Sinn des Lebens zurückfinden.	*Jetzt können sie lernen, auf Ihren Körper und seine Gefühle zu hören, um selbst Antworten auf offene Fragen finden zu können.*
Die Überwindung von Krebs ist keine Dienstleistung oder Reparaturmaßnahme der Mediziner.	Sie werden Ihren persönlichen Weg suchen und finden. Und Sie werden auf diesem Weg Menschen treffen, welche Ihnen helfen, Ihnen Mut machen, Ihnen Liebe geben.	*Wahre Freunde und Angehörige geben Ihnen Kraft, Unterstützung und Liebe.*
Delegieren Sie nicht die Verantwortung, sondern übernehmen Sie Verantwortung.	Sie kennen Ihren Körper am besten. Der Mediziner kann nur auf sein eigenes Wissen und seine Erfahrungen aufbauen. Und diese sind oft auch subjektiv und einer ständigen Veränderung unterworfen. Gesundheit und Krankheit sind keine Dinge, welche sich wie Dienstleistungen behandeln lassen. Der Arzt soll Ihr Ratgeber und auch Partner werden – aber in Ihrer Verantwortung.	*Bleiben Sie Ihr eigener Chef, ohne sich zu isolieren, um in den Kreis des Lebens mit allen Entscheidungen zurückkehren.*

Welche Behandlung Sie brauchen ...

Standardmedizin.

Adjuvante, komplementäre und alternative Verfahren.

Ihre eigene Entscheidung.

Es gibt verschiedenste Empfehlungen zur Behandlung von Krebs. Prinzipiell unterscheidet man die Verfahren der Standardmedizin von denen der Natur- und Alternativmedizin. Jede dieser Richtungen hat ihre Berechtigung, hat ihr **Für und Wider**.
Zur Entscheidungsfindung sollten Sie aber immer eine Tatsache mit einbeziehen: Wer hat wirklich Interesse an Ihrer Gesundheit? Vor allem doch Sie selbst! Dementsprechend treffen Sie selbst die Entscheidung, welches die Behandlung ist, die Sie zur Gesundung brauchen.

Unser Tipp für Sie

Sie allein haben das unmittelbarste und größte Interesse an Ihrer anhaltenden Heilung von Krebs! Denken Sie an sich, Sie entscheiden über alles.

Fakten & Hintergründe

⇨ Vielfach versucht man, das Krebsproblem als ein Phänomen des Alterns zu verharmlosen. Aber heute erkranken immer mehr jüngere Menschen an Krebs.
⇨ Die Verharmlosung des Krebsproblems und die Aussage, die Mediziner hätten die Krebssituation gut im Griff, ist eine unrealistische Einschätzung.

Weiterführende Literatur
• BORTZ, W.: Wir können alle länger leben. Hoffmann und Campe

„Sie können es mir wirklich glauben: Seit es Krebs gibt, gibt es auch Empfehlungen und Methoden zu dessen Behandlung. Bei der heutigen Informationsflut der Medien, dem Blick ins Internet oder in ein Buchgeschäft kann der am Krebs Interessierte schwer ein allgemeingültiges Konzept finden. Gibt es diesen für alle Krebserkrankten gültigen Schlüssel zur Heilung überhaupt?
Wer hat Interesse an der schnellen Gesundung der Betroffenen? Ist es hier nicht vielleicht auch ähnlich wie bei der Frage, wer überhaupt Interesse an Gesundheit hat? Die Apotheker und die Pharmaindustrie haben sicher weniger Interesse, denn als vollkommen Gesunder brauchen Sie keine Medikamente. Die Ärzte und Krankenkassen sind auch durch die Krankheiten der Menschen beschäftigt und finanziert. Und schließlich die Rentenkassen, welche bei vorzeitigem Tod „besser rechnen können".
Im folgenden habe ich Ihnen einmal die drei Behandlungsrichtungen angegeben, die bei Krebs ihre Anwendung finden."

ORTHODOXE MEDIZIN (Spezialmedizin)	**BIOLOGISCHE MEDIZIN** (Basis- und Regulationsmedizin)	**UNKONVENTIONELLE MEDIZIN**

• an den europäischen und nordamerikanischen Universitäten vermittelte Medizinlehre
• auch als „westliche" Medizin bezeichnet und als „Standard" empfohlen
• Tendenz zum wissenschaftlichen Dogmatismus
• Reduktionismus: linear-kausale Ursachenzuschreibung
• **Grundlagen:**
  - Zellularpathologie
  - Doppelblindversuch
  - Tierversuche
	• Medizinsystem, welche der Ganzheit und Komplexität des Individuums Rechnung trägt
	• für Ärzte postgradual als Zusatzstudium
	• wissenschaftlicher und empirischer Erkenntnisgewinn auf der Basis von Multikausalität
	• Förderung der aktiven Patientenrolle und von Selbstverantwortung
	• **Grundlagen:**
	  - Grundsystemlehre
	  - Bioenergetik offener und vernetzter Systeme
		• diagnostische und therapeutische Ergänzung oder Alternative
		• oft von Nicht-Ärzten praktiziert
		• häufig fehlen Standards zur methodischen Reproduzierbarkeit
		• im wesentlichen empirischer Erkenntnisgewinn auf der Basis von Effekten
		• Fokussierung auf den „Heiler", Patient weitgehend passiv
		• **Grundlagen:**
		  - Säftelehre
		  - Philosophie
		  - Esoterik

- Kollektivdenken - Statistische Vergleiche - Organdenken ohne Betrachtung des ganzen Menschen - Monomorphismus in der Mikrobiologie • mit vorhandenen Analyseverfahren nicht meß- oder erklärbare Untersuchungs- oder Therapiemethoden werden abgelehnt • es besteht eine Integration von Medizin, Industrie und Sozialpolitik • **Beispiele:** - Onkologie - Radiologie - Chirurgie - chemische Pharmakotherapie - Hormontherapie - Dermatologie - Neurologie - Psychiatrie	- Naturheilmedizin - Regulationsmedizin - Individualität, Psychosomatik - Biokybernetik, Quantenphysik - Pleomorphismus in der Mikrobiologie • Untersuchungs- und Therapieverfahren werden auch mit indirekten Meßparametern erklärt • es besteht eine enge Beziehung zur klinischen Praxis • Konzepte zur Gesunderhaltung und Vorbeugung (Salutogenese) • **Beispiele:** - klass. Naturheilverfahren - Akupunktur, Neuraltherapie - Homöopathie, Phytotherapie - manuelle Therapie, O_2-Therapie - F.X.-Mayr-Medizin - Biophysikalische Informations-Th. - Thermographie, EAV - Reflexzonentherapien - Antroposophische Medizin	- Subjektivität - Karmalehre - Spirituismus • eine wissenschaftliche Analyse im üblichen Sinne wird eher abgelehnt • es bestehen teilweise enge Beziehungen zu religiösen oder separatistischen Kollektiven • **Beispiele:** - Geistheilung - Reinkarnationstheorie - Schamanismus - Pendeln - Duft-Therapie - Kristallotherapie - Spirituismus - Bioresonanztherapie - Reiki

Standardbehandlung bei Krebs

„Doch jetzt zurück zur Charakterisierung der grundsätzlichen Behandlungsrichtungen, welche man wie alles ganzheitlich beurteilen sollte. In den modernen Industrieländern hat sich im Verlauf des 20. Jahrhunderts zunächst die Operation und Bestrahlung und später die toxische Chemotherapie als die von den Universitäten vorgegebene Standardtherapie für die meisten Krebsgeschwülste entwickelt. Die Anwendung dieser Methoden wird so auch jedem Arzt im Rahmen seines Medizinstudiums vermittelt.

Wie Sie bereits wissen, sind trotz intensivster Anstrengungen auch im letzten Jahrzehnt die Sterblichkeitsraten an den wichtigsten Krebsarten kaum zurückgegangen. Diese Feststellung bezieht sich auf die 10-Jahres-Überlebensrate, welche im Durchschnitt für alle Krebsarten bei 50% liegt. Die Operation steuert zum Überleben den Löwenanteil bei. Nicht unbedingt aufgrund geringer Erfolge ist eine schulmedizinische Standardbehandlung bei Krebs problematisch, sondern eher wegen ihrer Nebenwirkungen. Zu diesen zählen neben einer Minderung der Lebensqualität und schädigender Einbeziehung umliegender Gewebe und Organe auch eine erhöhte Gefahr der Krebsstreuung und Krebsneuerkrankung. Sie möchten es nicht glauben? Nebenstehend finden Sie hierfür detaillierte Informationen. Aber Statistik, Prognose und das daraus resultierende Geschäft mit der Angst sollten Sie sich nicht antun."

Fakten & Hintergründe

⇨ Die Standardtherapie bei Krebs besteht in der Entfernung der Geschwulst (Operation) und häufig nachfolgender Chemotherapie und Bestrahlung.

⇨ Sie kann entgegen so mancher Mediendarstellung bei alleiniger Anwendung bezogen auf alle Krebsarten mittels Operation nur zu 29% und mittels Bestrahlung nur zu 11,5% die Überlebensrate über 10 Jahre wesentlich beeinflussen.

⇨ Die weit verbreitete Chemotherapie hat hierbei nur eine Effizienz von 2,5 – 3%, was in Anbetracht der immensen Kosten und erheblichen Nebenwirkungen ebenfalls zu Skepsis veranlasst (Auswertung von 785.000 Krankenjournalen von Krebspatienten, USA 1993).

⇨ Bezogen auf alle Krebsarten überleben nach 10 Jahren 45% der Frauen und nur 30% der Männer (Schwedisches Krebsregister, 1997).

⇨ Dem gegenüber stehen Zahlen von Prof. JONES (1969, 1974), welcher bei Brustkrebspatientinnen ein 10-Jahres-Überleben von 52-58% nachwies, ohne dass diese nach Diagnosestellung eine standardmedizinische Therapie in Anspruch genommen hatten!

Weiterführende Literatur
- HOFMANN, K.: Die Krebs-Story. 4-Flamingos-Verlag Rheine
- HOFMANN, K.: Rette Dein Immunsystem. 4-Flamingos-Verlag Rheine
- MOSS, M.: Rette Deine Brust. 4-Flamingos-Verlag Rheine
- LUDWIG, W.-D.: Krebs – Ausweg aus der Sackgasse. Kalliope - Verlag
- HACKETHAL, J. : Keine Angst vor Krebs. Bastei Lübbe
- RUESCH, H.: Die Pharma Story. Hirthammer Verlag München

Fakten & Hintergründe: Operation

⇨ Die operative Behandlung von Tumoren aller Art stellt in Hinblick auf den Langzeiteffekt (siehe auch Überlebensrate) eine konsequente Methode dar und ist bei Tumoren, welche in der Nähe von lebenswichtigen Organen wachsen, oft lebensrettend.

⇨ Andererseits wird das Schicksal des Patienten meist nicht durch den Ersttumor, sondern durch dessen Tochtergeschwülste bestimmt. Und diese werden insbesondere bei Krebsoperationen im Bauchraum und am Darm oft schon durch die Krebszellstreuung gefördert. In der anfallenden Spülflüssigkeit finden sich bis zu 95% Krebszellen!

⇨ Des weiteren stellt die Operation körperlich und seelisch eine tiefgreifende Verletzung der Unversehrtheit der Gewebe und des regulatorischen Gleichgewichtes dar. Dies spiegelt sich u.a. in der auch labortechnisch gut fassbaren postoperativen Abwehrschwäche wider.

⇨ Am Beispiel des Prostata-Krebses kann man erkennen, dass trotz Früherkennung und dramatischer Steigerung der Entfernung der von Krebs befallenen Vorsteherdrüsen keine wesentliche Senkung der Sterblichkeit an dem häufigsten Krebs des Mannes erzielt wurde.

⇨ Mit dem Wiederauftreten der Erkrankung muß der Misserfolg eingestanden werden – dann leider meist zu spät für eine tatsächlich Heilung bringende Behandlung.

Weiterführende Literatur
- HACKETAL, J.: Sprechstunde. Bastei Lübbe
- HACKETAL, J.: Auf Messers Schneide. Bastei Lübbe 1995
- HACKETAL, J.: Nachoperation. Bastei Lübbe

⇨ **OPERATION**

Die vollständige Entfernung der Krebsgeschwulst und potentiell befallener Lymphknoten in der Nachbarschaft ist das Ziel der Operation. Sie kann jedoch nicht immer die gesamte Geschwulst erreichen und fördert außerdem die Krebsstreuung aufgrund der Öffnung von Blut- und Lymphbahnen. Die Operation schwächt das Abwehrsystem und entfernt die einzige eindeutige Krankheitserscheinung des Krebses, welche eine sichere Beurteilung der Wirksamkeit anderer Krebsbehandlungsverfahren ermöglichen könnte.

„Die Operation verfolgt das Ziel, die Geschwulst restlos zu entfernen, was auch meist gelingt. Dabei werden allerdings die umliegenden Blut- und Lymphgefäße eröffnet und können potentiell die Verbreitung vorhandener Krebstochterzellen fördern, besonders bedeutsam im Bauchraum (Abb. 1.8.). Häufig werden auch die angrenzenden Lymphknoten entfernt. Dadurch wird der soeben beschriebene Prozess der Streuung von Krebstochterzellen ebenfalls

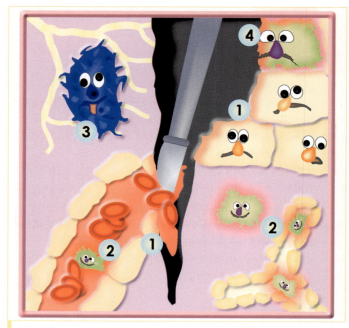

Abb. 1.**8.**
Schematische Darstellung der Auswirkung der Operation im Gewebe.
  1 - Schädigung von Blut- und Lymphgefäßen, Nervenendigungen und Gewebe
  2 - Streuung von Tochterkrebszellen
  3 - Schwächung der Abwehrzellen
  4 - Entfernung bzw. Schädigung der Krebszellen

gefördert und zusätzlich das Lymphsystem der betroffenen Region deutlich eingeschränkt. Leider ist also mit der Krebsentfernung die Gefahr eines erneuten Auftretens nicht ausgeschlossen, was Ihnen sicher auch Ihr behandelnder Arzt einräumen musste. Inzwischen mehren sich auch die Stimmen bei Chirurgen, welche den Krebs nicht nur als lokale Erkrankung, sondern als Krankheit des ganzen Menschen betrachten. Damit verbunden gewinnt die Strategie einer konservativen Krebstherapie (d.h. mit nicht-operativen Methoden) im Vorfeld zur OP an Bedeutung. Denn nach Entfernung des Tumors geht uns der objektivste Gradmesser für Wirksamkeit oder Versagen einer Behandlung verloren. Dadurch ist der Erfolg von sämtlichen Bemühungen der Krebsnachbehandlung (egal ob konventionell oder unkonventionell) nach Tumorentfernung und Rückgang der krebstypischen Laborbefunde als spekulativ anzusehen."

Unser Tipp für Sie

Wenn Sie an einer Chemoempfindlichkeitstestung (Kap. 2), Tumorimpfstoff- (Kap. 5) bzw. Nosodenbehandlung (Tumorvakzine, Kap. 6) interessiert sind, so sollten bereits vor der Operation sämtliche diesbezüglichen organisatorischen Dinge geklärt werden, da ein Teil des entfernten Krebsgewebes in spezieller Nährlösung für die Herstellung bzw. Testung benötigt wird.

⇨ BESTRAHLUNG

Mit sehr hohen Dosen überwiegend radioaktiver Strahlen wird das Ziel der Vernichtung von Krebszellen verfolgt. In deren Folge kommt es zu einer Einschränkung von Blut- und Lymphfluss im bestrahlten Bereich und häufig zu mehrmonatiger Störung der Blutbildung. Bestrahlt werden sollten nur strahlenempfindliche Krebsarten, denn die zur Behandlung angewandten Strahlen können auch selbst wieder Krebs und Leukämie auslösen.

Fakten & Hintergründe

⇨ Die Strahlentherapie erfuhr in den letzten Jahren im Vergleich zur Chemotherapie eine weniger dynamische Entwicklung.
⇨ Durch eine Weiterentwicklung der Apparaturen können inzwischen regional gezielte Strahlentherapien mit weniger Nebeneffekten auf Nachbarschaft und Gesamtorganismus durchgeführt werden.
⇨ In den meisten Fällen geschieht dies in Kombination mit Chemotherapie, so dass eine tatsächliche Einzelbeurteilung der selektiven Wirksamkeit schwer fällt.

„In vielen Fällen wird Ihnen eine Bestrahlung der betroffenen ehemals Krebsgewebe tragenden Region und deren Nachbarschaft empfohlen. Die Strahlenbehandlung zieht eine leichte Verbrennung der Region mit nachfolgender Gewebeverhärtung und einer starken Einschränkung von Durchblutung und Lymphfluss nach sich (Abb. 1.9.). Oft sind auch die eingelagerten Nervenbahnen beschädigt.

Abb. 1.9.
Typische Bestrahlungsfolgen im Gewebe
1 - Einschränkung von Blut- und Lympgefäßen
2 - "schlafende" Krebszelle
3 - Zerstörung der Krebszellen
4 - Schädigung der Abwehr- und Gewebezellen
5 - Faserverdickung in der Zellumgebung (Fibrose)

19

⇨ Dennoch sind Bestrahlung von strahlenresistenten Tumoren und die Inkaufnahme von anhaltender Knochenmarksschwäche sowie die Erzeugung des Wiederauftretens des Krebses oder von neuen Tumoren verbreitet und mit erheblichen Folgekosten verbunden.

Weiterführende Literatur
• HOBOHM, H.-U.: Selbsthilfe bei Krebs. Haug Verlag Heidelberg
• HOFMANN, K.: Die Krebs-Story. 4-Flamingos-Verlag Rheine

Fakten & Hintergründe

⇨ Die Chemotherapie zieht meist einschneidende Verschlechterungen der Lebensqualität (Haarausfall, Magen-Darm-Probleme, Immunschwäche usw.) nach sich und wird immernoch bei vielen Tumoren angewandt, welche erfahrungsgemäß keinen Effekt auf diese Gifte zeigen (MOSS 1997).
⇨ Leider gibt es kaum genaue und sorgfältig dokumentierte Studien, welche die Wirksamkeit der Chemotherapie bei Tumoren von Körpergeweben (solide Tumoren) belegen.
⇨ Bei fortgeschrittenen Krebsen ist die Chemotherapie zur Lebensverlängerung nicht effektiv (ABEL 1990). Zudem kann Chemotherapie das gehäufte Auftreten von Blutkrebs (Leukämie) hervorrufen.
⇨ Nicht selten wird nach einer Chemotherapie das Krebswachstum und damit das Wiederauftreten der Geschwülste beschleunigt, da die ruhenden und aggressiven Krebszellen nur ungenügend beeinflusst werden.
⇨ Die kürzlich entwickelte Hochdosis-Chemotherapie konnte ebenfalls die in sie gesetzten Erwartungen nicht erfüllen.
⇨ Aktuelle amerikanische Untersuchungen belegen den engen Zusammenhang des pH-Wertes in der Krebsumgebung und der Unwirksamkeit von Chemotherapeutika bei saurem Milieu.
⇨ Lokale Chemotherapie in Verbindung mit Überwärmung (Hyperthermie, künstliches Fieber) zeigt bei einigen Tumorarten bessere Ergebnisse als Chemotherapie allein.
⇨ Durch spezifische Laboruntersuchungen kann die Empfindlichkeit von Krebszellen auf Chemotherapeutika geprüft werden.
⇨ Neueste medikamentöse Ansätze konzentrieren sich auf tumorselektive Antikörper (Rituximab bei B-Lymphomen) und die selektive Hemmung von Proteinen, die nur durch

Das zurückbleibende Gewebe im Ihnen bereits bekannten Aufbau existiert quasi nicht mehr. Leider lässt sich insbesondere im Bereich von Brustkorb und Bauchraum die Mitschädigung der Nachbarorgane kaum vermeiden. So zieht die Brustbestrahlung oft eine Störung der Herz- und Lungenfunktion (z.B. Lungenfibrose) nach sich. Ebenso sind nach Unterleibsbestrahlungen für längere Zeit der Darm und die Verdauungsdrüsen beschädigt. Eine Einschränkung des Knochenmarkes mit lang anhaltender Blutarmut (Anämie) kann bei beiden Regionen vorkommen. In einigen Fällen kann die Bestrahlung auch Knochenkrebs (Leukämie) auslösen."

⇨ **CHEMOTHERAPIE**

Chemotherapie bedeutet die Anwendung von Zellgiften zur Wachstumshemmung und Abtötung von Krebszellen als innere, den gesamten Körper betreffende Therapie. Die chemischen Stoffe lassen sich aber nicht isoliert nur zu den Krebszellen bringen und haben somit auch eine stark giftige Wirkung auf schnellwachsende Körpergewebe, wie Blutzellen, Schleimhaut und Haut. Die Chemogifte belasten besonders stark Leber und Niere. Leider haben sich die Hoffnungen auf einen Durchbruch in der Krebsbehandlung mit Chemotherapie für die meisten Krebsarten nicht erfüllt. Da viele Tumoren von Natur aus auf Chemobehandlung nicht empfindlich sind, sollte man nach einer Chemosensibilitätstestung (Empfindlichkeitstestung) fragen.

„Eingangs dieses Themas ein kurzer Blick zurück in die Geschichte. Zum Ende des 2. Weltkrieges wurden die ersten Versuche mit der Chemotherapie bei Krebs unternommen. Anfangs waren die Sterberaten der behandelten Patienten sehr hoch, aber zunehmend konnte man die Dosierung verfeinern und modernere Giftsubstanzen mit weniger Risiko entwickeln. Die Zellgifte, welche in ähnlicher Weise auch gegen Schädlinge aller Art zum Einsatz kommen, sollen die Vermehrung der schnell wachsenden Krebszellen hemmen oder diese sogar abtöten. Aber auch der Körper hat einige schnell wachsende Zellen: die Blut-, Schleimhaut- und Hautzellen. Damit erklären sich auch die Ihnen sicher bekannten Hauptnebenwirkungen der Chemotherapie. Die chemischen Stoffe belasten stark die inneren Entgiftungssysteme. Dadurch können insbesondere Leber und Nieren teilweise dauerhaft geschädigt werden. Aber auch die Nebenwirkungen auf Herzmuskel und Nervensystem (Gehirn, Rückenmark, Nervenbahnen) sind nicht zu unterschätzen.

Leider gibt es nicht wenige Krebszellarten, die kaum auf diese Zellgifte ansprechen. Sie haben Methoden entwickelt, welche die Wirksamkeit der Chemotherapeutika stark einschränken (sog. Resistenz). In diesen Fällen resultieren aus der Behandlung nur Nebenwirkungen ohne jeglichen Behandlungseffekt. Mit modernen Untersuchungsverfahren kann man an Proben von Krebszellgewebe die Empfindlichkeit auf die beabsichtigte Chemotherapie vorhersagen. Diese Untersuchung ist inzwischen auch an Ihrem Blut möglich geworden. Im übrigen wird der Erfolg der Chemotherapie wesentlich von der Qualität der Zellumgebung beeinflusst. Allein schon eine starke Übersäuerung des Milieus schränkt die Wirkung der Zellgifte deutlich ein. Schließlich sollten Sie wissen, dass die Chemogifte nur dort hingelangen können, wo eine ausreichende Durchblutung gegeben ist."

Krebszellen produziert werden (Imatinib bei CML). Langzeitergebnisse liegen hier noch nicht vor, die Anwendung ist meist auf eine bestimmte Krebsart beschränkt.

Weiterführende Literatur
- MOSS, W.: Fragwürdige Chemotherapie. Haug-Verlag
- HIRNEISE, L.: Chemotherapie heilt Krebs und die Erde ist eine Scheibe. Sensei Verlag
- *Der SPIEGEL, 41/04:* Giftkur ohne Nutzen

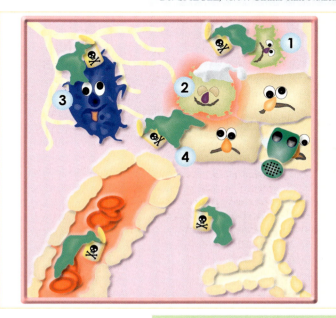

Abb. 1.**10.**
Auswirkungen der Chemotherapie im Gewebe
1 - Zellgifte zerstören Krebszellen
2 - „schlafende" Krebszelle
3 - Schwächung der Abwehr (weniger Zellen)
4 - Zellgifte greifen Gewebe an

Die sogenannten Ruheformen der Krebszellen (diese teilen sich tagelang nicht, bei einigen Krebsarten betrifft dies über 50% aller Krebszellen) werden leider von der Chemotherapie auch kaum erreicht und bilden dann oft den Keim für ein Wiederauftreten der Krebsgeschwulst in der Nähe der Ersterkrankung oder in Lymphknoten (Abb. 1.**10.**)."

Unser Tipp für Sie

Fragen Sie den Onkologen oder Radiologen, ob er sich im gleichen Fall selbst auch einer Chemotherapie oder Bestrahlung unterziehen würde, und schauen Sie ihm bei der Antwort in die Augen.

Biologische Behandlung bei Krebs

„Wenn Sie die kurzen Ausführungen zum Standard der Krebsbehandlung aufmerksam gelesen haben, so mussten Sie erkennen, dass diese Methoden offensichtlich noch nicht das Allheilmittel sind. Die biologische Behandlung der Krebskrankheit bezieht nicht nur die Ganzheit des Menschen ein, sie fordert auch ein aktives Mittun in jeder Hinsicht. Der Arzt und Behandler wird vorrangig zum Berater und Begleiter des Patienten auf dem Weg zur Gesundung."

Fakten & Hintergründe

⇨ Lange Zeit wurden diese Methoden im Einsatz bei Krebs von der Schulmedizin scharf kritisiert und die Behandler diffamiert.
⇨ Inzwischen findet der Effekt der biologischen Behandlung auf die Verbesserung der Lebensqualität (Verminderung v. Nebenwirkungen, besseres Befinden, weniger Zeit im Krankenhaus, weniger chemische Medikamente) auch in den Kreisen der Onkologen

mehr und mehr Akzeptanz.
⇨ Am Anfang der biologischen Behandlung steht die Ordnungstherapie, d.h. die sinnvolle Veränderung der Lebensordnung im privaten wie beruflichen Bereich.
⇨ Generell sollten die individuell für Sie passenden Bausteine zur Gesundung mit einem diesbezüglich gut qualifizierten Arzt oder Therapeuten abgestimmt werden.
⇨ Viele biologische Testverfahren sind zur Beurteilung des Behandlungsverlaufes geeignet und können inzwischen deutlich früher als schulmedizinische Methoden die erneute Krebsgefahr erkennen.
⇨ Das Hauptaugenmerk der biologischen Krebsbehandlung liegt auf der Vorbeugung eines Wiederauftretens von Geschwülsten.
⇨ Dies bedeutet aber nicht, dass Sie erst nach Abschluss der Standardbehandlung begonnen werden soll - im Gegenteil.

Weiterführende Literatur
• IRMEY, T.: 110 bewährte Methoden der biologischen Krebstherapie. Haug-Verlag
• BEYERSDORFF, B.: Biologische Wege zur Krebsabwehr. Haug-Verlag
• HAGER, E.D.: Komplementäre Onkologie. Forum Verlag München
• BRAUN von Gladiß, K.H.: Krebskranke Menschen in ganzheitlich-medizinischer Behandlung. Verlag Braun vG, Teufen (CH)
• CONRATH, I. et al.: Krebsbehandlung mit biologisch ergänzenden Methoden, Haug

Fakten und Hintergründe: Naturheilverfahren
⇨ Naturheilverfahren werden von Ärzten mit entsprechender Zusatzqualifikation und von Heilpraktikern angeboten. Man unterscheidet klassische Methoden (Kneipp-Kur, Homöopathie, Neuraltherapie, Akupunktur, Heilfasten usw.) von neuen bzw. innovativen Naturheilverfahren (Kinesiologie, Magnetfeldtherapie, Hyperthermie usw.).
⇨ Die biologische Krebsbehandlung stellt ein Spezialgebiet dar, welches Naturheilverfahren einbezieht und besondere Qualifikation und Erfahrung des Therapeuten voraussetzt.
⇨ Die biologische Tumortherapie ist in den 3 Ebenen durch ein Gesamtkonzept wirksam, d.h. die Harmonisierung aller Ebenen ist ein wichtiger Behandlungsteil.
⇨ Die längerfristige Behandlung nur einer Ebene des Menschen erbringt nur Teilerfolge, und damit keine grundlegende Besserung der Gesundheit.

⇨ **NATURHEILVERFAHREN**
Natürliche Heilmethoden stärken die Abwehrkräfte und verhelfen Körper, Seele und Geist zum Finden des individuellen Weges der Selbstheilung. Die meist ganzheitlich orientierten Methoden stellen die Individualität in den Mittelpunkt. Die Verfahren helfen Nebenwirkungen der Standardtherapie zu mindern, können in Kombination deren Effekt erhöhen und haben schwerpunktmäßig in der Phase nach Beendigung dieser („therapeutische Lücke") eine große Bedeutung zur Verhinderung eines Wiederauftretens von Krebsgeschwülsten. Die gezielte Kombination biologischer Heilverfahren in qualifizierter Hand kann inzwischen direkten Einfluss auf den Krebsverlauf bis zu dessen Heilung nehmen.

„Wenn Sie sich jetzt an den Titel des vorliegenden Buches erinnern, rechnen Sie vielleicht damit, dass Ihnen die biologische Medizin nun die endgültige Heilung versprechen kann. Und es ist tatsächlich erstaunlich, wie stark sich dieser Zweig im Vergleich zur Schulmedizin trotz nur in Bruchteilen vorhandener Forschungsmittel inzwischen entwickelt hat und welche Erfolge er vorweisen kann. Die Krebsbehandlung mit natürlichen Heilweisen ist den Kinderschuhen entwachsen und verfügt inzwischen über ein vielfältiges Angebot. Dieses Buch stellt Ihnen diese Methoden als wesentliche Bestandteile eines biologischen Behandlungskonzeptes vor."

⇨ **ZIEL DER BIOLOGISCHEN THERAPIE**
Das Ziel der biologischen Krebsbehandlung besteht in einer Anregung der Selbstheilung durch die Stärkung der Abwehrkraft und des gesamten Körpers auf allen Ebenen.

„Die meisten biologischen Methoden kann man nach Anleitung selbst fortführen, wie Ernährungsumstellung, Einnahme von Vitaminen und Spurenelementen, Bewegung und Sport oder die Durchführung von Entspannungstechniken.
Eine sinnvolle Kombination biologischer Behandlungsverfahren unter Einbeziehung von Spezialmethoden kann inzwischen auch direkt Einfluss auf einen vorhandenen Krebs nehmen, diesen stoppen, zurückdrängen oder sogar ohne Einsatz standardtherapeutischer Verfahren heilen. Leider gibt es hierfür gegenwärtig nur wenig qualifizierte Zentren und Schwerpunktpraxen. Sie werden die für Sie geeigneten Therapeuten aber sicher finden!"

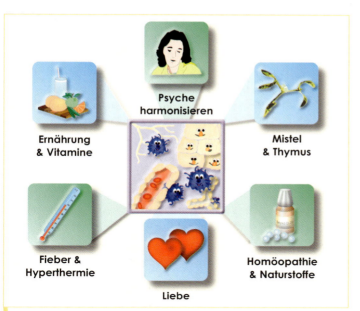

Abb. 1.**11.**
Wichtige Behandlungsansätze der Biologischen Krebsbehandlung

> *Unser Tipp für Sie*
>
> *Setzen Sie sich auch mit der so attraktiven und viel gelobten biologischen Medizin kritisch auseinander.*
> *Bilden Sie sich ein eigenes Urteil und schätzen Sie die Seriosität des Therapeuten ein.*

⇨ ADJUVANTE UND KOMPLEMENTÄRE BEHANDLUNG

Adjuvant bedeutet „begleitend". Der Begriff wird gern gebraucht, wenn man zu einer Basisbehandlung zusätzlich Begleittherapien durchführt, welche deren Effekt steigern sollen. In ähnlicher Weise ist der Begriff „komplementär" (ergänzend) zu verstehen.

 „Alle Körperzellen sind schon sehr froh, wenn Ihnen durch eine begleitende oder ergänzende biologische Behandlung Unterstützung zu Teil wird. Damit können wir besser die Nebenwirkungen der Standardbehandlung wegstecken und finden sogar schon Möglichkeiten, uns selbst für eine bessere Zukunft zu engagieren. Als Beispiel kann hier die Nahrungsergänzung mit Vitaminen, Mineralien und Spurenelementen stehen, welche die in der Nahrung vorhandene Dosis deutlich verstärken sollen. Aber auch die Standardtherapie lässt sich nutzbringend mit biologischen Verfahren verknüpfen (z.B. Wärmebehandlung mit Chemotherapie)."

Fakten und Hintergründe

⇨ Im Rahmen der komplementären und adjuvanten Behandlung können konventionelle und unkonventionelle Methoden eingesetzt werden.

⇨ Konventionell nennt man „allgemein", d.h. durch die etablierte Schulmedizin anerkannte Methoden (z.B. ML-1-standardisierte Misteltherapie).

⇨ Unkonventionelle Methoden sind neue noch nicht „allgemein" anerkannte Verfahren, die jedoch schon von einer größeren Anzahl seriöser Ärzte angewendet werden.

⇨ Alternative Methoden sind in vieler Hinsicht auch „begleitende und ergänzende" Verfahren und können sinnvoll zur Standardmedizin eingesetzt werden.

⇨ Z.B. natürliche Vitamine und Mineralien sind Nahrungsergänzungen, die eine höhere Belastung durch die standardmedizinischen Behandlungen auf das Wohlbefinden vermindern können.

⇨ ALTERNATIVE BEHANDLUNG

Viele Mediziner bezeichnen Naturheilverfahren und somit die biologische Medizin insgesamt als „alternative" Behandlung. Alternativ im engeren Sinne bei Krebstherapie bedeutet eigentlich, dass man die Standard-

Fakten & Hintergründe

⇨ Die Ergebnisse dieser noch eher unüblichen Verfahrensweise sind nicht unbedingt schlechter als die der Standardmedizin.

⇨ In einer Studie von Prof. Dr. JONES Ende der 60-er Jahre wurde die 10-Jahres-

Überlebensrate von Brustkrebspatientinnen verglichen. Dabei gab es keinen Unterschied zwischen der Gruppe, der nach Diagnosestellung operierten und standardmedizinisch nachbehandelten Patientengruppe und einer Vergleichsgruppe, welche jegliche schulmedizinischen Behandlungen ablehnten. In beiden Gruppen lag die Überlebensrate über 50%.
➪ Ähnliche Studien aktuellen Datums liegen leider nicht vor, da diese von den Ethikkommissionen der Universitäten nicht zugelassen werden würden.

Weiterführende Literatur
• *zitiert aus MOSS:* Fragwürdige Chemotherapie. Haug-Verlag

Unser Tipp für Sie

Nehmen Sie sich Zeit, lassen Sie Ihren inneren Arzt zu Wort kommen, hören Sie auf Ihre Gefühle und suchen Sie sich Freunde, die Sie in Ihrer getroffenen Entscheidung unterstützen.

Fakten und Hintergründe

➪ Die Gefühle Ihres Unterbewußtseins, wenn Sie spontan (erstes Gefühl/ Gedanke) empfunden werden, sind als direkte Informationen Ihres Unterbewußten, Ihres „inneren Heilers" zu werten.
➪ Sobald sich das Bewußtsein mit seiner rationalen Betrachtung einschaltet, ist dies immer der zweite Gedanke, der dann nüchtern vergleicht und Sie verunsichern kann.
➪ Durch neurolinguistisches Programmieren (Kap. 7) läßt sich diese Wahrnehmung trainieren.

Möglicher Ablauf des Handelns

1. Ruhe bewahren
2. Sich über alle möglichen Diagnostik- und Therapieverfahren informieren
3. Selbst entscheiden und dann von sich aus Unterstützung in der Familie und bei Freunden holen.

behandlung vollkommen ablehnt und sich gleich in die Hände anderer Heilverfahren gibt.

„Viele Betroffene suchen nach vorheriger Ausschöpfung der allgemein üblichen Krebsbehandlungen nach Alternativen, welche meist der unkonventionellen Medizin zugerechnet werden.

Bei konsequenter Anwendung der biologischen Medizin im alternativen Sinne (d.h. anstatt der Standardtherapie) können besonders im Stadium der Krebskrankheit ohne Tochtergeschwülste gleiche oder sogar bessere Langzeitergebnisse erzielt werden als durch die Standardbehandlung. Leider bemühen sich erst spät viele „austherapierte" Patienten mit schlechtem Allgemeinzustand um eine alternative Behandlung, bei welcher aber die Erfolgschancen erheblich geringer sind im Vergleich zu einem Einsatz in einer früheren Behandlungsphase. Dann sind deren Ergebnisse bezüglich anhaltender Heilung leider auch unzureichend, einen positiven Einfluss auf die Lebensqualität kann man trotzdem in vielen Fällen erzielen. Die alternative Behandlung erfordert Mut von Seiten des Patienten und Therapeuten. Sie sollte sich immer auf einen festen Willen und ausführliches Auseinandersetzen mit den Inhalten der jeweiligen Methoden gründen."

➪ **DIE FÜR SIE RICHTIGE BEHANDLUNG**

Die für Sie richtige Behandlung können Sie spüren. Sie ist das Ergebnis Ihres Engagements und ist nicht allein den Empfehlungen Ihres Therapeuten zuzuordnen. Die für Sie richtige Behandlung wird Ihren inneren Arzt, Ihren inneren Heiler in die Lage versetzen, die Krebskrankheit einschließlich der Krebsidee zu vernichten.

„Wenn Sie sich mit Krebsbehandlung beschäftigen, werden Sie auf hunderte Verfahren oder zumindest Empfehlungen zur adjuvanten oder komplementären Krebsbehandlung stoßen. Jede Person, die Sie fragen, wird Ihnen eventuell einen anderen Tipp geben. Mit Hilfe dieses Buches werden Sie lernen, die Verfahren einzuordnen und zu bewerten. Und es wird noch etwas passieren: Sie lernen immer mehr Ihr inneres Gefühl spüren, welches Ihnen den richtigen, für Sie richtigen Weg signalisiert. Und dann kommt der Wille zur Heilung! Ihr innerer Heiler, der 24 Stunden täglich bei Ihnen ist, wird Sie gesund machen."

2 Am Anfang steht der zusätzliche Informationsgewinn

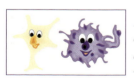

„Im 2. Kapitel führen wir Sie nochmals durch die Welt des Körpers und werden einige unmittelbar „Beteiligte" befragen, damit Sie ein Gesamtbild vom Zustand eines Menschen bekommen, der an Krebs erkrankt ist. Am Ende werden Sie verstanden haben, dass ein „zusätzlicher Informationsgewinn" wichtig ist, um ganz nach den Bedürfnissen jedes einzelnen Individuums die Behandlung zusammenstellen zu können."

Warum ergänzende ganzheitliche Untersuchungsverfahren?

Ganzheitliche Untersuchungen geben Aufschluss über mögliche krebsfördernde Mechanismen auf allen Körperebenen und können die Potenz des Immunsystems zur Krebsabwehr einschätzen helfen. Im Ergebnis kann ein am Menschen individuell erarbeiteter Therapieplan erstellt und im Verlaufe der Behandlung auf seine Richtigkeit überprüft werden.

Im Gegensatz zu den allgemein üblichen Untersuchungen zu Lage oder Größe bestimmter Abweichungen am oder im Körper zielen die ganzheitlich-biologischen Verfahren auf eine Beurteilung der jeweiligen Funktion ab und beziehen dabei möglichst alle biologischen Ebenen ein.

ganzheitliche Untersuchungen.

Funktionsbeurteilung.

„Leider orientiert sich die Standardmedizin nur an der körperlichen Ebene und nicht am ganzen Menschen, wo doch gerade Geist und Seele für das Verständnis der körperlichen Situation so wichtig sind.
Viel zu oft wurden und werden die Zellen meines Körpers durch „belastende" Untersuchungsmethoden beeinträchtigt, wie z.B. Röntgenstrahlen. Es gibt sogar Studien zur Wirkung der Röntgenstrahlen, welche besagen, dass etwa 50% aller Tumoren durch Röntgenstrahlen mitausgelöst werden. Sicher ist eine Röntgenuntersuchung bei Unfällen zur Feststellung (oder dem Ausschluss) eines Bruches sinnvoll, doch es wird viel zu oft geröntgt, in zu kurzen Abständen nacheinander und häufig nur, um einem Routineschema Genüge zu leisten. Gerade eine Breitenuntersuchung (Screening genannt) bei Gesunden ist fraglich.
In diesem Zusammenhang fragen wir doch einmal die Brustzellen nach Ihrer Meinung: ..."

Unser Tipp für Sie

Ihr Körper, Ihr Geist und Ihre Seele bedürfen bei einer Krebserkrankung des Verständnisses und der Zuwendung. Geben Sie sich nicht mit den „normalen Untersuchungen" zufrieden, versuchen Sie, zusätzliche funktionsdiagnostische Verfahren mit einzubeziehen.

Sie sind ein Mensch mit besonderen Eigenschaften und Problemen, ein Individuum und verdienen es, „individuell" untersucht zu werden. Was für andere gut ist, muss nicht für Sie zutreffen. Lassen Sie sich also von einem Therapeuten Ihrer Wahl beraten.

Fakten & Hintergründe

⇨ Konventionelle Blutuntersuchungen erreichen nur 30% Informationsgewinn und beurteilen nur die strukturelle und blutchemische Ebene.

⇨ Alle Röntgenuntersuchungen und besonders Computertomographien sind aufgrund der Strahlenbelastung prinzipiell schädigend. Ihr Einsatz sollte nur dann erfolgen, wenn sich daraus eindeutig eine Konsequenz ableitet.

⇨ Eine Konsequenz liegt nur dann vor, wenn das Untersuchungsergebnis vordergründig eine laufende oder beabsichtige Behandlung beeinflusst. So genannte Verlaufskontrollen sollten in sinnvollen Abständen erfolgen und möglichst nur dann, wenn hierzu vom Betroffenen geäußerte Beschwerden oder neue Krankheitszeichen Anlass geben. Dies bedeutet auch: Aus akademischem Interesse einen Krankheitsverlauf mit Methoden zu dokumentieren, die schädigen können, sollte überlegt werden.

Weiterführende Literatur
- LYNES, B.: Mammography Enters the Depths of Deceit. 5/2001; www.ratical.org/radiation/CNR/RMP/chp1F.html
- GOFMAN, J.W.: Radiation from Medical Procedures in the Pathogenesis of Cancer and Ischemic Heart Disease: Dose-Response Studies with Physicians per 100,000 Population. 1999, ISBN 0-932682-98-7

„Es stimmt wirklich, leider belastet man uns teilweise jedes Jahr oder sogar öfter mit unangenehmer Röntgenstrahlung. Und gerade wir als Drüsenzellen sind auf jegliche Strahlung sehr empfindlich.
Bei der so genannten Mammographie werden Auffälligkeiten immer wieder „kontrolliert", wie zum Beispiel kleine Kalkeinlagerungen. Dabei sind diese wie auch kleine Verhärtungen im Bindegewebe nur typische Zeichen einer anhaltenden Übersäuerung oder der Einlagerung von Giftstoffen im Fettgewebe. Uns geht es durch die zusätzliche Belastung der Untersuchung immer schlechter und die Abwehrsoldaten um uns herum sind kaum mehr in der Lage zu helfen. Außerdem werden wir bei der Mammographie stark an die Röntgenplatte gequetscht, was uns ebenfalls schlecht bekommt, denn wir sind sehr empfindlich gegenüber starkem Druck und Stoss."

„Tja, soweit das Interview mit den Brustzellen. Sie werden noch mehr staunen, wenn ich Ihnen sage, dass auch die neuesten bildgebenden Methoden, wie die auf Röntgenstrahlung basierende Computertomographie (CT) oder die Magnetresonanztomographie (MRT) nur die körperliche Ebene zum jeweiligen Untersuchungszeitpunkt beurteilen können. Und trotz der sehr hohen Auflösung der Bilder können Tumoren erst ab ca. 1 mm Größe erkannt werden. Mit anderen Worten: ein Tumor mit weniger als 1.000.000.000 Krebszellen kann nicht festgestellt werden, weil er noch zu klein ist. Die Grauzone ist also größer als die Standardmediziner eingestehen. Das Feststellen eines solchen Knötchens kann demnach auch keine Früherkennung sein. Zur tatsächlichen Früherkennung sind nur die Abwehrzellen selbst in der Lage. Die so genannten funktionellen Störungen der Zellverbände, d.h. die mangelhafte Ausübung der jeweiligen Aufgabe durch

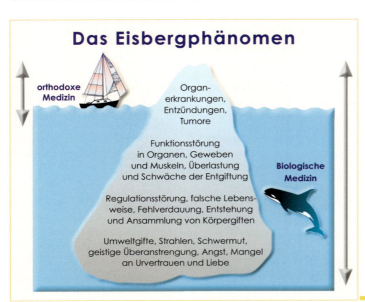

Abb. 2.1.
Das Eisbergphänomen
Die tatsächlichen Ursachen von Erkrankungen sind vielfältig und bleiben der konventionellen Medizin mangels Ganzheitlichkeit verborgen

das Gewebe, können durch derartige Standarduntersuchungen nicht erkannt werden. Die körperlichen Zeichen stellen somit nur einen Bruchteil der für eine vollständige Diagnose notwendigen Informationen dar (Abb. 2.**1.**). Denn insbesondere die energetisch-seelische und die geistig-informative Ebene geben darüber Aufschluss, wo die Hauptstörungen liegen.

Ohne Ihr Vertrauen in die herkömmlichen Untersuchungsverfahren schmälern zu wollen, sollten Sie auch wissen, dass die meisten Laborwerte (Ergebnisse aus Blutuntersuchungen) nur eine geringe Aussagekraft über die biochemischen Verhältnisse außerhalb der Blutbahn haben. Deswegen meine Empfehlung an Sie: Unbedingt weitere Informationen mit Hilfe von funktionsdiagnostischen Methoden gewinnen."

Unser Tipp für Sie

Vermeiden Sie zu viele Röntgenuntersuchungen. Auch die Brust der Frau muss nicht ständig zur Vorsorge oder Verlaufsbeurteilung bestrahlt werden (z.B. Mammographie). Eine sorgfältige Untersuchung mit der Hand und ggf. Ergänzung durch Ultraschall haben höhere „Trefferquoten" als das Röntgen.

Untersuchungen des Abwehrsystems

Exakte qualitative und quantitative Bestimmungen der einzelnen Arten von Lymphzellen sind Gegenstand der sog. Lymphozytentypisierung.

Ein Lymphzellvermehrungstest (Proliferationstest) kann Aussagen über den wahrscheinlichen Anwendungserfolg abwehrsteigernder biologischer Arzneien (z.B. Mistel, Thymus und anderer Organextrakte) geben.

Lymphozytentypisierung.

Lymphzell-Proliferationstest.

„Natürlich brauchen wir im Körper zur Aufrechterhaltung aller Lebensvorgänge und vor allem zur Abwehr von inneren und äußeren Störenfrieden eine Art Polizei. Diese wird durch das Abwehrsystem verkörpert. Im ersten Kapitel haben Sie ja schon mit **Lympho** Bekanntschaft gemacht. Er ist einer unserer Abwehrsoldaten, der inneren „Körperpolizei".

Ein einfaches Blutbild, so heißt die Beurteilung des Blutes im Routinelabor, kann nur über die Gesamtzahl der „Soldaten" aber nicht über deren Ausbildungs- und Trainingszustand eine Aussage treffen. Denn was nützt es, wenn man weiß, dass man genügend Abwehrzellen hat, wenn diese in ihrer Funktion eingeschränkt sind?

Die Bestimmung der Unterarten der Lymphzellen (Lymphozytensubpopulationsbestimmung) hat sich

Abb. 2.**2.**
Die Familie der Abwehrzellen
Diese Zellen können mit Hilfe der Lymphozytentypisierung genau bestimmt werden.

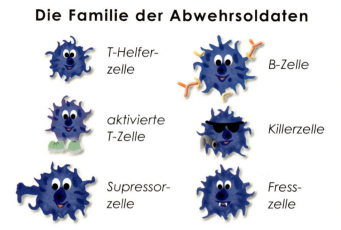

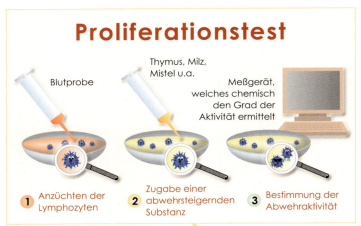

Abb. 2.3.
Schema des Proliferationstests

Fakten & Hintergründe

⇨ Die Lymphozytensubpopulationsbestimmung gibt Auskunft über die absolute und (im Vergleich zum Gesunden) die relative Zahl der einzelnen Lymphzellarten.

⇨ Im Lymphozytenproliferationstest werden Ihrem Blut Proben von biologischen Stimulantien zugesetzt (z.B. Mistel, Thymus, andere Organextrakte) und deren Effekt auf die Vermehrung und Aktivität der Abwehrzellen gemessen. Dadurch lässt sich eine optimale Behandlungsplanung erstellen.

⇨ Mittels NK-Zell-Analyse wird die Aktivität der Killerzellen zur Tumorabtötung überprüft.

zur Feststellung der aktuellen „Truppenstärke" als günstig erwiesen. (Abb. 2.**2**.) Inzwischen kann man im Labor sogar die Aktivität der Lymphzellen genau bestimmen. Ein Lymphzellvermehrungstest (Proliferationstest) ermöglicht prognostische Aussagen über den Effekt abwehrsteigernder biologischer Arzneimittel und Verfahren. Beispielsweise lassen sich auf diese Weise die potentielle Wirkung von Organextrakten und von Mistel bestimmen (Abb. 2.**3**.).

Die beschriebenen Untersuchungen sind auch für die so genannte Verlaufsbeurteilung geeignet. D.h. man kann anhand von deren Veränderungen den Effekt der durchgeführten abwehrsteigernden Behandlungen überprüfen. Und nicht selten sind in dessen Ergebnis auch Korrekturen der begonnenen biologischen Behandlung notwendig.

Wenn Sie diese diagnostischen Möglichkeiten gelesen haben, dann wird Ihnen immer klarer, wie deutlich die biologische Medizin den „Kinderschuhen" einer rein auf Erfahrung und Empirie beruhenden Heilkunde entstiegen ist."

Labortestung auf Chemosensibilität, Hitzeempfindlichkeit und Medikamenteneinfluss

Chemosensibilität.

Hitzeempfindlichkeit.

Modulator-Check.

Wirksamkeitsvorhersage.

Die Empfindlichkeit der Krebszellen gegenüber Chemotherapeutika und Hitzeeinwirkung wird an frisch gewonnenen Krebsgewebe mittels biotechnologischer Analytik bestimmt. An aus Frischblut isolierten natürlichen Killerzellen kann der Einfluß von anderen Medikamenten (und Vitalstoffen) auf deren Fähigkeit zur Krebszellabtötung abgelesen werden (sog. Modulator-Check). Durch diese Verfahren wird eine Art Wirkungsvorhersage und damit gezielte Behandlungsplanung möglich. Besonders nach erfolglosen Krebsbehandlungen und bei Tumorrezidiv sollte an die Sensibilitätstestungen gedacht werden.

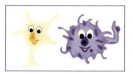

„Die Empfindlichkeitstestungen auf Chemotherapeutika sind beispielgebend für so manches Kapitel in der Medizin, wo es uns Betroffenen schwer fällt, die Gründe nachzuvollziehen, weshalb Mediziner so zögerlich in der flächendeckenden Einführung sind. Bei komplizierten oder sich wiederholenden Entzündungen gehört es seit vielen Jahren zur Routine, eine Antibiotika-Empfindlichkeitstestung (= Antibiogramm) zu erstellen, weil man hiermit eine deutliche Verbesserung der Ansprechrate und auch eine Einschränkung der Resistenzentwicklung erreichen kann. In gleicher Weise sind seit geraumer Zeit dank Biotechnologie und Spezialanalytik Chemosensibilitätsanalysen verfügbar. Doch nur selten werden Sie vom Onkologen diesbezügliche Hinweise erhalten. Dieses Wissen kann aber schicksalsweisend sein: Mit derartigen Empfindlichkeitsbestimmungen ist feststellbar, ob eine Chemotherapie überhaupt in der Lage ist, die Tumorzellen abzutöten, ob also diese sonst so aggressive Therapie für den gesamten Körper wirklich einen Sinn macht, denn viele unserer Lymphsoldaten und auch andere Zellen gehen dabei zu Grunde. Darüber hinaus freut es uns Zellen natürlich besonders, dass mit diesem Verfahren jetzt auch die Wärmeempfindlichkeit der Krebszellen im Labor prüfbar oder die Fähigkeit spezieller Antikörpersoldaten zur Vernichtung von Krebszellen messbar ist. Vielfach wird durch den Einsatz der als wirksam getesteten Substanzen (ggf. in Kombination mit Hyperthermie und Fiebertherapie) eine deutliche Dosisreduktion möglich. In diesem Maße sind dann auch die für uns so verlustreichen Nebenwirkungen deutlich abgeschwächt. Sie sollten wissen, dass die Genauigkeit der Untersuchungen nach bereits erfolgter Chemotherapie abnimmt, da durch diese die Oberflächeneigenschaften der Krebszellen verändert werden. Wir wünschen uns sehr, dass sich diese und ähnliche Untersuchungen in der Zukunft viel mehr verbreiten, um unseren Körperzellen nur in wirklich sinnvollen Fällen die Belastung mit Zellgiften zumuten zu müssen."

Unser Tipp für Sie

Fragen Sie vor einer Operation den Arzt, inwieweit bei Ihrer Erkrankung eine Chemotherapie in Betracht kommt. Wenn Ja, sollte unbedingt eine kleine Gewebeprobe des Tumors ohne Fixiermittel tiefgefroren oder in Kochsalzlösung separiert werden. Leider übernehmen die gesetzlichen Krankenkassen die Kosten für diese Testverfahren nicht, aber sprechen Sie doch persönlich mit Ihrer Krankenkasse und erklären Sie ihr die Kosteneinsparung, falls eine als wirkungslos geteste Chemotherapie nicht durchgeführt wird.

Fakten & Hintergründe

⇨ Eine mikroskopische Auswertung des bei der Operation entfernten Krebsgewebes allein ist nicht maßgebend für die einzuschlagende Behandlungsstrategie. Vielmehr rückt die Beurteilung der Fähigkeit von Abwehrzellen, chemischen und biologischen Wirkstoffen, sowie Überwärmung in den Mittelpunkt, um auf das entartete Gewebe wachstumshemmend oder vernichtend einzuwirken.

⇨ Durch spezielle Mikrochiptechnologie werden feinste Veränderungen in der Aktivität von Krebszellen analysiert. Mit über 85%iger Vorhersagegenauigkeit wird ermittelt, welche Medikamente und in welcher Dosierung auf die Tumorzellen Wirkung zeigen.

⇨ Optional kann auch die Hitzeempfindlichkeit der Krebszellen (= Thermosensibilität) gemessen werden. Durch eine begleitende Hyperthermiebehandlung gelingt häufig eine Dosisreduktion der Chemotherapie.

⇨ Bei etwa 80% der Brustkrebsgewebe sind gemäß Sensibilitätstestung die Standardchemotherapeutika nicht oder nur sehr eingeschränkt wirksam (!).

⇨ In der NK-Zell-Funktionsanalyse (z.B. NK-Select®, NK-Modulator-Check®) wird die Krebstötungsrate der Killerzellen nach Hinzugabe von chemischen oder biologischen Wirksubstanzen ermittelt.(s. Anhang)

⇨ Laboradressen für weitere Informationen siehe Adressteil.

Abb. 2.**4.**
Sensibilitätstestung
1 - unwirksame, 2 - wirksame Arznei

Mikroökologische Stuhluntersuchungen

Stuhluntersuchung.

Mikroökologie.

Nahrungsfermente.

Marker für Darmkrebszellen.

Die mikroökologische Stuhluntersuchung gibt genauen Aufschluss über Vorkommen und Menge von günstigen und krankheitsfördernden Bakterien und Pilzen. Auch die Bestimmung von weiteren Milieufaktoren im Stuhl, von Verdauungsrückständen, Fermenten und Hinweisen auf Darmkrebszellen (Krebszellmarkern) ist möglich. Eine abwehrsteigernde Behandlung wird nur unter Einbeziehung des Darmes und seines Bakteriengleichgewichtes effektiv, da die Darmwand viele Lymphbahnen mit Abwehrzellen enthält.

Fakten & Hintergründe

⇨ Ein gesunder Erwachsener hat 2,5 bis 3 kg Bakterien in sich, die mit der Schleimhaut im Gleichgewicht stehen (Symbiose).

⇨ Würde man die komplette Oberfläche des Darmes aufklappen können (inklusive der vielen Darmzotten), so würde eine Fläche von der Größe eines Tennisplatzes entstehen.

⇨ Die günstigen Darmkeime, wie z.B. E. coli, Enterococcus, Bakteroides, Lactobacillus, Bifidobacillus kleiden den Darm innerlich aus und bilden eine Schutzbarriere.

⇨ Ein Teil unseres Abwehrsystems wird in der Darmschleimhaut aktiviert und bildet dort schleimhautschützende Antikörper.

⇨ Fehlernährung, Giftbelastungen und besonders Antibiotika- und Chemotherapie stören das Bakteriengleichgewicht nachhaltig.

⇨ Eine mikroökologische Stuhlanalyse gibt Aufschluss über die vorhandenen Arten und Mengenverhältnisse der einzelnen Bakterien und auch Pilze.

⇨ Bei verschiedenen Krankheitsbedingungen können besonders Hefepilze zunehmen und sog. Mykotoxine (Pilzgifte) in den Körper abgeben. Diese stören schwerpunktmäßig die Leberfunktion.

⇨ Im Speziallabor kann man den Stuhl auf eine Vielzahl weiterer Aussagen wie pH-Wert, Verdauungsrückstände, Antikörper und sogar Krebszell-Onkogene (bei Darmkrebsverdacht) untersuchen lassen.

Weiterführende Literatur

• Bakterien – Freunde oder Feinde? Urania Berlin 1999

• SONNENBORN, U., GREINWALD, R.: Beziehungen zwischen Wirtsorganismus und Darmflora. Schattauer Verlag Stuttgart

„Nicht nur für mich, sondern für alle Körperzellen hat der Darm eine zentrale Bedeutung. Warum? Nun, wenn der Darm nicht in Ordnung ist, dann geht es allen schlecht. Die vielen Giftstoffe von außen, aber auch die Bakterien, Viren und Parasiten, die vom gesunden Darm gar nicht erst in den Körper gelassen werden, können eine entzündete und krankhafte Darmschleimhaut durchdringen. Und kommt dann noch ein schwaches Abwehrsystem mit überlasteten Lymphsoldaten hinzu, wird der Weg direkt zu mir und den restlichen Körperzellen (auch durch die Blut-Hirn-Schranke) frei.

Besonders wichtig ist das Darmsystem für die Aktivierung unserer Abwehrpolizei. Hier werden die Soldaten „trainiert" und zusammen mit Antikörpern bilden sie eine breite Abwehrfront. Verbündete sind die nützlichen Darmbakterien, die einen äußeren Abwehrwall zusammen mit der Darmschleimhaut bilden. Es finden viele Stoffwechselvorgänge und Funktionsabläufe des Abwehrsystemes im Darm statt, die entscheidend für den ganzen Körper sind. Beispielsweise erfolgt in der Darmschleimhaut der Hauptkontakt der noch unreifen (unerfahrenen) Abwehrzellen mit vielen Fremdstoffen (Antigenen). Sie werden gezielt für künftige Überwachungsaufgaben geschult. Was im Darm alles abläuft, ist fast schon fast mit den komplexen Abläufen im Gehirn zu vergleichen.

Sie sehen: Der Darm ist für den Menschen besonders wichtig. Vergleicht man den Mensch mit einer Pflanze, so braucht diese eine gesunde Wurzel. Und diese Wurzel sollte durch einen funktionstüchtigen und gesunden Darm gebildet werden. Mit anderen Worten: Der kranke Darm kann die Wurzel vieler Übel darstellen.

Nun folgt ein Interview mit einem befreundeten Darmbakterium namens „Lactobacillus" (Milchsäurebakterium), welches bei jeder chronischen Krankheit, wie auch Krebs eine ist, von vielerlei Belastungen und Leid berichten kann."

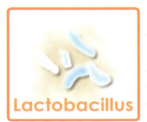

„Ich wohne im Darm und stabilisiere Ihr Abwehrsystem von außen oder wenn Sie so wollen innen im Hohlorgan Darm. Ich möchte Ihnen mein typisches Schicksal in einem Zivilisationsmenschen erzählen, welcher zunehmend in seiner Abwehr Schwächen zeigte und später sogar an Krebs erkrankte. Alles begann mit einem Übermaß an industriell veränderten Nahrungsmitteln, besonders ballaststoffarmem Weißmehl und Weißzucker. Unsere Pilznachbarn, die sonst ganz friedlich sind, begannen sich übermäßig zu vermehren, denn Zucker ist ihre Hauptspeise (Weißmehl wird ebenfalls schnell in Zucker umgewandelt). Die Bedingungen für unser Leben wurden so durch Gärung und Fäulnis ständig verschlechtert. Durch den vielen Gärungsalkohol kam ich mir immer öfter vor wie in einer Schnapsfabrik.

Selbst bei der kleinsten Erkältung wurden schon „Bakterientötungsmittel", sog. Antibiotika, eingesetzt. Bei diesen Anwendungen sind viele meiner Bakterienfreunde der gesunden bzw. guten Schutzschicht (physiologische Darmflora) gestorben und die Pilze konnten die entstandenen Lücken füllen und sich dadurch noch mehr ausbreiten. Auch andere Bakterienkollegen, wie z.B. Erreger der Lungenentzündung siedelten sich an, denn die Bedingungen wurden für diese Krankheitsbakterien besser als für uns.

Wir sind eigentlich sehr standhaft. Und wenn man uns ein wenig unterstützt, erholen wir uns in vier bis sechs Wochen wieder, selbst wenn die Bedingungen nicht optimal sind. Aber wenn in immer kürzeren Abständen chemische Arzneien und Antibiotika eingenommen werden, dann läßt auch unsere Vitalität nach. Wir können uns nicht mehr erholen, werden müde und in der Zahl immer weniger.

Irgendwann entwickelte sich durch viele andere Faktoren im Körper meines Menschen ein Krebsknoten bzw. -geschwür. Die Angst haben wir im Bauch mitgespürt. Doch auf uns und den Darm hat keiner geachtet. Es kam noch viel schlimmer: Zuerst begann eine Großvernichtung der bereits stark verringerten nützlichen Bakterien im Darm als typische Nebenwirkung der Chemotherapie. Als dann Entzündungen durch Antibiotika und Kortison behandelt wurden, überlebten dies

Unser Tipp für Sie

Gönnen Sie Ihrem Darm genügend Ballaststoffe, verwöhnen Sie ihn im Rahmen einer Aufbau-Kur über vier Wochen mit z.B. Milchsäurebakterien, und führen Sie regelmäßig Darmreinigungen durch. Lassen Sie eine Anzahlbestimmung Ihrer Darmbakterien durchführen, wenn Sie mehr Aufschluss über die Ursachen Ihrer Verdauungsstörungen benötigen.

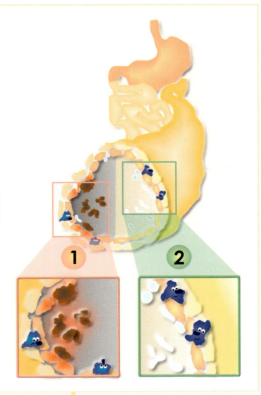

Abb. 2.**5.**
Die Darmflora
1 - **kranker Darm.** Überzahl krankmachender Bakterien, alte Kotreste.
2 - **gesunder Darm.** Ausgeglichenes Verhältnis der Bakterien, intakte Schleimhaut.

31

Fakten & Hintergründe

⇨ Milchsäurebakterien (Lactobacillen) stabilisieren den Darm vorbeugend oder zur Therapie besonders bei Antibiotikabehandlungen, aber auch bei Operationen, Bestrahlungen und Chemotherapien.

⇨ Nur wenn die Lactobacillen säurestabil „verpackt" sind, gelangen sie in den Darm, andernfalls werden sie im Magen z.T. durch die Säure inaktiviert. Größere Mengen probiotischen Joghurt zu essen, kann wegen einer eventuell unzureichenden Verdauung oftmals nicht ausreichen (aufgrund der großen Speisemenge und dem Abtöten der probiotischen Bakterien durch die Magensäure).

⇨ Aktuell ist als säurestabiles Nahrungsergänzungsmittel „Regulovital" in Bioläden erhältlich.

schließlich nur noch wenige von uns.

Ich bin einer der letzten meiner Art und brauche dringend Unterstützung. Wenn mein Mensch nicht begreift, dass wir Verstärkung von außen brauchen und sich die Bedingungen hier im Darm nicht schlagartig ändern, dann können wir zur gemeinsamen Aufgabe der allgemeinen Abwehrsteigerung und Verhinderung eines Neuauftretens des Krebsleidens keinerlei Beitrag leisten."

„Das hört sich echt traurig an, ist aber kein Märchen, sondern typisch für unsere heutige Lebens- und Leidensweise und spielt sich täglich bei sehr vielen Krebspatienten ab. Eigentlich müsste man mal darüber einen Film drehen, um die Menschen wach zu rütteln. Ein „Happy End" gibt es aber nur mit einem gesunden Darm!"

Untersuchungen des „Säftegleichgewichtes" im Körper

BEV-Test.

JÖRGENSEN-Test.

Lebendblutdiagnostik im Dunkelfeld.

Das Säftegleichgewicht wird mittels Blut-, Speichel- und Urinanalyse beim BEV-Test sehr exakt analysiert und gibt vielfältige Aussagen über Energieniveau, Mineralgehalt und Säure-Basen-Gleichgewicht. Letzteres steht im Mittelpunkt des einfach durchführbaren JÖRGENSEN-Tests, welcher die Pufferkapazität bestimmt. Eine mittels Lichtmikroskop durchgeführte Milieuuntersuchung im Frischblut stellt die Dunkelfeldmikroskopie dar.

Unser Tipp für Sie

Durch die Untersuchung der Körperflüssigkeiten kann eine Aussage über Ihr Milieu im Körper getroffen werden.

Jegliche Neigung des Körpers zu Infektionen und Entzündungen oder die Ausbildung von Tumoren aller Art wird durch die Umgebungsbedingung bestimmt. Der berühmte Schüler von Prof. PASTEUR, Dr. BERNARD sagte schon vor über 100 Jahren: Die Mikrobe ist nichts, das Milieu ist alles.

„Die meisten heute gängigen Blutuntersuchungen führen Computer und Maschinen durch. Diese Methoden können zwar die Zahl der Blutzellen, sowie deren mengenmäßiges Verhältnis bestimmen, jedoch erlauben sie keine Rückschlüsse über den funktionellen Zustand, in welchem sich die Blutbestandteile befinden. Natürlich haben die Laborwerte eine gewisse Aussagekraft und sind insbesondere bei schweren Erkrankungen nützlich. Allerdings zeigen sie Fehlfunktionen der Blutzellen nicht an und erlauben keine Hinweise auf Regulationsstörungen (z.B. Säure-Basen-Haushalt) bzw. funktionelle Störungen der Organsysteme.

Schon oft habe ich betont, dass die zwischen den Zellen vorhandenen Zwischenräume (die sog. Mikroumgebung oder Grundsubstanz) eine große Bedeutung für die Krebsentstehung bzw. die Störung der Körperabwehr haben. Leider gibt es bisher keine Laboruntersuchung, die eine genaue Einschätzung der Zellumgebung ermöglicht. Man kann aber indirekt Informationen zu diesem Bereich durch funktionelle Untersuchungen erhalten. Wie Sie im Verlaufe des Buches noch lesen und lernen werden, spielen für das „Säftegleichgewicht" die Verteilung von Nährstoffen und Sauerstoff, sowie das Säure-Basen-Gleichgewicht die vordergründige Rolle. Das Blut enthält viele Faktoren, welche im Stoffwechsel anfallende Säuren neutralisieren (biochemisch ausgedrückt - puffern) können. Der sehr einfache und in jeder Arztpraxis durchführbare Pufferkapazitätstest nach JÖRGENSEN gibt eine Aussage über das Neutralisationsvermögen des Blutes. Mit diesem Test läßt sich sehr gut der Effekt einer Basenbehandlung verfolgen.

Die Lebendblutuntersuchung im Dunkelfeldmikroskop führt Ihnen die Blutzellen und deren Umgebung mit motivierender Deutlichkeit vor Augen. Sind die roten Blutkörperchen normal geformt oder deformiert, verklebt oder sogar parasitär belastet? Sind die Abwehrsoldaten aktiv oder im Tiefschlaf? Wie hoch ist der Grad an Verschlackung oder die Thrombosegefahr? Wirkt die begonnene regulative Therapie, die Ihren gesamten Körper wieder in Schwung bringen soll? Diese und viele Fragen mehr kann die Dunkelfeldmikroskopie eindrucksvoll beantworten und dokumentieren. (Abb. 2.**6.**).

Erheblich aufwendiger als der JÖRGENSEN-Test, aber auch in der Aussage weitreichender ist die Säfteanalyse nach Prof. VINCENT (BEV). Hier werden in Blut, Speichel und Urin insgesamt drei Messparameter erfaßt. Die Messung der Elektronen in den Körperflüssigkeiten ermöglicht eine Aussage über den „Ladezustand der Lebensbatterie" (biophysikalisch ausgedrückt - Energiepotential). Nach Vergleich mit einer Datenbank von gesunden Personen und

Fakten & Hintergründe

1. JÖRGENSEN-Test

⇨ Im Test nach JÖRGENSEN wird die sog. „Pufferkapazität" des Blutes ermittelt.

⇨ Diese Methode hat für die optimale Einstellung des Säure-Basen-Gleichgewichtes in der ambulanten Praxis Bedeutung gewonnen.

Weiterführende Literatur
• WORLITSCHEK, M.: Praxis des Säure-Basen-Haushaltes. HAUG-Verlag Heidelberg, 2. Auflage

2. Blutdiagnostik im Dunkelfeld

⇨ Ein Blutstropfen wird abgenommen und sofort ohne Zugabe chemischer Substanzen hochauflösend mikroskopiert.

⇨ Die Dunkelfelddiagnostik ist eine Qualitätsbeurteilung des Frischblutes. Neben der genauen Analyse von roten und weißen Blutkörperchen sowie Blutplättchen steht die Darstellung der Zellumgebung (= des Terrains) im Mittelpunkt. Hier finden sich neben den sog. Dunkelfeldkörperchen (= Endobionten) ggf. auch Bakterien- und Pilzformen, Nadelbildungen als Ausdruck von Fibrinbildung, sowie Kristalle und amorphe Gebilde als Säure- und Schlackenphänomen.

⇨ Die DF-Diagnostik basiert auf der Theorie des Pleomorphismus, d.h. der Wandelbarkeit von Mikroorganismen abhängig vom Umgebungsmilieu. Im Falle einer Regulationsstörung und besonders bei Krebspatienten können charakteristische Merkmale im Blut beobachtet werden, die auf eine Störung des Säure-Basen-Haushaltes und Sauerstoffmangel hinweisen.

⇨ Die Methode kann nur krebshinweisend sein und ist ideal zur Verlaufsbeurteilung bei biologischer Behandlung geeignet.

Weiterführende Literatur
• ARNOUL, F.: Der Schlüssel des Lebens. Edition Asklepios im Reichl Verlag St. Goar

3. Bioelektronik nach Prof. VINCENT

⇨ Bestimmt pH-Wert, Redoxpotential und Widerstandswert an frisch gewonnenem Blut, Speichel und Urin.

⇨ 9 Messwerte gehen in eine Vergleichskalkulation mit Werten von Gesunden und chronisch Kranken sowie Krebspatienten ein und ermöglichen eine umfangreiche Gesamtaussage zum „Säftegleichgewicht".

⇨ Die Redoxanalyse gibt Aussage über den energetischen Zustand im Körper, der

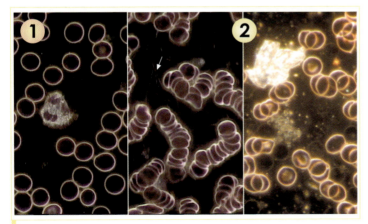

Abb. 2.**6.**
Dunkelfeldmikroskopische Aufnahmen
1 - **gesundes Blut**. In der Mitte ist eine Abwehrzelle zu sehen.
2 - **Blutbild bei Krebs**. Die roten Blutkörperchen sind verklumpt, im Blutplasma haben sich ein Fibrinnetz (→) und Eiweisverklumpungen gebildet, welche auf eine deutlich gestörte Regulation des Körpers hinweisen.

Widerstandswert Hinweise auf Störungen im Mineralgleichgewicht.

Weiterführende Literatur
• HÄRING, Ch.: Bioelektronische Diagnostik nach Vincent. H. Henrich Verlag, Wiesbaden
• ROUJON, L.: Theorie und Praxis der Bio-Elektronik „Vincent". SIBEV 1975

von Menschen mit verschiedensten Krankheitszuständen können wesentliche Störursachen und Behandlungshinweise abgeleitet werden. Sie finden auf dieser Seite neben dem Prinzipschema der Messung eine Darstellung der BEV-Messparameter beim Gesunden, Krebskranken und den Übergangsstadien (Abb. 2.7.)."

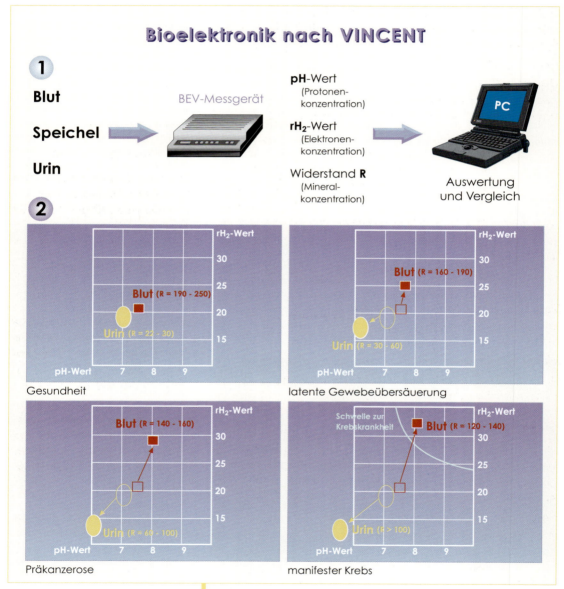

Abb. 2.7. **Bioelektronik nach VINCENT**
1 - Prinzipschema der Messung
2 - Schematische Darstellung der Entwicklung von pH und rH_2 in Blut und Urin bei verschiedenen Gesundheitszuständen

Spezielle ganzheitliche Untersuchungs- und Testverfahren

Ganzheitliche Testverfahren ermöglichen Aussagen zu allen Ebenen des Menschen (körperlich-biochemisch, energetisch-seelisch und informativ-geistig). Da alle ganzheitlich orientierten, biologischen Testverfahren vielfältig die funktionell gestörte Ebene des Menschen beleuchten, sind zu verschiedenen Zeiten oder durch verschiedene Untersuchende gefundene Ergebnisse in Detailpunkten uneinheitlich, aber normalerweise in den Grundaussagen nur wenig abweichend oder widersprüchlich.
In geübter Hand sind diese Untersuchungen wertvolle Puzzlesteine im Mosaik der Komplexität Mensch.

ganzheitliche Testverfahren beleuchten alle Körperebenen.

„Moderne und individuelle Testverfahren zur Bestimmung des Körperzustandes finde ich deshalb gut, weil es völlig ungefährliche Untersuchungen sind, die mehr als nur über die körperlichen Ebene Aussagen liefern! Klingt das nicht fast schon wie ein Märchen? Eigentlich nicht, wenn man weiß, dass solche Verfahren schon seit den 50er Jahren des letzten Jahrhunderts existieren und sogar an standardmedizinischen Universitäten seit Jahren untersucht werden (z.B. Elektroakupunktur).
Sie werden beim Lesen dieses Kapitels erkennen, dass jedes Verfahren bestimmte Schwerpunkte setzt und die Herangehensweise in Bezug auf die einzelnen Körperebenen Unterschiede zeigt.
Ich empfehle Ihnen, möglichst mehrere Testverfahren zu nutzen, um die Sinnhaltigkeit und Wirkung der von Ihnen eingeschlagenen biologischen Behandlung überprüfen zu können."

⇨ COMPUTER-REGULATIONSTHERMOGRAPHIE

Mit der Regulationsthermographie wird das Temperaturverhalten der Körperoberfläche exakt auf Abweichungen vom Normalen registriert. Entzündungen, Veränderungen der Durchblutung und der Nervensteuerung, sowie Störfelder werden durch Abweichungen vom Temperaturmuster eines Gesunden sichtbar.

„Bestimmt haben Sie schon einmal ein Thermometer zur Fiebermessung verwendet. So wie Fieber bei stärkeren Entzündungen entsteht, kann man auch bei örtlichen Entzündungen, Reizungen und Veränderungen von Durchblutung und Nervenversorgung Temperatur-

---

Unser Tipp für Sie

Nur wenn sie nach persönlicher Beratung und individueller Diagnose über Ihren Körper Bescheid wissen, sind Sie und Ihre Familie in der Lage, Ihre Situation richtig einzuschätzen.
Aber auch Seele und Geist sollten dabei berücksichtigt werden. Gerade das Unterbewusstsein verbirgt oftmals ungelöste seelische Konflikte, die aufgedeckt werden sollten. Nutzen Sie deshalb weiterführende diagnostische Verfahren der Funktionsmedizin. Besonders Tests die einen großen Überblick geben und entsprechend die einzelnen Ebenen beurteilen, sind zu empfehlen (z.B. SkaSys-Test, Elektroakupunktur, Computer-Regulationsthermographie).

Fakten und Hintergründe
Computer-Regulationsthermographie

⇨ Die Temperatur an der Körperoberfläche ist harmonisch und symmetrisch identisch verteilt. Bei Veränderung der Durchblutung aufgrund von akuten und chronischen Entzündungen, bei Störungen der inneren Organe und bei ungleicher Arbeitsweise des Nervensystems kann dieses Temperaturmuster erhebliche Abweichungen erfahren.

⇨ Durch Prof. ROST wurde mittels hochsensibler Temperaturmesssonden ein Untersuchungsverfahren entwickelt, welches diese Erkenntnisse nutzt.

⇨ Die Methode hat Bedeutung im Rahmen der sog. Herd- und Störfeldsuche erlangt. So kann man sehr sicher den Verdacht einer Körperbelastung durch kranke Zähne, chronische Entzündungen an Nasennebenhöhlen, Mandeln, Bauch- und Unterleibsorganen abklären. Eine Vielzahl von entsprechenden Messungen konnte zeigen, dass die Thermographie erheblich früher als bildgebende Verfahren der Standardmedizin (wie Röntgen, Ultraschall, MRT) ein Krebsgeschehen an der weiblichen Brust erkennbar macht.

Weiterführende Literatur
• ROST, A.: Lehrbuch der Regulationsthermographie. Hippokrates Verlag Stuttgart

unterschiede messen. Bei der so genannten Thermographie nutzt man dies, wendet aber sehr empfindliche Thermometer an. Werden die Messpunkte nach allgemeiner Anpassung des Menschen auf einen Kältereiz nochmals abgetastet, erhält man eine genaue Aussage zur Anpassungs- d.h. Regulationsfähigkeit der einzelnen Regionen. Hierbei fallen dann die Bereiche besonders auf, welche nicht mehr den Anpassungsbefehlen der Nervenbahnen gehorchen. Dieses Verfahren eignet sich besonders zur Diagnostik von Herden und Störfeldern."

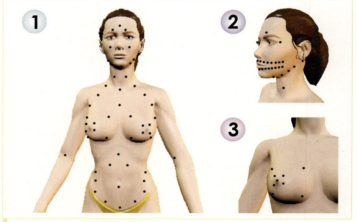

Abb. 2.**8.**
Messpunkte der Regulationsthermographie
1 - Kopf- und Rumpfmesspunkte, 2 - seitliche Kopf- und Zahnmesspunkte, 3 - Brustmesspunkte

---

Fakten und Hintergründe Elektroakupunktur (EAV)

⇨ Durch deutsche und französische Ärzte und Ingenieure wurde in den 50er Jahren des 20. Jahrhunderts die Möglichkeit der Messung an Akupunkturpunkten erkannt.

⇨ Dr. R. VOLL entwickelte die Elektroakupunktur weiter. Die Testung erfolgt in mehreren Schritten und ermöglicht neben einer Übersichtsaussage über den Gesamtzustand der einzelnen Körpersysteme auch eine Testung auf den Körper belastende Giftstoffe, Allergene und Erreger.

⇨ Im so genannten Medikamententest erfolgt eine Wirksamkeitsbestimmung aller möglichen Arzneistoffe, Vitamine und Mineralien.

⇨ Es gibt verschiedene weiterentwickelte Elektroakupunkturverfahren, die viele oder wenige Akupunkturpunkte zur Messung verwenden (Testsysteme: EAV, VEGA, MORA, BICOM etc.).

⇨ **ELEKTROAKUPUNKTUR**

In den Elektroakupunkturverfahren werden Akupunkturpunkte für die Messung von inneren Störungen, Belastungen mit Giftstoffen und Keimen und zur Bestimmung der Wirksamkeit von Arzneistoffen, Vitamin- und Mineralstoffen ausgewertet. Ganzheitlich arbeitende Zahnärzte wenden die EAV gern zur Verträglichkeitstestung von geplanten Zahnersatzmaterialien an.

„Sicherlich haben Sie schon einmal etwas von der chinesischen Methode der Akupunktur gehört. Hierbei werden in Akupunkturpunkte, welche auf sog. Meridianen liegen, kleine Nadeln gestochen und damit der Energiefluss im Körper verbessert. Es liegt nahe, die wichtigsten dieser Punkte auch für eine Messung zu nutzen. Eben dies wird mit Sonden und angeschlossenen Registriergeräten bei der Elektroakupunktur gemacht. Die hochempfindliche Messung konnte sogar noch viele neue Akupunkturpunkte finden und damit die klassische chinesische Lehre erweitern.

Durch einen Zufall entdeckte Dr. VOLL in den 60er Jahren den Medikamententest. Hiermit kann man an den wichtigsten Messpunkten diejenigen Stoffe herausfinden, welche den Körper einerseits besonders belasten und schädigen oder welche ihm als Heilmittel gegeben, besonders nützlich sind."

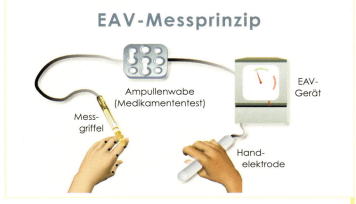

Abb. 2.**9.**
Messprinzip der Elektroakupunktur nach Dr. Voll (EAV)

⇨ Nur in der Hand eines Geübten hat die EAV die erforderliche Genauigkeit und damit ihre diagnostische Bedeutung.
⇨ Die Methode beurteilt besonders körperliche und chemische Störungen; durch Spezialtechniken können die informative und die psychische Ebene betrachtet werden.

Weiterführende Literatur
• WERTHMANN, K.: Elektroakupunktur nach Dr. Voll. Verlag ebi-electronic ag, Kirchlindach
• BENNER, K.U.: Elektroakupunktur nach Voll (EAV) – eines der naturgemäßen Heilverfahren. Ärztezeitschrift NHV, 1, 1992

⇨ **Bio-Feed-Back-Verfahren und SkaSys-Test**

Bio-Feed-Back-Verfahren, wie *Kinesiologie*, *Physioenergetik* und *Aurikulomedizin* bewerten die Muskelspannung, Muskelspindelveränderung (Armlängenreflex) oder Veränderung des Pulses vom Patienten als Antwortreaktion auf die verschiedensten Fragestellungen. Der für alle Ebenen aussagekräftige *SkaSys-Test* basiert auf der kontaktfreien Übertragung elektromagnetischer Signale mit Umwandlung in skalare Wellen und der daraus resultierenden Veränderung der Armlänge oder –kraft.

„Denken Sie zur Veranschaulichung dieser Messprinzipien nochmals an den Vergleich mit dem Biocomputer, welcher ständig und auf allen Ebenen Informationen verarbeitet und natürlich speichert.

Letzteres wird besonders vom Unterbewusstsein in präziser Weise realisiert. Bio-Feed-Back-Verfahren „zapfen" diesen Biocomputer quasi an und können so auch unterbewusste Daten des zu untersuchenden Menschen abrufen.

Als sehr hilfreich hat sich als „Messinstrument" die Muskelspannung oder die Pulswelle der zu testenden Person erwiesen.

Fakten und Hintergründe

1. Bio-Feed-Back-Verfahren
⇨ Je nach Genauigkeit der Durchführung des Verfahrens durch den Untersucher und definierter Umgebungsbedingungen können vielfältige Informationen auf der körperlich-biochemischen, energetisch-seelischen und sogar auf der informativ-geistigen Ebene ermittelt werden.
⇨ In der **Kinesiologie** nutzt man dabei den Spannungszustand von bestimmten Testmuskeln aus.
⇨ Testverfahren wie **Neuralkinesiologie**, **Psychokinesiologie** nach KLINGHARDT und **Touch for Health** basieren ebenfalls auf diesem Prinzip.
⇨ In der **Physioenergetik** wird u.a. der Armlängenreflex nach R. v. ASSCHE genutzt. In der **Aurikulodiagnostik** (nach NOGIER, MASTALLIER, BAHR) nutzt man unter gleicher Zielsetzung den sog. RAC, eine reflektorische Verschiebung und Veränderung der Pulswelle.
⇨ Objektive Verfahren, wie **dreidimensionale EEG** (Hirnstromableitungen) oder **Heart Rate Variation Test** (Herzparametermessungen) sind für die Praxis noch zu zeit- und kostenaufwendig.

⇨ Zu den Bio-Feed-Back-Verfahren gehören prinzipiell auch der Biotensor (nach FERRONATO) und herkömmliche Ruten. Diese Methode ist sehr subjektiv und leicht mit Fehlern behaftet und kann nur in langjährig geübter Hand verwertbare Aussagen bringen.

Weiterführende Literatur
• Klinghardt: Psychokinesiologie, Verlag für angewandte Kinesiologie, Kirchzarten

2. SkaSys -Test
⇨ Dieses Testsystem ist ein Novum im Bereich der funktionellen Medizin und verspricht bei weiterer Ausreifung und Optimierung ein Standardsystem zu werden, sobald die Nachvollziehbarkeit und Vorgehensweise weiter verbreitet und für den einzelnen Patienten angepasst ist.

⇨ Das System beruht auf der Umwandlung elektromagnetischer Signale durch eine sog. MÖBIUS -Schleife in skalare Wellen (skalares System nach LECHNER/WÜHR), die kontaktfrei auf den zu untersuchenden Körper übertragen werden. (Abb. 2.**12**.)

⇨ Mit dem Armlängenreflextest, dem kinesiologischen Muskeltest, durch Herz- bzw. Pulsschlagregistrierung oder spektralanalytische (spezielle Wellendifferenzierung in 3D-Kurvendarstellung) Elektroenzephalogramm-(EEG)-Messung können Reaktionen des Körpers (Armlängendifferenz, Muskelschwäche, Pulsänderung, Hirnwellenveränderungen) auf die skalaren Signale dokumentiert werden.

⇨ Im Herbst 2000 konnten G. HAFFELDER (Institut für Kommunikation und Gehirnforschung, Stuttgart-Feuerbach) und M. SPEIDEL (Lehrinstitut für Physioenergetik, Gäufelden-Nebringen) anhand von spektralanalytischen EEG-Messungen Veränderungen der **Hirnwellen** nach Übertragung von skalaren Wellen durch das SkaSys-Testsystem messen (pers. Mitteilung von Manfred SPEIDEL und Rolf KRIEGER, November 2000).

Weiterführende Literatur
• HAFFELDER, G.: Spektralanalytische Elektroencephalogrammuntersuchungen. CO`MED Nr.4 1999 , S. 2-4
• LECHNER, J.: Störfelddiagnostik, Medikamenten- und Materialtest Teil 1 und 2. Verlag für Ganzheitliche Medizin, Kötzting/ Bayrischer Wald

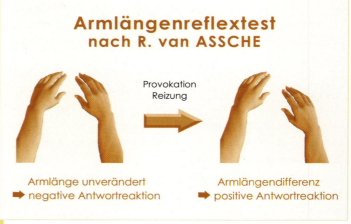

Abb. 2.**10**.
Der kinesiologische Muskeltest
Ein gezielt ausgesuchter Muskel (oder Muskelgruppe) wird bei Anspannung auf Kraft geprüft. Durch z.B. verbale Provokation (Reizung) kann es als Antwortreaktion des Körpers zur „Abschwächung" des Muskels kommen.

Abb. 2.**11**.
Der kinesiologische Muskeltest am Beispiel des Armelängenreflexes
Normalerweise liegen die Arme mit einer gleichen Armlänge nebeneinander. Durch eine Provokation/Reizung kann der Muskel aber, aufgrund einer Reaktion seiner Muskelspindel, die Länge verändern.

*Auf innovative Weise wird im SkaSys-Test die physioenergetische Testung objektiviert und computergestützt dokumentierbar umgesetzt. Das System beruht auf der Umwandlung elektromagnetischer Signale in stehende (skalare) Wellen, die ähnlich akustischen Wellen auf die Testperson übertragen werden (Abb. 2.**12**.). Gemäß den Prinzipien der Bio-Feed-Back-Verfahren können im SkaSys-Test sämtliche Körperebenen auf Veränderungen untersucht und noch objektiver erfasst werden."*

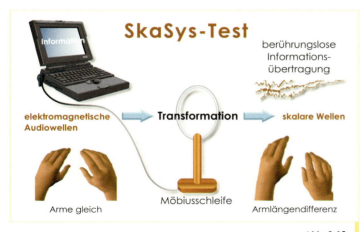

Abb. 2.12.
Prinzipablauf des SkaSys-Test
Elektromagnetische Signale werden m.H. der Möbiusschleife in skalare Wellen umgewandelt und führen so zur kontaktfreien Informationsübertragung auf die Testperson.

Unser Tipp für Sie
Zutreffend für alle ganzheitlichen Testverfahren darf nicht verschwiegen werden, dass die erzielten Messergebnisse auch von der „Tagesform" des Patienten und des Behandlers abhängen. Damit lassen sich gewisse Abweichungen bei Testwiederholungen und Tests durch andere Untersucher erklären. Trotzdem sind wichtige Kernaussagen für eine sinnvolle Behandlungsplanung möglich. Jahrelange methodische Erfahrung gewährleistet sicherere Testergebnisse.

Quantec® - Biokommunikation als unbewusste Informationsquelle

Die computergestützte Quantendiagnostik ermöglicht Störungen im Biofeld des Menschen mit gespeicherten Daten zu vergleichen und Resonanzen anzuzeigen.

„Jeder Organismus ist von einem so genannten „Biofeld" umgeben. Das Biofeld steuert wie der Organismus wächst, sich entwickelt und regelt das Zusammenspiel all seiner Teile. Krankheiten und Befindlichkeitsstörungen gleich welcher Art drücken sich immer auch in einem gestörten Biofeld aus.

Das System scant innerhalb von wenigen Minuten mittels eines Computersensors das Biofeld von mir und allen meinen Zellfreunden, welches den Bewusstseins- und morphogenetischen Feldern entspricht. Auf Basis der ermittelten Störung kann eine gezielte positive Beeinflussung des Biofeldes mit Hilfe von einer automatisierten radionischen Sendung (so genanntes „Healing Shield" = Heilfeld) erfolgen.

So werden die Selbstheilungskräfte des Organismus zusätzlich aktiviert.

Radionische Diagnostik. Quantec®.

Fakten & Hintergründe

⇨ Die radionische Diagnostik ermöglicht mittels modernster Quantenphysik das Biofeld eines Organismus zu erfassen, Schwachstellen zu erkennen und diese im Folgenden auch auszugleichen. Radionik erlaubt es, den Anfang der krankheitsverursachenden Kette zu finden und eine entsprechende (kausale) Therapie auszuarbeiten.

⇨ Die Informationen, die ein gestörtes Biofeld benötigt, um sein Gleichgewicht wiederzufinden, werden diesem über einen längeren Zeitraum zugeführt.

⇨ Die Übertragung erfolgt über Skalar-, Tesla- bzw. Longitudinalwellen und zusätzlich quantenphysikalische betrachtet über „Zwillingsphotonen".

⇨ Das Herzstück des Quantec®-Systems, die weiße Rauschelektrode, kann auf Basis der „Scantreffer" ein *healing shield* senden, mit dem Ziel der positiven Beeinflussung Ihres Bewusstseinsfeldes, gesundheitlichen Zustandes und privaten Umfeldes.

⇨ Voraussetzung für eine Besserung und Heilung ist eine langfristige „Besendung".

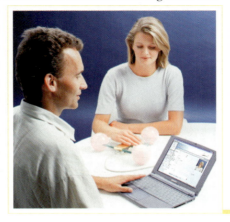

Abb. 2.13.
Radionische Diagnostik mit Quantec®

Unser Tipp für Sie

Fragen Sie Ihren Therapeuten gezielt nach ganzheitlichen Testverfahren seiner Praxis.
In vielen Fällen bestehen auch gute Kooperationen zu Kollegen in der Nähe Ihres Therapeuten für derartige Untersuchungen.

● Weitere ganzheitliche Untersuchungsverfahren ●

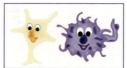

„Wir haben Ihnen schon eine größere Zahl an ganzheitlichen Untersuchungsmethoden näher gebracht, und doch gäbe es noch diese und jene nachzutragen. Um Ihnen weitere anerkannte und bewährte Verfahren nicht vorenthalten zu müssen, wurde die nachfolgende Tabelle erstellt."

Methode	Charakterisierung	Informationen und Literatur
DFM (Diagnose Funktionelle Medizin) **BFD** (Biologische Funktionsdiagnostik) u.a.	In beiden Methoden werden Hautspannung und -widerstand an der Körperoberfläche abgeleitet, d.h. messtechnisch registriert. Elektroden an Händen, Füßen und am Kopf geben anhand von Unterschieden in den Ableitungen (z.B. in der DFM zwischen beiden Händen oder zwischen Kopf und Händen) Hinweise für Störfaktoren in den jeweiligen Körperabschnitten.	• z.B. VEGA-Grieshaber KG, Am Hohenstein 111, D-77761 Schiltach www.vegamed.com
Akupunkturmeridianmessungen mit *PROGNOS* und *i-health*	An 24 Endpunkten der Meridiane (6 an jeder Hand und an jedem Fuß) wird der Hautwiderstand gemessen. Die einzelnen Messungen sind genau, jederzeit reproduzierbar und werden digital gespeichert. Die Messresultate werden graphisch dargestellt. Das Therapiemodul besteht aus den Elementen *Autogene Frequenztherapie* (AFT) und *Raymedies* (Farb- und Klangsequenzen).	• PROGNOS-System der Firma MED-PREVENT - GmbH, BGM.-Pfauntsch 7, D-95697 Nagel www.medprevent.de • i-health Vertriebsgesellschaft mbH, Domstr. 2, D-97070 Würzburg www.i-health.de
REBA-Test	Das System beurteilt die sog. Chakren (Energiefelder des Menschen) und die Energieebenen (Vitalitätskörper, Emotionalkörper, Mentalkörper und Kausalkörper). Der Patient ist mit dem Testsystem verbunden und reagiert auf verschiedene vom Gerät erzeugte Testfrequenzen. Die Reaktion auf diese Stimulation kann mittels EAV oder mit Hilfe eines Bio-feed-back-Verfahrens gemessen werden. In langjährig geübter Hand können mit Hilfe des REBA-Testes wertvolle Aussagen erbracht werden. Diese Untersuchung eignet sich besonders im Rahmen der *Psychosomatischen Energetik*.	• R. BANIS: Psychosomatische Energetik. CO´MED Verlag Sulzbach/ Taunus 1998

Mikronährstoff-Status	Im Speziallabor wird an Blutproben die genaue Konzentration von Vitaminen und Mikronährstoffen sowie die Kapazität von Antioxidantien bestimmt. Dadurch gelingt eine Optimierung der orthomolekularen Behandlung.	• Labor Dr. Beyer, Stuttgart, Tel. 0711-164180 • Interdisziplinäre Immunologie, Mittererstrasse, D-80336 München
CEIA – Flockungsprofil (Biodynamisches Eiweißprofil)	Mittels der sog. Elektrophorese erfolgt in der Blutflüssigkeit die Analyse von speziellen Zucker-Eiweiß-Verbindungen, welche maßgebend für die Zellumgebung sind. Der Test ist geeignet zur Krebsfrüherkennung und Verlaufsbeurteilung einer biologischen Therapie.	• Deutsche Gesellschaft für Biologische Medizin und Informatik, Rheinstr. 7, 76337 Waldbronn, www.hsauer.de
VEGA-Test, VEGACHECK	Ähnlich der Elektroakupunktur erfasst der VEGA-Test bioelektronische Funktionszustände des Körpers und Krankheits- sowie Toxinbelastungen. Beim VEGACHECK werden 13-Hz-Impulsströme über 6 Elektroden geleitet. Es sind Aussagen über den energetischen Zustand und die Funktion von Organen und Organgruppen, sowie deren medizinische Beeinflussung möglich.	• Internationale Forschungsgemeinschaft für bioelektronische Funktionsdiagnostik und Therapie e.V., Berlin, Tel. 030-81499610 • VEGA Grieshaber AG Am Hohenstein 111 D-77761 Schiltach www.vegamed.com
Haaranalyse	Der Mineralstoffgehalt und die Belastung von Umweltgiften in einer Haarprobe werden mittels modernster Analysetechnik bestimmt. Dadurch wird ebenfalls die Behandlung mit Vitalstoffen und eine gezielte Ausschaltung von Umweltbelastungen möglich.	• Institut für Elementdiagnostik, Kerpen-Türnich, Tel. 02237-97335-30, • www.elementdiagnostik.de
Blutkristallisations- und Trocknungs-Tests	Blut wird unter kontrollierten Laborbedingungen zur Auskristallisation gebracht. Das entstandene Kristallbild lässt genaue Aussagen zur Funktionslage der inneren Organe, Körperflüssigkeiten und Mangelzuständen zu.	• MEDIVERSAL Deutschland Postfach 1246, D-55259 Heidesheim
Rhythmogramm	Es erfolgt die Aufzeichnung der Pulskurve unter verschiedenen Bedingungen (z.B. im Normal- bzw. Stresszustand). Krebskranke zeigen einen deutlichen Mangel an Anpassungsvermögen gegenüber diesen Belastungssituationen.	• BRAUN v. GLADISS, K.: Rhythmogramm (ANSA) – ein neues Untersuchungsverfahren in der ganzheitlichen Medizin. Broschüre, Eigenverlag 1998

Möglicher Ablauf des Handelns

1. *die Notwendigkeit der Erfassung aller Körperebenen im Rahmen des ganzheitlichen Informationsgewinns beachten.*
2. *Kontrolluntersuchungen mit gleichen Methoden und unter gleichen Bedingungen durchführen*
3. *Einzelergebnisse sollten nicht überbewertet werden*
4. *klinischer Verlauf und eigene Befunde sind den Untersuchungsergebnissen gegenüber zu stellen*

Einordnung der ganzheitlichen Testmethoden

„Bei allen funktionsdiagnostischen Methoden, die ich Ihnen vorstellte, haben Sie erfahren, dass die Erscheinungen und Symptome einer Krankheit in der Regel nicht auch der Grund für diese Erkrankung sind. Die Krankheit ist nur das Ende einer oft langen Kette. Deswegen macht es auch wenig Sinn, ausschließlich das Ende dieser Kette zu behandeln. Echte Heilung, kann nur dann stattfinden, wenn das zugrunde liegende Problem erkannt und therapiert wird. Störungen des Immunsystems sind keine Erkrankung des Immunsystems, sondern haben ihre Ursachen, die z.B. in schlechter Ernährung, Stress oder psychischen Ursachen liegen können.

Nach dem Lesen der verschiedenen ganzheitlichen Methoden werden Sie sich sicher fragen, welche der Verfahren nun das geeignetste ist. Alle Verfahren lassen sich den bekannten Körperebenen zuordnen. In manchen Fällen kann eine Diagnostikmethode sogar mehrere Ebenen einschließen. Ich empfehle Ihnen, in jedem Falle mindestens eine Methode für jede Körperebene zu nutzen. Auf der körperlich-biochemischen Ebene sollte der Schwerpunkt in der Beurteilung des Abwehrsystems und dem Auffinden von Giftstoffbelastungen liegen. In der energetisch-seelischen Ebene sind die Funktionszustände der Organe und das Vorhandensein von unterbewußten Grundkonflikten unbedingt zu bestimmen.

Die geistig-informative Ebene ist zwar am wenigsten greifbar, die entsprechenden Testverfahren können aber grundlegende Hinweise für eine wirksame Ganzheitsbehandlung geben."

Ganzheitliche Diagnoseverfahren auf einen Blick

informativ-geistige Ebene
- Aurikulomedizin • Physioenergetik • PROGNOS-Akupunkturmeridianmessung • Psychokinesiologie • Quantec® • REBA-Test • Rhythmogramm • SkaSys-Test

energetisch-seelische Ebene
- Aurikulomedizin • BFD • DFM • Kinesiologie • Physioenergetik • EAV • PROGNOS-Akupunkturmeridianmessung • Quantec® • REBA-Test • Regulationsthermographie • Rhythmogramm • SkaSys-Test • VEGA • VEGA-Check

körperlich-biochemische Ebene
- BEV • Blutkristallanalyse • CEIA-Flockungsprofil • Chemo-/Hitzesensibilität • Dunkelfelddiagnostik • EAV • Haaranalyse • JÖRGENSEN-Test • Lymphozytentypisierung • Lymphzell-Proliferationstest • Mikroökologische Stuhlanalyse • Mikronährstoff-Status • NK-Zelltest • Physioenergetik • Regulationsthermographie • SkaSys-Test

Abb. 2.**14.**
Einordnung der genannten Diagnoseverfahren in die 3 Ebenen des menschlichen Körpers

3   Ursachen beseitigen

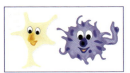 *„In diesem Kapitel möchten wir über wichtige krebsauslösende Ursachen und deren Beseitigung sprechen. Viele Beispiele, welche wir von unseren Zellkollegen immer wieder zu hören bekommen, werden Ihnen das Verständnis erleichtern helfen. Wie bereits mehrfach erwähnt, handelt es sich bei der Krebskrankheit um ein komplexes ursächliches Geschehen. Beseitigt man die wichtigsten Störungen und Einschränkungen für den gesundheitlichen Zustand, ist eine deutliche Verbesserung zu erwarten.*
Die nachfolgend aufgeführten potentiellen Ursachen einer deutlichen Schwächung des Abwehrsystems spielen nach den Erkenntnissen der ganzheitlichen Medizin eine besonders große Rolle."

Baubiologie in Ordnung bringen

Manchmal sind es einfache Dinge, die das Wohlbefinden von Mensch und Abwehrsystem negativ beeinflussen. Anerkannte Baubiologen ermitteln die bei Ihnen im Wohn- und Schlafbereich vorhandenen Belastungen und geben sinnvolle Hinweise für eine Optimierung. Die Palette reicht dabei von der Stellung des Bettes im Erdmagnetfeld, über Radiowecker, Handy, Matratze, Bodenbelag bis hin zur Belastung mit Radioaktivität, Lärm oder chemischen Ausgasungen der Möbel. Die biophysikalische Medizin konnte inzwischen vielfältige Nachweise der Auswirkungen solcher Einflüsse auf das Nerven- und Abwehrsystem führen.

Baubiologie.

Geopathie.

Elektrosmog.

Schadstoffe.

 „Nicht nur meine Verwandten, die Abwehrzellen, sondern eigentlich alle Körperzellen und natürlich auch Nerven können sich nur in einer natürlichen Umgebung wohlfühlen. Insbesondere in der Ruhe- und Erholungsphase des Nachtschlafes reagieren wir verständlicherweise sehr empfindlich auf jede Art unangenehmer Störung. Alles läuft in dieser Zeit sozusagen auf „Sparflamme".
So sollte der Schlafplatz, wie von Alters her bekannt, weder chemische noch physikalische Dauerbelastungen aufweisen. Aber auch im Wohn- und Arbeitsbereich hat uns die moderne Gesellschaft vielfache Dinge beschert, welche für mich und meine Zellkollegen negativen Stress bedeuten. Ich kann Ihnen nur empfehlen: Suchen Sie sich einen seriösen Baubiologen und lassen Sie sich über mögliche Störungen aufklären. Neben einer Objektivierung mittels

Unser Tipp für Sie

Sollten Sie des öfteren morgens „wie gerädert" aufstehen und dies aber in fremder Umgebung nicht auftreten, so ist das ein typischer Hinweis für ein baubiologisches Problem Ihres Schlafplatzes.

Fakten & Hintergründe

⇨ Schon in alten Zeiten wusste man um die Wichtigkeit einer Harmonie im Wohn- und insbesondere Schlafbereich für die Gesunderhaltung und hat diese auf vielfältige Weise untersucht. Tiere bemerken, wo Wasseradern entlang laufen. Hunde verlassen ihre Hütte, wenn dort eine Belastung vorliegt, Katzen liegen gern auf magnetischen Erdverwerfungen.

⇨ Sicher kennen Sie noch aus Großmutters Zeiten den Rutengänger, welcher nach Wasseradern oder Verwerfungen in den Bodenschichten suchte. Leider sind viele dieser Erkenntnisse mit der modernen Zeit in den Hintergrund gerückt.

⇨ Die modernen Annehmlichkeiten auf Basis von Strom und Telekommunikation haben vielfach neue Reizquellen geschaffen. Gut ausgebildete Baubiologen können mit einer Vielzahl von Messgeräten ein sehr objektives Bild von Elektrosmog, elektrischen und magnetischen Feldern, Radioaktivität und Schadstoffen ermitteln.

⇨ Für das Krebsproblem scheinen insbesondere sog. geopathische Störungen, d.h. Verzerrungen und Kreuzungspunkte des Erdmagnetfeldes, eine Rolle zu spielen. Im Ergebnis einer baubiologischen Untersuchung kann es vorkommen, dass Sie Ihr Bett umstellen oder sogar das Schlafzimmer wechseln sollten. Außerdem werden weitere sinnvolle Veränderungshinweise zur Einrichtung des Schlafraumes gegeben (Bodenbelag, Matratze, Gardinenstoffe usw.).

⇨ Besonders elektrische und elektromagnetische Belastungen sollten im Schlafplatzbereich ausgeschaltet werden. Entfernen Sie alle Fernsehgeräte und Computer aus dem Schlafzimmer. Selbst nach dem Ausschalten strahlt deren Bildröhre noch über Stunden. Aber auch Radiowecker und HiFi-Anlagen erzeugen durch die Lautsprecher- und Trafospulen erhebliche Magnetfelder. Elektrische Leitungen bis hin zur Nachttischlampe wirken ebenfalls schädlich.

⇨ Lassen Sie sich von Ihrem Elektriker einen **Netzendabschalter** einbauen. Damit reduzieren Sie elektrische und elektromagnetische Belastungen um ein Vielfaches. Der *Netzendabschalter* registriert, wann der letzte Verbraucher abschaltet und geht dann in die Steuerstromfunktion, d.h. der Arbeitsstrom von 220 V wird umgeschaltet auf 12-24 V Steuerstrom. Sobald ein Verbraucher einge-

vielfältiger Messgeräte kann er Ihnen auch Lösungen aufzeigen, damit wir Zellen uns wieder wohler fühlen können."

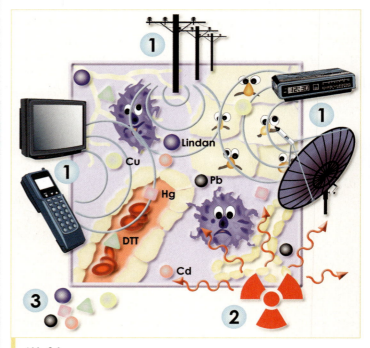

Abb. **3.1.**
Wichtige baubiologische Einflußgrößen
1 - *Elektrosmog* durch elektrische und elektromagnetische Felder
2 - *Radioaktivität* (durch Baustoffe und Geologie)
3 - *Umweltgifte* (in Nahrung, Wasser, Luft, Wohnbereich, u.a.m.)

 „Wenn Sie Abbildung 3.**1.** in Ruhe betrachten, werden Sie mehr und mehr eine Vorstellung davon bekommen, wie es mir, meinen Abwehrfreunden und natürlich den Körperzellen inmitten der „Errungenschaften" der modernen Zeit geht. Natürlich kann ich wohl verstehen, dass Sie die modernen Kommunikationssysteme, wie Telefon, Handy und Computer, nicht mehr missen möchten. Aber, muss es denn wirklich so viel sein? Wie im übrigen Leben auch: Die Dosis macht das Gift. Und dies trifft auch auf die Strahlenbelastung zu, die heute immer mehr zunimmt.

Wenn wir Körperzellen dann noch von den vielen künstlichen und chemischen Stoffen aus Nahrung, Möbeln, der Luft und selbst dem Trinkwasser umgeben werden, dann geht jegliche Motivation zu einer ordnungsgemäßen Aufgabenerfüllung verloren. Diese Stör- und Reizstoffe gibt es erst wenige Jahrzehnte und die normalen Gewebezellen können sich nur langsam an diese veränderten Bedingungen anpassen und damit umgehen. Dem entgegen fördern Umweltgifte, Elektrosmog, Radioaktivität und ungünstige Geologie die Krebsentstehung. Krebszellen sind unempfindlicher gegenüber den o.g. schädigenden Umweltfaktoren. Wenn Sie es wirklich ernst meinen mit einer Verbesserung unserer Lebensbedingungen, dann müssen Sie ab sofort maßvoller und bewußter mit dem Thema der Umweltreize umgehen. Nur so können Sie uns von diesem Dauerstress befreien und damit eine Grundvoraussetzung für ein besseres Funktionieren ihrer Körperzellen schaffen."

EIN BEISPIEL AUS DER PRAXIS

Eine 38-jährige Brustkrebspatientin ließ im Rahmen der biologischen Nachsorgebehandlung eine baubiologische Untersuchung im eigenen Wohnhaus durchführen. Das Ergebnis zeigte starke geopathische Verwerfungen mit Kreuzungspunkten des Erdmagnetfeldes höherer Ordnung, welche an Ihrem Schlafplatz im Bereich des Brustkorbes und beim Ehemann im Liegebereich des Kopfes ihr Maximum hatten. Eine Nachfrage ergab, dass das Wohlbefinden ihres Mannes schon seit Jahren durch starke Schlafstörungen und Kopfschmerzen beeinträchtigt war und er sogar vor wenigen Monaten einen für sein Alter sehr ungewöhnlichen Hirnschlag erlitten hatte. Schon eine Nacht nach Korrektur des Schlafplatzes (das Bett wurde zwei Meter umgestellt) konnte der Mann besser schlafen. Bei der Patientin gestaltete sich in den Folgemonaten die Immunbehandlung sehr erfolgreich.

schaltet wird, erfolgt mit kurzer Verzögerung des Einschaltvorganges die Umschaltung auf Arbeitsstrom.

⇨ Man kann im Vorfeld des Einbaus eines Netzendabschalters vor dem Schlafengehen die Sicherungen der zum Schlafzimmer gehörenden und angrenzenden Stromkreise ausschalten.

⇨ Zur Wohnbiologie gehören auch die Qualität von Trinkwasser und Beleuchtung, sowie die vorliegende Lärm- und Radioaktivitätsbelastung.

⇨ Gerade das Trinkwasser, welches in großen Mengen täglich zu sich genommen wird, sollte einen großen Reinheitheitsgrad aufweisen und möglichst mineralarm sein. Lassen Sie sich zu geeigneten Filteranlagen beraten.

Weiterführende Literatur
- WOHLFEIL, C. und J.: Begleitbuch zu Lebensglück und Gesundheit. Eigenverlag Suhl
- BANIS, U.: Erdstrahlen und Co. Haug-Verlag Heidelberg
- MAES, W..: Elektrosmog, Wohnraumgift und Pilze. Haug Verlag Heidelberg

Möglicher Ablauf des Handelns

1. Kontakt aufnehmen mit Baubiologen
2. Seriosität und Preis prüfen
3. Veränderungen, besonders des Schlafplatzes, konsequent umsetzen.

Das Gift muss raus!

Eine fast unüberschaubare Menge an Umwelt- und Arzneigiften, Schwermetallen und Stoffen von Bakterien, Viren und Pilzen können unseren Körper belasten. Bei Krebskranken sind die Entgiftungssysteme besonders überlastet und warten auf Unterstützung. Mit Hilfe ganzheitlicher Messmethoden kann man die wichtigsten Giftbelastungen erkennen und Mittel zur spezifischen Entfernungsanregung austesten. Für jeden gibt es vielfältige Möglichkeiten, täglich selbst einen großen Beitrag zur Entsorgung seiner Gifte zu leisten. Auch „seelischer Müll" gehört entsorgt - am besten damit gleich anfangen. Und natürlich nicht gleich wieder neu vergiften, z.B. durch industrielle Kost, aber auch durch „Negativpropaganda" von Zeitung und TV.

Entgiftung.

Schadstoffe.

Umweltgifte.

Ausscheidungsorgane.

Seelische „Entgiftung".

Fakten & Hintergründe

⇨ Der Aufbau unserer Zellumgebung (großkettige Eiweiß-Zucker-Moleküle) ist dafür verantwortlich, dass die Entgiftung von Medikamentenresten, Schwermetallen, Insektiziden, Herbiziden, Viren- und Bakteriengiften erschwert wird.

⇨ Unverändert zählt **Amalgam** zu den Hauptquellen von Quecksilber und Zinn im Körper. Inzwischen wurde durch umfangreiche wissenschaftliche Untersuchungen die Schädlichkeit von Amalgam auf das Abwehrsystem bestätigt (Kiel 1997).

⇨ Wenn Sie sich körperlich stabilisiert haben, sollten Sie unbedingt die Amalgamentfernung und anschließende Ausleitung der Belastung aus den Körpergeweben einplanen. Der möglichst naturheilkundlich ausgebildete Zahnarzt wird Ihnen dabei neben einer fachgerechten Entfernung auch die Schwermetallausleitung und Neuversorgung mit biologisch besser verträglichen Materialien erläutern.

⇨ Die Schwermetallentgiftung kann durch reichliches Trinken von Wasser und Tee sowie die regelmäßige Einnahme von Algenextrakten (Chlorella), Pflanzenstoffen (Koriander, Bärlauch), Vitaminen und Mineralien unterstützt werden.

Weiterführende Literatur
- Kieler Amalgamgutachten, Universität Kiel 1997 (Bezug mögl. über GZM e.V., Seckenheimer Hauptstr. 111, D-68239 Mannheim)
- MUTTER, J.: Amalgam - Risiko für die Menschheit. Verlag fit fürs Leben

Unser Tipp für Sie

Entgiftet werden muss vieles, was wir essen, trinken, atmen und was unser Körper im Rahmen seines Stoffwechsels daraus macht. Aber auch der geistige und seelische Müll muss ensorgt werden. Nachdem Sie sich gereinigt haben, sollten Sie lernen, sich vor erneuter Wiederaufnahme von „Giften" für Körper, Seele und Geist zu schützen.

Ärger, Wut, Hass und Kummer sind seelische Gifte, welche belasten.

„Bitte erinnern Sie sich an mein Interview mit den Körper- und Abwehrzellen im Anfangskapitel, die sich auch zum Thema Giftbelastungen geäußert haben. Sicher ist ihnen schon dort die große Bedeutung der Ausschwemmung solcher Gifte aus dem Körper sehr logisch erschienen.

Die Methoden der Entgiftung kann man in unspezifische und spezifische einteilen. Beim Studieren von Tabelle 3.1. werden Sie erkennen, wie Sie selbst (und möglichst täglich) zu Ihrer eigenen Entgiftung beitragen können. Am besten, Sie fangen gleich damit an!

Die spezifischen Methoden gehören mehr in die Hand von Arzt und Therapeuten. Sie sollten gezielt zum Einsatz kommen, wobei man im Allgemeinen das oder die Organe besonders stark anregt, welche noch am besten arbeiten. Die aufgeführten Methoden werden größtteils in den Folgekapiteln noch Erläuterung finden."

unspezifisch	spezifisch
über die Haut	**über die Haut**
• schwitzen, Sauna	• Dauerbrause, PSI-Dusche
• Packungen	• Salzbäder nach FERRONATO
• Waschungen	• Junge-Bad
über die Schleimhäute	**über die Schleimhäute**
• Schnupfen, Husten	• medizinische Darmspülung
• Menses	- KUHNE-Sitzbad
• Erbrechen	- Einlauf/Klistier
• Durchfall	- Nasenwäsche nach FERRONATO
über Leber und Galle	**über Leber und Galle**
• Leberwickel	• Schöllkraut, Mariendistel
• Leberpackung	• Lebermoos, Teufelskralle
• heiße Rolle	• Arginin, Guarana, Papaya, Noni
• Leber-/ Gallentees	• Olivenöl und Zitrone
	• Leberreinigung nach CLARK
über Niere und Blase	**über Niere und Blase**
• viel mineralarmes Wasser trinken; über 3 Liter pro Tag	• Phytotherapie (z.B. Brennessel)
• Nierentees, Gemüsesäfte	• Homöopathische Arzneimittel
	• Spagyrische Arzneimittel
über die Atmung	**über die Atmung**
• singen, schreien	• Zitteratmung n. FERRONATO
• Bewegung an frischer Luft	• Atemgymnastik/ -meditation (z.B. nach Mittendorf, YOGA usw.)
• wandern; joggen über 30 min	
allgemeine Maßnahmen	**allgemeine Maßnahmen**
• Frischkost nach Verträglichkeit	• Mayr-Therapie/ Fasten, Milde Ableitungsdiät
• 1x wöchentlich einen „Entlastungstag" mit milder Kost und viel Trinken	• Infusionen, Lymphdrainage
• Industriekost meiden	• naturheilkundliche Arzneien
	• craniosacrale, myofasziale und viszerale Osteopathie

unspezifisch	spezifisch
Seele • Spaziergang • lachen • Humor • Freude • Gebet • „Gefühlshygiene" • Gefühlstraining • Gefühlskompetenz • harmonische Kunst • klassische Musik • „dösen" • Zeit für sich nehmen • 1x wöchentlich etwas tun, wonach die Seele "verlangt"	**Seele** • Meditation • gezielte Entspannung • Psychokinesiologie • Physio Emotional Energetic Therapy nach NAND VAN OYTSEL • Psychoenergetische Informationstherapie n. HEYDENREICH • Time Line nach HACKL • Musik und Farbtherapie • Biophotonen • Schamanismus • Reiki • Somatoemotional Release • gezielter Einsatz von Gefühlen in Verbindung mit Gedanken
Geist • geistige Aktivität • Gedankenhygiene • Gedankenaktivität • „hellwach sein" • bewusst leben • Meiden von Negativpropaganda von TV, Zeitung und Rundfunk • Im **Hier und Jetzt** leben, weder der Vergangenheit nachhängen noch in der Zukunft leben • Sprache/Kunst als Ausdruck seiner Gedanken wählen	**Geist** • Gedächtnistraining/ Intelligenztraining täglich mind. 30 min (Gehirn-Jogging) • „Groß denken" • Gedankenlenkung • Neurolinguistisches Programmieren • Gedankenprogrammierung • Richtungsmotivation (Zielmotivation) • Hirnsynchronisation (funtionelle Vereinigung/Gleichschaltung der beiden Hirnhälften)

Tabelle 3.**1**.
Wichtige Möglichkeiten der Entgiftung von Körper, Seele und Geist

Möglicher Ablauf des Handelns

1. aktive Reinigung von Körper, Seele und Geist (s. Tabelle)
2. Vermeidung der Neuaufnahme von Giften durch Ernährungsumstellung (Mayr-Therapie, Stoffwechseltypbestimmung, Frischkost - keine Industriekost, Einhaltung des Optimum etc.)
3. Vermeidung der Neuaufnahme von „Giften" für die Seele durch Vermeidung seelischer Konflikte. Sofortige Lösung bzw. Löschung durch Entspannungsverfahren/ Meditation.
4. Vermeidung der Neuaufnahme von „Giften" für den Geist durch reduzieren der täglichen Negativnachrichten besonders im TV, aber auch über Zeitung und Radio. Bewusste Orientierung auf Positivereignisse.
5. mindestens 3 Liter pro Tag trinken (Wasser, dünner Tee)
6. weniger belastete Lebensmittel essen (aus kontrolliert biologischem Anbau)
7. bei Verdacht der Belastung mit speziellen Giften entsprechende individuelle Testung durchführen lassen; mit ganzheitlich ausgebildetem Arzt und Zahnarzt zusammenarbeiten.

„Was uns als Abwehrzellen sehr zu schaffen macht, das sind die Schwermetalle. Dabei spielen solche, die ständig und über viele Jahre lang im Körper sind, wie z.B. aus Amalgam-Zahnfüllungen, die Hauptrolle. Schwermetalle machen uns krank, schwach, ziellos und sie tragen die Idee der Zerstörung in sich. Leider haben diese Tatsache selbst viele Zahnärzte noch nicht verstanden, obgleich diese sich selbst und ihr Personal damit am meisten gefährden (Schwermetalldämpfe während der Behandlung).

Kaum weniger schlimm sind die vielen Medikamente, mit denen wir überschwemmt werden. Bitte werden Sie noch kritischer in der Einnahme jeglicher chemischer Arzneimittel. Durch zu viele chemische Medikamente werden die Lebensbedingungen für die Körperzellen ungünstiger, insofern es dem Körper nicht gelingt, diese zu neutralisieren und auszuscheiden. Zweifelsfrei sind einige Medikamente segensreich und unverzichtbar. Aber wie so oft wer-

Unser Tipp für Sie

Wenn Ihnen Ihr behandelnder Arzt eine chemische Arznei verschreiben möchte, fragen Sie doch nach alternativen Präparaten aus dem Bereich der Naturheilkunde. Und lesen Sie immer die Beipackzettel. Die dort beschriebenen Nebenwirkungen treten gar nicht so selten auf, wie man immer glauben mag.

Fakten & Hintergründe

⇨ Bei jeder Infektion mit Viren und Bakterien bleiben, insbesondere nach Antibiotikabehandlung und Fieberunterdrückung, Rückstände im Gewebe (der Zellmikroumgebung) zurück.

⇨ Diese lassen sich noch nach Jahrzehnten mit ganzheitlicher Diagnostik nachweisen und sollten ausgeleitet werden. Hierfür haben sich insbesondere spezielle homotoxische und spagyrische Arzneien bewährt.

⇨ Mit Nosoden lassen sich auch viele Umweltgifte aus dem Gewebe mobilisieren. Diese müssen dann durch sog. „Ausleitungsmittel" entfernt werden.

⇨ Schwermetalle tragen zur Tumorgenese durch Energieminderung von ATP (unser Zelltreibstoff), DNA-Schädigung (Schäden am Erbgut), Grundsubstanzschädigung und Störung des Gluthathionmechanismus bei.

⇨ Die Blockierung der Enzyme der Mitochondrien, die täglich 60kg ATP auf- und abbauen, bedeutet weniger Lebensenergie und Abwehrkraft, welches einer Krebsentwicklung förderlich sein kann.

⇨ Schwermetallionen (z.B. aus Amalgam) und Mercaptane bilden einen organischen Metall-Komplex, welcher hochtoxisch ist.

⇨ COUSMINE und Mitarbeiter konnten bei Tierversuchen 1982 nachweisen, dass Krebsgewebe Giftstoffe bis zu 80fach aufnehmen kann, ohne selbst abzusterben.

Weiterführende Literatur
• RAUCH, E.: Blut- und Säftereinigung.
• RAUCH, E.: Darmreinigung mit F.X. Mayr Therapie. beide Haug-Verlag

Unser Tipp für Sie

Sollten Sie in der Vergangenheit mit Giftstoffen beruflich oder privat zu tun gehabt haben, so lassen Sie sich die aktuelle Belastungssituation durch ein ganzheitliches Testverfahren (z.B. EAV, Kinesiologie, SkaSys) bestimmen, um gegebenenfalls eine entsprechende Ausleitungsbehandlung einzuleiten. Gewöhnen Sie sich konsequent an, ihrem Körper reines Wasser in ausreichender Menge zur ständigen Giftstoffausscheidung zu geben.

den unkritisch Medikamente zu viel und zu lange eingenommen. Lesen Sie den Beipackzetel am Besten schon vor der Einnahme. Übrigens: Eine der besten Entgiftungsmethoden stellt das ärztlich geführte Fasten dar. Es kann in der Hand eines erfahrenen Fastenleiters jeder Zeit zum Einsatz gebracht werden."

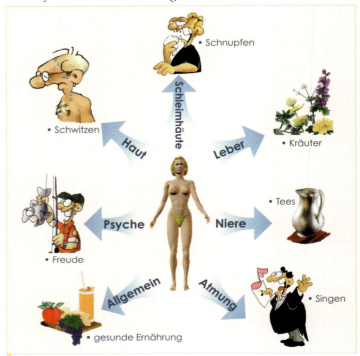

Abb. 3.**2.**
Hauptwege zur Anregung bzw. Entlastung der Ausscheidung mit Beispielen

EIN BEISPIEL AUS DER PRAXIS

Bei Erhebung der Krankengeschichte einer 54-jährigen Frau wurde deutlich, dass diese schon 2 Jahre vor der Knotenbildung in der rechten Brust unter zunehmender Müdigkeit, Abgeschlagenheit, Schlafstörungen und Haarausfall litt. Sie arbeitete seit 20 Jahren in einer Gärtnerei, wo man bis vor 5 Jahren die Schutzbestimmungen beim Umgang mit Insektiziden und Herbiziden sehr locker nahm. Die durchgeführte EAV bestätigte die Belastung mit zwei Insektiziden, einem Herbizid und Cadmium. Die anschließend durchgeführte homotoxische Entgiftungsbehandlung mit den Nosoden der analysierten Gifte und so genannter Drainagemittel für Leber und Nieren brachten eine schnelle allgemeine Besserung, welche sich nicht nur am Blutbild, sondern auch am Haarwuchs zeigte.

Auch an Parasiten denken

Durch Dr. H. CLARK wurde das gehäufte Vorkommen von Kleinstparasiten bei Krebskranken beobachtet und vermutet, dass diese die Krebsentwicklung stark fördern. Ein Parasitenbefall kann durch Fernreisen, das Halten von Haustieren und starke Umweltgiftbelastung (besonders Lösungsmittel, Propylalkohol) gefördert werden. Zu einer ganzheitlichen Ursachenbeseitigung gehört demnach der Nachweis und bei Erfordernis die gezielte Parasitenbehandlung.

Parasiten.

Krebsförderung.

Parasitenquellen.

Parasitenentfernung.

„Sie werden sich sicher wundern, warum ich Ihnen jetzt auch noch von Parasiten erzähle. Aber diese Kleinstlebewesen, welche auch den menschlichen Körper als Schmarotzer bevölkern können, sind ebenfalls wie die Toxine ein wesentlicher Faktor bei der Krebsentstehung. Hierbei kommen nicht nur die Ihnen bekannten Band- oder Spulwürmer des Darmes in Betracht. Auch so genannte Leber- und Darmegel können krebsverstärkend wirken. Dabei können praktisch alle inneren Organe von Parasiten befallen werden.

Das Halten von Haustieren, Urlaubsreisen in tropische Länder und schließlich sehr ungesunde Ernährungs- und Lebensweise lassen die Wahrscheinlichkeit eines Parasitenbefalls extrem ansteigen. Die Bedeutung der Parasiten für eine Unterstützung der Krebsentwicklung wird nach wie vor sehr unterschätzt. Meine Abwehrkollegen sind besonders seit der vielfältigen Belastung mit Lösungsmitteln und Schwermetallen mit diesen Schmarotzern völlig überfordert."

„Können Sie sich noch an Erzählungen aus der Zeit Ihrer Urgroßeltern erinnern, wo man insbesondere auf dem Lande jährlich eine sogenannte Parasitenkur mit Kräutern und Reinigungskuren durchgeführt hat? Natürlich sind die hygienischen Verhältnisse heute besser als früher, aber die vielen Lösungsmittel, Schwermetalle und Umweltgifte im Gewebe haben für Parasiten neuartige Lebens- und Vermehrungsbedingungen geschaffen. Die T-Abwehrzellen sind für die Bekämpfung dieser Kleinstlebewesen und deren Larven zuständig. Bei Abwehrschwäche schaffen es diese Abwehrsoldaten aber nicht mehr. Zusätzlich haben einige Parasiten sogar die Eigenschaft, bestimmte Wachstumsfaktoren abzugeben. Diese fördern nicht nur deren Vermehrung, sondern auch das Wachstum von Krebszellen."

Unser Tipp für Sie

Durch Reisen in südliche Länder (besonders Afrika und Asien), sowie engem Umgang mit Tieren wird das Risiko eines Parasitenbefalls erhöht.

Fakten & Hintergründe

⇨ Die kanadische Biologin Dr. H. CLARK konnte nachweisen, dass für die Krebsentwicklung besonders der gemeine Leberegel (Fasciolopsis Buskii), ein kaum 1 mm großer Parasit der Leber, Gallenblase und Bauchspeicheldrüse, sehr bedeutsam sein kann.

⇨ Die Larven des Parasiten geben einen Wachstumsstoff ab, welcher auch das Krebswachstum stark beschleunigt.

⇨ Mit chemischen Stoffen können die meisten Parasiten nicht ausreichend beseitigt werden. Hierfür wurde von Dr. CLARK eine schon in der Volksheilkunde in ähnlicher Weise bekannte Kräuterkur und unterstützend eine Zapper-Behandlung (spezielles Frequenztherapiegerät) empfohlen.

Weiterführende Literatur
• CLARK, H.G.: Heilung ist möglich. KNAUR Verlag
• LEBEDEWA, T.: Krebserreger entdeckt! Verlag Driediger 2002

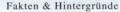

Möglicher Ablauf des Handelns

1. *bei einem Verdacht auf Parasiten Untersuchung einleiten*
2. *vor Auslandsreisen über potentielle Gefahren Informationen einholen*
3. *Lösungsmittel enfernen.*

Herde und Störfelder finden und beseitigen

Herd.

Störfeld.

Herduntersuchungen.

Neuraltherapie.

Kranke Zähne, chronisch entzündete Nasennebenhöhlen, Vorsteherdrüse und Eierstöcke sowie Operationsnarben sind nur Beispiele von verändertem Gewebe, welches man als Herd bezeichnet. Haben diese Herde Störwirkung auf von ihnen entfernt liegende Körperregionen, spricht man vom Störfeld, welche spätestens jetzt einer Behandlung zugeführt werden sollten. Der Erfolg einer Krebsbehandlung (egal wie) wird bei unterlassener Störfeldsanierung in Frage gestellt.

Unser Tipp für Sie

Selbst eine sehr kostenaufwendige Krebstherapie kann nur sicheren Erfolg bringen, wenn die Störfeldbehandlung einen festen Behandlungsbaustein darstellt. Deshalb wenden Sie sich an einen Therapeuten, der Ihre Herde erkennen kann und weiß, wie am Besten zu behandeln ist. Scheuen Sie sich nicht, so genannte „tote Zähne" konsequent entfernen zu lassen.

Fakten & Hintergründe

⇨ Die wichtigsten potentiellen Herde können kranke Zähne (auch wurzelbehandelte „tote" Zähne), chronische Nasennebenhöhlen- und Mandelentzündungen, Narben, chronische Entzündungen der Unterleibsorgane und der Darm sein.

⇨ Wenn Herde auch entfernt von ihrem eigentlichen Ort im Körper Organe stören oder Beschwerden verursachen, spricht man vom Störfeld. Dieses kann bei jahrelanger Wirkung auch krebsfördernd sein und sollte deshalb so gut wie möglich beseitigt werden.

⇨ Nach ganzheitlicher Herddiagnostik (z.B. mittels Thermographie, Elektroakupunktur, Diagnose Funktionelle Medizin, Kinesiologie usw.) sollten erkannte Störzonen fachgerecht saniert werden.

⇨ Diesbezüglich spielt besonders die so genannte Neuraltherapie nach HUNEKE eine wichtige Rolle, welche von ganzheitlich ausgebildeten Ärzten und Zahnärzten angeboten wird.

⇨ Die Herdregionen können mittels Ein-

„Als Herde bezeichnet krankhaft verändertes Gewebe im Körper. Dieses entsteht in Folge der Narbenbildung nach Operationen, bei chronischen Entzündungen oder Durchblutungsstörungen. Liegen diese Herde in der Nähe von Nervenendigungen oder Gefäßbahnen, sind sie besonders bedeutsam. Denn dann kann sich der Störreiz auf den ganzen Körper ausdehnen und damit fernab von seinem Ursprungsort Probleme bereiten. Einen Störherd können Sie sich als eine Batterie vorstellen, die ständig Strom abgibt, der die Nerven reizt und über den ganzen Körper weitergeleitet wird.

Meine Abwehrkollegen fühlen sich nach einer Herdentfernung oder -sanierung wie befreit. Die verbesserte Durchblutung ermöglicht wieder eine effektivere Zellatmung und die seit langer Zeit vorhandenen Schlackenstoffe werden endlich abtransportiert.

Nach aktuellen Untersuchungen werden die Störreize besonders über meine Nervenfasern übertragen, in der Schaltzentrale (Gehirn) verarbeitet und können später als Fehlinformation in anderen Bereichen des Körpers wahrgenommen werden. Solche Dauerreize wirken ständig nach und sind mit einem Störsender vergleichbar, welcher unsere Steuerung im Gewebe andauernd irritiert. Dementsprechend sind wir genau wie die Körperzellen sehr froh und glücklich über eine konsequente Herdausschaltung."

EIN BEISPIEL AUS DER PRAXIS

Ein 66-jähriger Frauenarzt beginnt im Spätstadium eines Bauchspeicheldrüsenkrebses eine ganzheitliche Behandlung. Die angewandte abwehrsteigernde Therapie brachte kaum Besserung. Eine veranlasste Störfeldsuche brachte den im wahrsten Sinne katastrophalen Zustand seines Gebisses und der Zahnwurzeln zu Tage. Trotz hoher medizinischer Bildung hatte er sein Gebiss seit Jahren vernachlässigt.

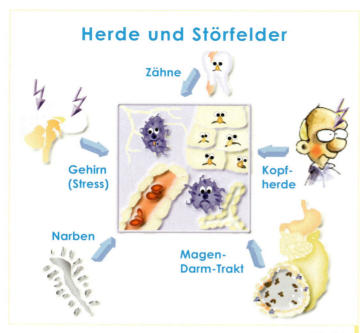

Abb. 3.**3.**
Wichtige Herde und Störfelder des Menschen

spritzung von Procain oder Lidocain (Heilanästhesie) und in bestimmten Fällen auch mittels Soft-Laser ausgeschaltet werden.

⇨ Bei krankhaften oder erheblich zerstörten Zähnen hilft in vielen Fällen nur eine Extraktion.

⇨ Auch eine Störung des Kiefergelenkes mit Bissverschiebung, Muskelverkrampfung und Blockierung von Wirbelgelenken (= craniomandibuläre Dysfunktion, CDM) kann möglicherweise eine erhebliche Einschränkung der Regulationsfähigkeit des Körpers nach sich ziehen.

Weiterführende Literatur
• DOSCH, P.: Wissenswertes zur Neuraltherapie nach HUNECKE. Hüthig-Medizinverlag Stuttgart
• VOLL, R.: Wechselbeziehungen von odontogenen Herden zu Organen und Gewebssystemen. ML-Verlagsanstalt Uelzen
• GLASER, M., TÜRK, R.: Herdgeschehen. Fischer-Verlag Heidelberg
• FISCHER-VOOSHOLZ, M.: Orofaziale Muskelfunktionsstörungen. Springer Verlag

Möglicher Ablauf des Handelns
1. *bei Verdacht gezielte Untersuchungen einleiten*
2. *konsequente Herdbehandlung nur bei stabiler gesundheitlicher Verfassung durchführen.*

Tabelle 3.**2.**
Beziehung der Zahnstörfelder zu Körperorganen und -systemen

SINNESORGANE	Innenohr	Kieferhöhle	Siebbeinzellen	Auge	Stirnhöhle	Stirnhöhle	Auge	Siebbeinzellen	Kieferhöhle	Innenohr
DRÜSEN und SYSTEME	Hypophysenvorderlappen, ZNS, Psyche	Nebenschilddrüse / Schilddrüse / Mammadrüse re.	Thymus	Hypophysenhinterlappen	Epiphyse	Epiphyse	Hypophysenhinterlappen	Thymus	Schilddrüse / Nebenschilddrüse / Mammadrüse li.	Hypophysenvorderlappen, ZNS, Psyche
ORGANE	Herz rechts / Duodenum	Pankreas / Magen rechts	Lunge rechts / Dickdarm rechts	Leber rechts / Gallenblase	Niere rechts / Blase rechts Urogenitalsystem	Niere links / Blase links Urogenitalsystem	Leber links / Gallengänge	Lunge links / Dickdarm links	Milz / Magen links	Herz links / Jejunum Ileum links
R											L
Zahn	8	7	6	5	4	3	2	1	1	2	3	4	5	6	7	8	Zahn
R											L
ORGANE	Ileum rechts / Ileocaecales Gebiet	Dickdarm rechts	Magen rechts Pylorus	Gallenblase	Blase rechts Urogenitalsystem	Blase links Urogenitalsystem	Gallengänge	Magen links	Dickdarm links / Ileocaecales Gebiet	Ileum rechts
	Herz rechts	Lunge rechts	Pankreas	Leber rechts	Niere rechts	Niere links	Leber links	Milz	Lunge links	Herz links
DRÜSEN und SYSTEME	periphere Nerven, Energiehaushalt	Arterien	Venen	Lymphgefäße	Keimdrüsen / Mammadrüse re.	Nebenniere	Nebenniere	Keimdrüsen / Mammadrüse li.	Lymphgefäße	Venen	Arterien	periphere Nerven, Energiehaushalt
SINNESORGANE	Innenohr	Siebbeinzellen	Kieferhöhle	Auge	Stirnhöhle	Stirnhöhle	Auge	Kieferhöhle	Siebbeinzellen	Innenohr

51

Gib der Säure keine Chance!

pH-Wert.

Säuren und Basen.

Übersäuerung.

Basenbehandlung.

Entschlackung.

Jentschura-Kur.

Säuren entstehen ständig im Stoffwechsel und werden durch Basen abgepuffert (und als Salz im Gewebe abgelagert) bzw. durch vielfältige Mechanismen ausgeschieden. Durch Bewegungsmangel, Fehlfunktionen der inneren Organe, sowie zu viel an tierischem Eiweiß, Weißzucker und Weißmehl, kommt es zum Säurestau, welcher zuerst außerhalb der Blutbahn (in der Zellmikroumgebung) Probleme macht. Die Abwehrzellen erlahmen und die normalen Lebensvorgänge sind stark eingeschränkt.
Konsequente Lebensumstellung, basenreiche Kost, Entschlackungskuren und das sich Lösen von „sauermachenden Gedanken" können diesem Prozess effektiv Einhalt gebieten.

Unser Tipp für Sie
Auch „saure Gedanken", d.h. starker seelischer Dauerstress macht einen Säuerungseffekt. Sie sollten mit dem Lösen dieser Probleme und dem Loslassen am besten gleich beginnen!

Fakten & Hintergründe

➪ Unter gesunden Bedingungen sind sämtliche Körpergewebe leicht basisch, ebenso wie Blut, Lymphe, Speichel und Hirnwasser (pH = 7,4). Die Drüsen im Körper besitzen einen noch basischeren pH-Wert (z.B. Bauchspeicheldrüse pH = 8,2 - 8,5).

➪ Eine Ausnahme stellt der Magen dar, welcher als Barriere gegenüber Keimen und zur Verdauung Magensäure produziert.

➪ Leicht saures Milieu findet man ebenfalls zur Abwehr von Keimen in der Scheide und auf der Haut.

➪ Während anfallende Säuren aus dem Blut schnell entfernt werden, trifft dies für die Mikroumgebung von durchblutungs-gestörtem oder chronisch entzündetem Gewebe nicht mehr zu.

➪ Die Grundlagenforschung konnte zeigen, dass man im Krebsgewebe pH-Werte zwischen 6,8 und 7,0 messen kann. In Extremfällen wurde noch beim pH–Wert von 5,6 Krebswachstum festgestellt.

➪ Krebszellen haben sich ideal an über-

„Jetzt möchte ich Ihnen Zusammenhänge vermitteln, welche mir besonders am Herzen liegen. Es handelt sich um den Säure-Basen-Haushalt und dessen Einfluss auf das Wohlbefinden aller Zellen. Sie könn(t)en den Effekt von zu viel Säuren gern an einem Aquarium testen: Schütten Sie eine Säure in ausreichender Menge hinzu und beobachten Sie die Auswirkungen auf die Fische ... Lassen Sie den Versuch lieber, um das Leben der Fische nicht zu gefährden, aber machen Sie das Experiment zumindest in Gedanken. Auf ähnliche Weise, nur viel langsamer, verändert sich die Umgebung der Zellen durch die Ansammlung von chemischen Verbindungen, welche als Säuren wirken. Aber woher kommen diese Säuren? Man kann sagen, das Gesundheitsproblem Nr. 1 in den entwickelten Industrienationen ist die Übersäuerung und Verschlackung. Von Jahr zu Jahr nimmt die Zahl der „Zivilisationskrankheiten" und auch die Zahl der daran erkrankten Menschen zu. Besorgniserregend ist, dass nicht nur ältere Menschen davon betroffen sind. Statistischen Angaben zufolge kommt zur Zeit schon die Hälfte aller Neugeborenen mehr oder weniger krank zur Welt. 10% der Erstklässler sind übergewichtig, Arteriosklerose und Altersdiabetes treten als Symptome dieser Entwicklung schon in jungen Jahren immer gehäufter auf.
Das Säure-Basen-Gleichgewicht ist eine Grundvoraussetzung des menschlichen Stoffwechsels. Wenn diese Balance durch schlechte Ernährung, untrainiert-übermäßigen oder zu wenig Sport, Streß u.a. entgleist, können viele Stoffwechselvorgänge nicht mehr optimal ablaufen. Eine Entschlackungskur vermag dieses Gleichgewicht

im Organismus wieder herzustellen.

Die Ernährung, insbesondere der übermäßige Verzehr an tierischem Eiweiß, Weißzucker und Weißmehl ist zweifellos bei den meisten Menschen die wichtigste Säurequelle. Hinzu kommen fehlende Bewegung, welche zur schnelleren Ausscheidung der Säuren günstig ist, und der Mangel an Basen. Am meisten lieben die Gewebe der Drüsen nämlich basische Stoffe. Und bitte erinnern Sie sich – Krebs kommt an den Drüsen am häufigsten vor (Brust, Vorsteher- und Bauchspeicheldrüse, Darm- und Bronchialschleimhaut).

Ein Übermaß an Säuren in der Zellumgebung führt zur Einlagerung von Wasser und behindert damit die Transportwege von den Gefäßen zu den Zellen und zurück. Sämtliche Stoffwechselvorgänge, die Aktivität der Zellfermente und die Energiegewinnung der Zellen werden durch Säuren erheblich verlangsamt oder gestört. Die Säureeinlagerung fördert Schmerzen und Entzündungen, sowie die Entkalkung des Knochens und gilt als Hauptursache von Gewebeverschleiß. Wirklich schlimm ist es, dass die Krebszellen sogar zusätzlich noch Säuren produzieren und in ihre Umgebung abgeben. Sie schaffen sich damit eine eigene ideale Abwehrbarriere und machen uns das Leben noch schwerer.

Im 2. Kapitel wurden einige Labortests zur Säure-Basen-Analyse vorgestellt. Eine sehr einfache Methode ist die mehrfach täglich durchgeführte Urin-pH-Messung mit Lackmuspapier. Unter idealen Bedingungen findet man pH-Werte zwischen 7,0 und 7,4. Die Werte sollten nur selten deutlich niedriger sein. Bei ständig reduzierten Urin-pH-Werten spricht man von latenter Übersäuerung bzw. „Säurestarre", d.h. der Körper gibt über den Urin ständig überschüssige Säuren ab.

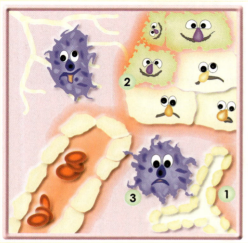

1 - zunehmende Säurebelastung im Gewebe, je weiter vom Blutgefäß entfernt

2 - Krebszellen mit Säuremantel

3 - funktionsunfähige Lymphzelle im Säuremilieu

säuertes Gewebe angepasst und nutzen dies zudem als Schutzmechanismus.

⇨ Die Abwehrzellen sind extrem säureempfindlich und stellen schon bei pH = 7,2 sämtliche Aktivitäten ein.

⇨ Chemo- und Strahlentherapie werden durch die Gewebesäuren deutlich in ihrer Wirkung abgeschwächt.

Peter Jentschuras „Dreisprung der Entschlackung"

Der erste Schritt. Die Haut ist ein großes und wichtiges Ausscheidungsorgan. Mit Hilfe von basischer Fuß- und Vollbädern, basischer Strümpfen, Spülungen, Wickeln u.a. kann die Haut als zusätzliches „Ventil" dienen. Säuren und Gifte werden somit effektiv und erfolgreich ausgeschieden. Die basischen Bäder sollten mindestens 30 bis 90 Minuten lang durchgeführt werden. Dabei bürstet man die Haut in Ausscheidungsrichtung zu den Achselhöhlen, in die Leistengegend, zu den Finger- und Fußspitzen und zum Anal- und Vaginalbereich. Die Selbst-fettung der Haut wird durch die Alkalität angeregt.

Der zweite Schritt der Entschlackung betrifft die Ernährung, die so natürlich und gesund wie möglich gestaltet werden sollte. Die Mineralstoffdepots des Haarbodens, der Nägel, der Zähne, der Kochen usw. werden wieder mit natürlichen und basenbildenden Mineralstoffen, Vitaminen und Spurenelementen versorgt. Viel Gemüse und Obst und ortho- oder omnimolekulare Lebensmittel sind in der Lage, Säuren, Gifte und Schadstoffe zu binden. Somit wird dem Organismus möglichst viel Neutralisierungspotential für die Verstoffwechslung gelöster vorhandener Säuren und Gifte zur Verfügung gestellt.

Der dritte Schritt. Mit Hilfe eines schlackenlösenden Kräutertees können effektiv und schonend alle Schlacken im Organismus gelöst werden. Wird diese neutralisierte Verbindung, (Schlacke), ein Salz also, wieder gelöst, so erwacht das bislang gebundenen Gifte oder Säuren zu erneuter Aggressivität. Über die vorher zugeführten Mineralstoffe können diese jedoch neutralisiert und erfolgreich ausgeschieden werden. Damit Schadsubstanzen noch besser ausgespült werden, trinkt der Patient über den Tag 1,5 - 2 Liter stilles Wasser.

Abb. 3.**4.**
Gewebeübersäuerung bei Krebs

Weiterführende Literatur
- WORLITSCHEK, M.: Der Säure-Basen-Haushalt. Hüthig Medizin Stuttgart
- WORLITSCHEK, M.: Wie Sie Ihren Körper wirkungsvoll entsäuern. Hüthig-Medizin Stuttgart
- Verlag Peter Jentschura, Dülmener Straße 33, 48163 Münster, Tel.: 02536 – 34299-0, Fax: 3429999, www.jentschura-verlag.de

---

Unser Tipp für Sie

Die vorsichtige Entschlackung

<u>Täglich von Anfang an:</u>
* Basische Fußbäder, 30 Minuten
* Basische Strümpfe über Nacht
* Basenbildende Ernährung
* Ortho- oder omnimolekulare Stoffwechselhilfe, 3 Teelöffel
* 1,5 - 2 Liter Stilles Wasser
* regelmäßig moderate Bewegung

<u>Maßnahmen nach 1 - 2 Wochen:</u>
* 5 - 6 Fußbäder pro Woche, 30 Minuten
* 1 - 2 Vollbäder pro Woche, 60 - 90 Minuten
* Basische Strümpfe über Nacht
* Basenbildende Ernährung
* Ortho- oder omnimolekulare Stoffwechselhilfe, 3 Teelöffel
* 1 - 2 Tassen Kräutertee, langsam auf 0,5 - 1,5 Liter steigern
* 1,5 - 2 Liter Stilles Wasser
* regelmäßig moderate Bewegung

Bei Bewegungsmangel und zusätzlichen Einschränkungen der Darm- und Leberfunktion lagern sich die Säuren auch im Gewebe außerhalb der Gefäßbahn ab und verursachen Säurestress für Gewebe- und Abwehrzellen.

Durch Entschlackung wird der Organismus entsäuert und von Schadstoffen gereinigt. Dies hat für naturheilkundliche Behandlungen den Vorteil, daß z.B. homöopathische Mittel, Akupunktur und Akupressur effektiver wirken können.

Peter Jentschura hat über diese Thema viele Bücher geschrieben und **Drei Gebote gesunden Lebens** entwickelt. Sie lauten:

Meide Schädliches!

Iß, trink, tue Nützliches!

Scheide Schädliches aus!

Entschlackung funktioniert erfolgreich nach dem von ihm geprägten sog. „Dreisprung der Entschlackung": **Lösen**, **Verstoffwechseln** und **Ausscheiden**. Der folgende Grundsatz muß dabei beachtet werden: Je verschlackter oder vergifteter der Patient ist, desto vorsichtiger wird entschlackt! Da die Menschen heute meist stark verschlackt, übersäuert oder vergiftet sind, geht man am besten den Weg der vorsichtigen Entschlackung. Dies bedeutet für die Praxis die Vorgehensweise in folgender zeitlicher Reihenfolge:

1. Ausscheidung von Säuren und Giften über Haut und Schleimhäute unter basischem Schutz
2. Verstoffwechslung vorhandener Säuren und Gifte durch mineralische Bindung
3. Lösung deponierter Schlacken
4. Mineralische Verstoffwechslung gelöster Säuren und Gifte
5. Basische Ausscheidung von Säuren und Giften über Haut und Schleimhäute."

Vorgang der Schlackenlösung

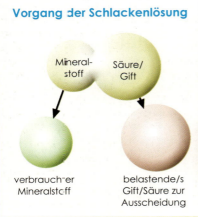

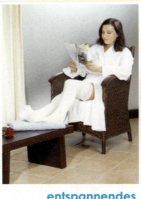

entspannendes Basenbad

Basenstrümpfe

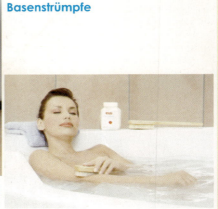

Nahrungsmittel	mg/100g	Nahrungsmittel	mg/100g
Gemüse		**Wurzelgemüse & Kartoffeln**	
Rosenkohl	− 9,87	Schwarzwurzeln	+ 1,53
Artischoke	− 4,31	Rettich, weiß	+ 3,06
Erbsen reif	− 3,41	Kohlrübe	+ 3,19
Wirsing weiß	− 0,58	Kartoffel (normal)	+ 4,07
Spargel	+ 1,05	Kartoffel (blau blühend)	+ 7,96
Blumenkohl	+ 3,01	Kohlrabiknollen	+ 5,99
Feldsalat	+ 4,78	Radieschen	+ 6,05
Rotkraut	+ 6,29	Meerrettich	+ 6,76
Rhabarberstengel	+ 6,39	Mangold	+ 7,71
Porreeblätter	+ 7,25	Zuckerrüben	+ 9,07
Schnittlauch	+ 8,30	Möhren	+ 9,39
Spinat	+ 13,09	Steckrüben	+ 9,65
Tomate	+ 13,67	Sellerieknollen	+ 10,18
Kopfsalat	+ 14,12	Porreeknollen	+ 11,33
Löwenzahn	+ 22,72	Rote Rüben, frisch	+ 11,37
Gurke (frisch, grün)	+ 31,50	Rettich, schwarz	+ 39,40
Obst & Früchte		**Obst & Früchte**	
Apfel	+ 1,02	Johannisbeere, weiß	+ 5,86
Johannisbeere, rot	+ 2,24	Pfirsich	+ 6,44
Erdbeere	+ 3,06	Aprikose	+ 6,54
Birne	+ 3,26	Preiselbeeren	+ 7,00
Kirsche, sauer	+ 3,55	Weintrauben	+ 7,15
Ananas	+ 3,59	Stachelbeeren, grün	+ 7,64
Kirsche, süß	+ 3,83	Apfelsinen	+ 9,21
Datteln	+ 4,09	Stachelbeeren, rot	+ 9,45
Kirsche, Weichsel	+ 4,33	Zitronen	+ 9,90
Bananen	+ 4,38	Mandarinen	+ 11,77
Zwetschgen	+ 4,78	Rosinen	+ 15,10
Himbeere	+ 5,29	Hagebutten	+ 15,23
Heidelbeere	+ 5,35	Feigen, getrocknet	+ 27,81
Pflaumen	+ 5,80	Oliven	+ 30,56
Fleisch, Eier & Fisch		**Fette & Käse**	
Huhn	− 24,32	Magerkäse	− 18,00
Rindfleisch	− 18,97	Schweizer Käse	− 17,49
Schweinefleisch	− 14,32	Palmin	− 11,36
Hühnerei	− 11,06	Frischkäse	− 6,77
Fisch	− 9,23	Butter	− 3,99
Körnerfrüchte & Teigwaren		**Milch**	
Reis (poliert, geschält)	− 39,13	Quark	− 17,30
Schwarzbrot (gewöhnlich)	− 17,00	Sahne	− 4,00
Roggenmehl	− 16,49	Buttermilch	+ 1,31
Graupen	− 13,78	Frauenmilch	+ 2,25
Weißbrot	− 10,39	Ziegenmilch	+ 2,40
Weizengries	− 10,19	Molke	+ 2,66
Haferflocken	− 9,98	Schafmilch	+ 3,27
Schrotbrot	− 6,13	Kuhmilch	+ 4,21
Grünkern	− 4,69		
Buchweizengrütze	− 3,77		
Vollweizenmehl	− 2,66		
Dinkelmehl	− 0,67		

Tabelle 3.3.
Effekt wichtiger Nahrungsmittel auf den Säure-Basen-Haushalt (nach Dr. R. Berg)

Plus (+) = basisch (laugenhaft, wirkt Säure-neutralisierend und ausscheidungsfördernd)
Minus (−) = sauer (belastet die Alkalipuffer und fördert die Übersäuerung)
Alle Werte berechnet auf 100 g des Nahrungsmittels

Unser Tipp für Sie

Sie können allein mit einer vordergründigen Beachtung der Säure-Basen-Problematik Ihr Krebsrisiko deutlich absenken und den Effekt einer biologischen Behandlung steigern.

Möglicher Ablauf des Handelns

1. Säure in jeder Form meiden und keinesfalls dem Körper zu führen
2. Säure entsteht im Körper auch durch negative Energie auf geistiger und seelischer Ebene, welche zur Störung der Stoffwechselprozesse, schlechte Verdauung und Fehlfunktionen des Nervensystemes führen. Deswegen vermeiden Sie negative Gedanken und Gefühle
3. Säuren aus dem Körper entfernen bedeutet konkret:
   - Trinkmenge über 3 l; z.B. Wasser (Nierenanregung)
   - Abatmen der Säure durch täglichen Ausdauersport, Singen, Heil-Atmen (Lungenanregung)
   - Einläufe (Darmreinigung)
   - Öl-, Salz-, Basen- und Auslaugebäder, Dauerdusche (Ausscheidung über die Haut)
   - Mayr-Therapien kurweise durchführen
4. Ernährung auf basenreiche Kost umstellen
   - überwiegend Frischkost, v.a. Gemüse, roher Fisch (z.B. Sushi) und rohes Fleisch (z.B. Hackepeter, Fisch oder Fleisch kalt geräuchert)
   - auf Verträglichkeit achten!
5. zusätzlich täglich Basenpulver einnehmen, wenn Urin-pH-Wert häufig unter 7,0 liegt (Teststreifen in jeder Apotheke).

Homotoxinlehre - körpereigene Entgiftung nicht unterdrücken!

körpereigene Gifte.

Unterdrückung vermeiden.

Entgiftung.

Aus Sicht der Homotoxikologie werden die meisten Krankheiten durch Giftstoffe hervorgerufen, welche teilweise erst im Stoffwechsel entstehen und ungenügend neutralisiert oder ausgeschieden werden. Ziel der homotoxischen Behandlung ist deshalb die gezielte Anregung der Entgiftung durch sog. Drainagemittel, Nosoden und Biokatalysatoren.

Unser Tipp für Sie
Unterdrücken Sie die im Rahmen Ihrer Behandlung auftretenden Ausscheidungsreaktionen des Körpers nicht ohne Rücksprache mit Ihrem Therapeuten.

„Wie Sie am Vergleich unseres Gewebeaufbaus mit einem Aquarium gesehen haben, fühlen sich meine Abwehrkollegen, ebenso wie alle anderen Körperzellen, nur in einer harmonischen Umgebung wohl und arbeiten am effektivsten. Stellen Sie sich die Situation eines Streiks der Müllabfuhr über Wochen in einer dicht besiedelten Innenstadt vor. Schon nach einigen Tagen würden ernste Probleme in vielerlei Hinsicht auftreten. Ähnlich ergeht es Ihrem Körper, wenn sich zu viele Abfallstoffe angesammelt haben. Der Organismus hat sich einiges einfallen lassen, um die Beseitigung von, im inneren Stoffwechsel anfallenden, Gift- und Schlackenstoffen (so genannte Homotoxine), realisieren zu können. Zunächst werden die verschiedenen Ausscheidungswege über die Haut und Schleimhäute bei erhöhtem Ausscheidungsbedarf angeregt. Diese besonders bei akuten Krankheiten sehr wichtigen Ausscheidungsreaktionen sollte man keinesfalls oder sogar unter der Gabe neuer chemischer Stoffe unterdrücken. Denn kommt es zum Anstau von Abfallsubstanzen, so bilden sich verstärkt Entzündungen, welche mit Hilfe der Abwehrsoldaten dann deutlich heftigere Krankheitserscheinungen wie Fieber, Eiterbildung und Grippegefühl mit sich bringen. Werden auch diese natürlichen Abwehrreaktionen vom Menschen missverstanden und wiederum unterdrückt, so lagern sich die im allgemeinen erst neutralisierten Gift- und Schlackenstoffe im Gewebe ab. Hier können sie lange Zeit ohne jegliche Beschwerden verbleiben, werden aber zunehmend hinderlich für den normalen Stofftransport im Gewebe. Als „Mülldeponien" besonders geeignet sind die Muskulatur und Gelenkhüllen. (Vergleich: in einer Stadt stehen immer mehr überfüllte Mülltonnen herum, auch auf Gehwegen und Straßen ...) Diese Einlagerungen ziehen nach einigen Jahren rheumatische Beschwerden, Gelenk- und Rückenschmerzen nach sich. Bis zu diesem Punkt werden meine Abwehr- und Zellkollegen eigentlich noch nicht geschädigt. Aber bei einem Andauern der Probleme in der „Abfallbeseitigung" zeigen die Körperzellen bald Verschleißerscheinungen (Degeneration,

Fakten & Hintergründe

➪ In der vom deutschen Arzt Dr. RECKEWEG entwickelten Homotoxinlehre geht man davon aus, dass die meisten Krankheiten, wie auch Krebs, die Folge einer chronischen Giftbelastung sind. Hierbei unterscheidet man von außen kommende (exogene) Gifte von im Körper entstehenden, eigenen Giften (endogen, Homotoxine).

➪ Viele Reaktionsabläufe unseres Körpers gelten der Giftausscheidung. Wenn der Körper nicht mehr in der Lage ist, die Giftstoffe über Haut, Schleimhaut, Leber, Galle, Regelblutung und Niere sowie spezielle Entzündungen abzugeben, kann er diese Einlagern, Ablagern und Speichern.

➪ Dementsprechend verschlechtert sich unser Körpermilieu und vielen Verschleißerkrankungen der Organe sowie Schmerzen sind Tür und Tor geöffnet.

➪ Eine besondere Reaktion gegenüber Giftstoffen stellt die Bildung von Zysten und Geschwüsten dar. Hierbei kommt es zu einem Verdichten von Geweben mit übermäßigem Wachstum bestimmter Zellarten. Unter besonderen Umständen können diese Tumoren bösartig in Erscheinung treten und aggressiv in die Umgebung streuen.

➪ Von der Systematik her unterscheidet die Homotoxinlehre dementsprechend die in Abbildung 3.5. dargestellten Phasen, welche anfangs nur auf die Zellumgebung (Grundsubstanz) beschränkt bleiben und erst später die Zellen betreffen. Je weiter man

z.B. Arthrose, Spondylose) und schränken ihre Funktion zunehmend ein (z.B. Fettleber, Gallen- und Nierensteine, Gefäßverkalkungen). Unter bestimmten Bedingungen, wie zusätzlichem Sauerstoffmangel, Minderdurchblutung, Belastung mit Radioaktivität und Röntgenstrahlung u.a.m. können sich einige Zellen sogar der allgemeinen Kontrolle entziehen und Tumoren, sowie Zysten bilden. Der Prozess wird durch spezielle Viren und Umweltgifte noch beschleunigt.

Die Homotoxikologie hat sich die Gifterkennung und deren spezielle Ausscheidungsanregung zur Aufgabe gemacht. Nach eingehender Untersuchung und Testung werden durch so genannte homotoxische Arzneistoffe die in den Zellen und der Zellumgebung abgelagerten und gebundenen Abfallstoffe freigesetzt und über Blut und Lymphe den Ausscheidungsorganen zugeführt. Eine solche Behandlung können Sie durch reichliches Trinken und leicht verdauliche Kost sehr wirkungsvoll unterstützen."

sich rechts befindet, desto schwieriger ist die Heilung, desto schlimmer ist das Leiden und desto länger braucht die Genesung.

⇨ Durch die Unterdrückung von Giftausscheidungsreaktionen, wie es im einfachsten Falle Absonderungen der Haut und Schleimhäute sind (hierzu gehören auch die Nase, Bindehäute und die Gebährmutter), wird der Körper zu Alternativen gezwungen. Dies kann sich in echten Entzündungen oder auch Ablagerungen außerhalb der Zellen im Gewebe zeigen.

⇨ Wird der **Biologische Schnitt** überschritten, so sind nun die Zellen direkt von der Giftthematik betroffen. Sie können die Gifte einlagern, Verschleiß entwickeln oder sich zur Zellvermehrung entschließen.

⇨ In Hinblick auf unsere extreme Überlastung mit chemischen Stoffen ist die Homotoxinlehre aktueller denn je.

Die 6 Phasen der Krankheitsentwicklung

r e v e r s i b e l   i r r e v e r s i b e l

Ausscheidung (Exkretion)	Entzündung (Inflammation)	Ablagerung (Deposition)	b i o l o g i s c h e r S c h n i t t	Einprägung (Imprägnation)	Verschleiss (Degeneration)	Entartung (Dedifferenzierung)
Zeichen: • Rötung • Schwellung • Absonderung • Durchfall	**Zeichen:** • Rötung und Fieber • Schwellung • Absonderung • Schmerz	**Zeichen:** • Vergrößerung von Lymphknoten und inneren Organen		**Zeichen:** • Veränderungen an Organgeweben • Einlagerung von Schlackeneiweiß	**Zeichen:** • Verhärtung • Abschwächung • Zelluntergang (Nekrobiose)	**Zeichen:** • gutartiges und bösartiges Geschwulst
Beispiele: • Schnupfen • Schweißausbruch • Erbrechen • Durchfall • häufiger Harnfluss • verstärkte Menses • allergische Bronchitis	**Beispiele:** • Tonsilitis • Sinusitis • Bronchitis • Pneumonie • Hepatitis • Meningitis • Bronchitis • Dermatitis	**Beispiele:** • Ekzem • Herdbildung • Schwellung von Leber (Hepatose), Lymphknoten, Milz und Mandeln • rheumatisches Fieber		**Beispiele:** • Amyloidose • Sarkoidose • Hämosiderose • Rheumaknoten • Fettleber • Gangliosidose • Überpigmentierung	**Beispiele:** • Fibrose, Sklerose • Zirrhose, Atrophie • Silikose, Asbestose • Emphysem • Arthrose • Spondylose • AIDS • Sklerodermie	**Beispiele:** • Fibrom, Lipom • Exostose, Basaliom • Karzinom, Sarkom • Neurinom • Lymphom • Leukämie
Gesundheit	*Befindlichkeitsstörung*	*akute Krankheit*		*chronische Krankheit*	*degeneratives Leiden*	*Tumoren und Krebs*

"Körpersäfte" verändert (humorale Phasen)	Zellumgebung verändert (Matrix-Phasen)	Zellen verändert (zelluläre Phasen)

Abb. 3.**5.**
Die Krankheitsentwicklung in der Homotoxinlehre (nach Reckeweg)

Weiterführende Literatur
- RECKEWEG, H.-H.: Materia medica Homotoxicologia. Aurelia Verlag Baden Baden

Möglicher Ablauf des Handelns

1. *Giftausscheidungsreaktionen des Körpers nicht unterdrücken (z.B. „Nasenlaufen", Fluor)*
2. *lassen Sie vorübergehendes Fieber zu, unterdrücken Sie es nicht, es stellt eine Reinigungsfunktion dar*
3. *von einem Tester mögliche Eigengifte und fehlende Biokatalysatoren bestimmen lassen*
4. *die Ausscheidung anregen, z.B. mit täglichem Einsatz der „Dauerbrause", also 15 bis 30 min duschen, oder „Auslaugebädern" (in der Badewanne mit Seife sich mehrfach abwaschen oder bürsten)*

EIN BEISPIEL AUS DER PRAXIS

Vorgeschichte einer 29-jährigen Brustkrebspatientin: In der Schwangerschaft mußte ihre Mutter die letzten Monate Medikamente gegen Bluthochdruck nehmen. Wenige Tage nach der Geburt stellte sich gehäuftes Erbrechen der Kuhmilch ein (Stillen war der Mutter nicht möglich), welches erst nach der Gabe von brechreizstillenden Zäpfchen abschwächte. Ihre in den nächsten Wochen immer stärker werdenden Hautausschläge wurden mit zink- und teilweise kortisonhaltigen Salben unterdrückt. Bis zum 3. Lebensjahr wechselte eine Erkältungserkrankung die andere ab (von eitriger Mandel- und Ohrentzündung bis hin zur Bronchitis), welche mit häufigen Antibiotikagaben bekämpft wurden. Nach der Mandel- und Polypenoperation im Vorschulalter trat eine vorübergehende allgemeine Besserung ein. Ab dem 10. Lebensjahr traten immer wieder Warzen an Fingern, Fußsohle und im Gesicht auf, welche mit chemischen Mitteln weggeätzt und in einigen Fällen operativ entfernt wurden. Bis zum 16. Lebensjahr hatte die Patientin bereit 12 Amalgamfüllungen aufgrund gehäuftem Zahnkaries. Als junge Frau fielen mehrfach Pilzentzündungen im Scheidenbereich auf. Die Patientin fühlte sich immer schwächer und müder. Auch eine Zystenoperation am Eierstock und verschiedene Medikamente besserten die Situation nicht. Im 29. Lebensjahr entdeckte man einen Knoten in ihrer Brust, welcher sich als bösartig herausstellte.

„Stress" auf allen Ebenen kann nicht so weiter gehen!

Körperlicher Stress.

Oxidativer Stress.

Seelischer Stress.

Stressursachen.

Stress und Abwehrschwäche.

Während positiver Stress (Eustress) sogar abwehrfördernd wirken kann, liegt beim unangenehmen Dysstress das Gegenteil vor. Stress bedeutet die Überschreitung der individuellen Leistungsgrenzen. Die moderne Lebensweise bringt viele Stressfaktoren mit sich, welche in der Summe Abwehrschwäche hervorrufen. Wenn zur ungesunden Ernährung noch Ärger am Arbeitsplatz und zu Hause hinzukommt und daneben viele chemische Medikamente zur Unterdrückung der körperlichen Warnzeichen geschluckt werden, kann daraus auch eine ernste Erkrankung resultieren.

„Jeder Mensch kann negativen Stress in unterschiedlichen Mengen vertragen. Und nicht bei jedem endet eine Überlastung gleich mit einer schweren Krankheit. Der Körper zeigt uns glücklicherweise mit vielen Warnsignalen an, wann Stress zu viel Substanz kostet. Noch mehr negativem Stress folgt oftmals der Zusammenbruch.

Überlegen Sie, und es fallen Ihnen sicher viele gesundheitliche Störungen der letzten Jahre ein, die vielleicht auch irgendwie unterdrückt wurden. Insbesondere wir als Nervenzellen sind vielfältig in der Lage, Ihnen durch Kopfschmerz, innere Unruhe, Reizbarkeit, Schlafstörungen usw. zu zeigen, dass wir nicht mehr in Harmonie mit unserem Körper stehen. Und unsere vielfältigen Verbindungen zu Hirnbasis und Rückenmark ermöglichen uns eine schnelle Einflussnahme direkt im Gewebe. Dort schütten die Nervenendigungen dann Botenstoffe aus, welche nicht nur die Durchblutung, die Schmerzschwelle oder die Aktivität der Körperzellen beeinflussen können. Wir können die Arbeit der Immunsoldaten auch direkt beeinflussen.

Stress auf allen Ebenen bedeutet jede Einwirkung, die sowohl den Körper mit seinem Kräftehaushalt, als auch die Psyche negativ beeinflusst. Die Skala reicht dabei von einer Fehlernährung, über das Rauchen und den Alkoholgenuss bis hin zu Schlafmangel, Streit in der Ehe und Ärger am Arbeitsplatz.

Damit ist jetzt Schluss! Die Natur hat mit dem Krebs eine sehr ernste Tatsache entstehen lassen, die als Summation vieler Abweichungen von naturgemäßem Leben gesehen werden muß. Sie sollten sich jetzt am wichtigsten sein und die Veränderung sofort vollziehen. Sie nützen damit nicht nur den Verwandten von mir und **Lympho***, sondern vor allem sich selbst."*

Unser Tipp für Sie

Nehmen Sie sich ein Blatt Papier und schreiben Sie auf die Vorderseite alle Dinge, welche Sie aufregen und ärgern (d.h. stressen). Schreiben Sie auf die Rückseite alle Dinge, welche Ihnen gut tun und Sie entspannen. Schauen Sie sich diese zwei Tabellen immer wieder an und arbeiten Sie daran – natürlich in die richtige Richtung.

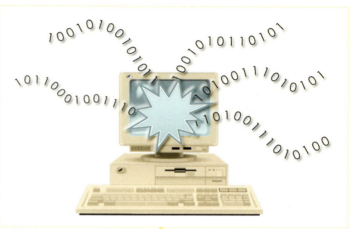

Abb. 3.**6.**
Übermäßiger Negativ-Stress führt zum Biocomputer-Crash

Fakten & Hintergründe

⇨ Stress ist nicht nur negativ. Stress ist lebensnotwendig. Positiver, stimulierender Stress adaptiert uns an die Umwelt durch Anpassung an auftretende Reize.

⇨ Nur ein Übermaß an Negativ-Stress und dessen fehlender Abbau macht krank. Negativer Stress kann alle Ebenen eines Menschen krank werden lassen.

⇨ Für die körperlichen Ebene sind besonders die Genußgifte wie Alkohol, Fehlernährung und das Rauchen meiden.

⇨ Auf der seelischen Ebene sollten negative Gefühle wie Neid, Haß, Angst und Ärger vermieden werden.

⇨ Für die geistigen Ebene: Vermeiden Sie negative Gedanken von sich selbst oder durch andere, insbesondere TV und Medien.

EIN BEISPIEL AUS DER PRAXIS

Eine 42-jährige Frau kommt mit anhaltenden Rückenschmerzen zum Hausarzt. Bei der Untersuchung fällt ein angeblich schon 9 Monate bestehender Brustknoten rechts auf. In der Folge wird ein Brustkrebs im Spätstadium mit Tochtergeschwülsten in den Lymphknoten und Brustwirbeln festgestellt. Als Wirtin

Möglicher Ablauf des Handelns

1. persönliche negative Stressquellen auflisten und beseitigen
2. sofort mit der Stressreduktion beginnen
3. eine Selbstentspannungsmethode erlernen und täglich durchführen
4. negativen Stress von Medien und Menschen mit negativer Ausstrahlung meiden
5. lernen, „ruhig" zu bleiben.

einer Gaststätte hatte sich die Frau in den letzten Jahren nur wenige Tage Urlaub gegönnt. Wegen familiärer Probleme litt sie schon viele Jahre an Kopfschmerzen und Schlafstörungen, welche regelmäßig mit Medikamenten beruhigt wurden. In gleicher Weise wurde auch bei Erkältungen mit Chemie aus der Apotheke verfahren. Durch die sehr fleischreiche und unregelmäßige Kost hatte die Frau viele Übersäuerungszeichen. Auch das Gebiss war stark sanierungsbedürftig. Die Arbeit war der Frau schließlich so wichtig, dass sie jegliche Nachbehandlung nach der Brustoperation ablehnte. Leider musste sie schon nach 3 Monaten verstehen, dass man Geld nicht ins Jenseits mitnehmen kann.

Schmerzen nehmen

Schmerz.

Schmerzmittel.

pharmazeutische Schmerzbehandlung.

ganzheitliche Schmerztherapie.

Schmerz und Seele.

Chronische Schmerzen können über längere Zeit zerstörend wirken, wenn sie die Funktion des "Alarmsignals" verloren haben. Anhaltende Schmerzen hemmen im klaren Denken und bewussten Handeln. Eine Schmerztherapie sollte immer und unbedingt erfolgen. Die Behandlung nach der Ursache ist immer am besten. So sollte dort behandelt werden, wo die Störung liegt. Wichtig ist die Unterscheidung, ob es körperlicher, geistiger oder seelischer Schmerz ist.

Wenn der Schmerz durch den Tumor bedingt wird, sollte man auch keine Scheu vor starken Schmerzmitteln wie Opiaten haben. Auch diese lassen sich wieder reduzieren, wenn die Ursache beseitigt ist. In einigen Fällen helfen starke Schmerzmittel nicht, dann sollte geprüft werden, ob eventuell seelische Schmerzen überwiegen. In der Schmerztherapie gibt es viele medikamentöse und nichtmedikamentöse Methoden. Spezielle Schmerztherapeuten mit einem großen Behandlungsspektrum können auch in schwierigen Situationen Wege zur „richtigen Therapie" finden.

Unser Tipp für Sie

Chronische Schmerzen hemmen Ihr Handeln. Nehmen Sie notfalls Schmerzmittel oder lassen Sie sich von einem Therapeuten helfen. Bereits nach der 1. Behandlung sollten die Schmerzen geringer sein.

„Schmerzen sind Alarmsignale für den Menschen, etwas zu verändern, was er falsch gemacht hat. Sie dienen dem Selbsterhaltungstrieb. Halten Sie z.B. eine Hand in ein offenes Feuer ... Sie wissen, was ich meine. Schmerz selbst ist eine unangenehme sensorische und emotionale Erfahrung, die mit einer echten oder potentiellen Gewebeschädigung einhergeht. Schmerz kann in allen Ebenen auftreten, wie auch Ihnen bekannt der „seelische Schmerz". Mit anderen Worten: Schmerz ist ein Gefühl (eine Emotion, etwas psychisches), welches im Ergebnis eines komplizierten Verarbeitungsprozesses auf allen Körperebenen entstanden ist. Er unterliegt einer Vielzahl von Einflüssen, denen auch in der Behandlung Rechnung getragen werden sollte. Schmerzen, die über längere Zeit anhalten, also chronisch sind, haben oft ihren Sinn verloren. So können sich chronische Schmerzen nicht nur auf den Körper auswirken, sondern auch auf Geist und Seele. Das kann bis zum Schmerz bedingten „Psychosyndrom" führen. D.h. der chronische Schmerz ist als **Krankheit** so beinträchtigend, dass Geist und Seele diesen Schmerz nicht mehr „psychisch" ertragen können und wollen. Manche Menschen wollen wegen des „unerträglichen Schmerzes" sogar Ihr Leben beenden. Diese Menschen sind leider nicht ausreichend mit Schmerzmitteln versorgt worden, oder chemische Schmerzmittel helfen nicht genug. Eine ganzheitlich ausgerichtete Schmerztherapie arbeitet mit vielen Methoden zum Lösen der Schmerzen. Dazu gehören biologische Schmerzmittel oder die Procain-Basen-Therapie (siehe Kapitel 4). Diese Mittel erweitern das klassische WHO-Stufenschema der medikamentösen Schmerzbehandlung (Abb. 3.7.). Gerade wenn die medikamentöse Schmerztherapie ausgereizt ist, kommt es darauf an, weitere Werkzeuge aus der „Werkzeugkiste der Schmerztherapie" hervorzuholen und diese einzusetzen. Schmerzen in der seelischen Ebene lassen sich nicht durch starke Medikamente, wie z.B. Opiate beseitigen. Hier sollten andere Verfahren, sog. „Sanfte Schmerztherapieverfahren" zum Einsatz kommen. Auch Entspannungsverfahren oder unterbewußte Techniken zum Lösen von seelischen Konflikten helfen, Schmerzen zu vermindern oder zu beseitigen."

Fakten & Hintergründe

⇨ Gegenwärtig leiden etwa 5 Mio. Bundesbürger an chronischen Schmerzen. Von diesen gestaltet sich bei etwa 10% die Schmerzbehandlung besonders problematisch.

⇨ Die Einnahme von chemischen Schmerzmitteln kann durch die Nebenwirkungen der Medikamente, besonders auf die inneren Organe die Abwehrschwäche fördern.

⇨ In den letzten Jahren erfuhr die Schmerzbehandlung auch innerhalb der Ärzteschaft und bei Kostenträgern zunehmende Anerkennung. Es wurde die Zusatzbezeichnung "spezielle Schmerztherapie" eingeführt.

⇨ Viele Verfahren der Naturheilkunde und Ganzheitsmedizin sind zur Schmerzbehandlung und oft auch zur Reduktion oder sogar zum Vermeiden der Einnahme chemischer Schmerzmittel geeignet (z.B. Akupunktur, Neuraltherapie, manuelle Behandlung, Osteopathie, Magnetfeldtherapie)

Weiterführende Literatur
• BERG, F. v. d. et al: Angewandte Physiologie. Band 1 - 5. Thieme Verlag Stuttgart
• BESSER-SIEGMUND, C.: Sanfte Schmerztherapie. ECON-Verlag Düsseldorf-Wien-New York

Möglicher Ablauf des Handelns

1. Speziellen Schmerztherapeuten suchen, der möglichst auch ganzheitliche Schmerztherapie betreibt
2. falls es erforderlich ist, anfangs auch Opiate einnehmen. Diese sollten aber bei gutem Verlauf schnell wieder abgesetzt werden
3. wenn Schmerzmittel innerhalb von Tagen auch nach Wechsel und Kombination keine Wirkung zeigen, dann sprechen Sie nicht auf die medikamentöse Schmerztherapie an. Lassen Sie die Arzneimittel nach Absprache mit Ihrem Behandler weg, denn sie schaden dann nur
4. bei Nebenwirkungen mit Verlust der Lebensqualität muss die Therapieform gewechselt werden

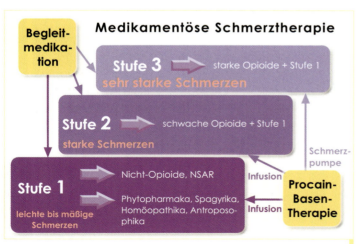

Abb. 3.7.
Erweiterte Form des WHO-Stufenschemas zur Schmerztherapie unter Einbeziehung von biologischen Arneimitteln und der Procain-Basen-Therapie

Achtung! Lebensveränderung notwendig

Gewißheit.

Veränderung.

Vervollkommnung.

Erfolg.

Die bisherigen Informationen haben in Ihnen die Gewissheit geschaffen, dass Sie sehr wohl einen entscheidenden Beitrag zur Heilung leisten können. Sie haben verstanden, dass es ohne Ihr eigenes Engagement und die ständige Veränderung in Richtung einer Vervollkommnung des eigenen Gesundungsweges keinen dauerhaften Erfolg geben kann. Sie tragen die Verantwortung für sich.

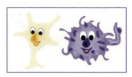

„Jetzt haben Sie erst drei Kapitel gelesen und bereits mehrfach Aha-Erlebnisse gehabt - oder? Viele Ideen zur Beeinflussung der Krebskrankheit geben Ihnen die Kenntnis und das Wissen und damit die Möglichkeit im **Jetzt** zu handeln. In Ihnen wächst die Gewissheit, bei einer tatsächlichen Veränderung Ihrer Lebensweise und der Übernahme der vollen Verantwortung für den eigenen Körper, den Schlüssel zur Gesundung zu finden. Ihnen wird schon jetzt klar, dass eine Krebsbehandlung nur mit einer wirklichen Lebensveränderung sicheren Erfolg haben kann. Ihr persönlicher Beitrag ist gefragt. Sie kennen ihre bisherigen Schwachstellen am besten. Auch der Krebs - Ihr Krebs - hat diese Schwachstellen wie ein Parasit genutzt.

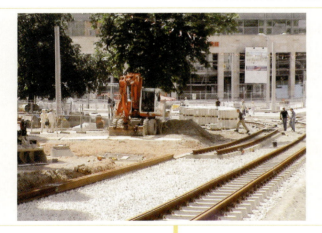

Abb. 3.**8.**
Baustellen symbolisieren Umbau und Veränderung als Notwendigkeit einer neuen Ordnung - auch Ihr Körper bedarf der Veränderung ...

Möglicher Ablauf des Handelns

1. *akzeptieren Sie Ihren jetzigen Zustand als Zeichen des Lebens, etwas verändern zu müssen*
2. *beginnen Sie sofort, alles was Sie als für sich schädlich empfinden, zu beseitigen*
3. *heute ist Ihr bester Tag. Veränderungen anzufangen und täglich fortzusetzen. Seien Sie konsequent, es ist Ihr Leben.*

Damit machen Sie jetzt Schluss. Sie können Ihr Leben und Ihre Lebensweise verändern. Denn Sie haben den Willen und bald auch die für Sie notwendige Sachkenntnis, gesund zu werden!

Beginnen sie heute damit. Heute ist der beste Tag. Üben und vertiefen Sie diese Denkweise, bis es Ihnen in „Fleisch und Blut" übergegangen ist, bis Sie keine Sorge oder Angst vor der Zukunft mehr haben oder bis Sie nur noch an schöne Erinnerungen aus der Vergangenheit zurückdenken können.

JA sagen zum LEBEN bedeutet den jetzigen Zustand zu akzeptieren, wie er ist, das Leben trotzdem zu lieben und die Veränderung Ihres Lebens **jetzt** zu er-**leben**."

4 Mangel ersetzen und Energie tanken

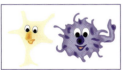

„Wir geben Ihnen in diesem Kapitel eine Übersicht zum Thema Ernährung, Nahrungsergänzung, Vitalstoffe und „Energie tanken". Wenn es in diesen Bereichen ungenügend Nachschub gibt, oder die Qualität der Nahrung schlecht ist, so bleiben Mangelzustände nicht aus. Und wie soll denn ein kranker und geschwächter Körper gesund werden, wenn seine Versorgungsbedingungen schlecht sind? Sie brauchen keine Sorge haben: Wir werden Sie nicht mit einer Unmenge Diäten langweilen. Nein, wir machen Sie fit mit Informationen, welche praktisch bewährt und im täglichen Leben umsetzbar sind."

Mangelzustände beseitigen

Mangel beseitigen heißt, die Aufnahme von Lebensstoffen durch eine bessere Esskultur und Zufuhr fehlender Stoffe (Supplementierung) zu optimieren. Die Nahrungsergänzung mit Vitaminen, Mineralien und Spurenelementen gehört zu den Grundbausteinen biologischer Krebsbehandlung. Die regelmäßige Einnahme von sogenannten Radikalfängern, wie z.B. *natürlichem Vitamin C, Vitamin E, Beta Carotin, Selen* und insbesondere *von Mineralstoffen als Basen*, haben eine positive Wirkung auf das Gesamtbefinden, reduzieren Nebenwirkungen der Standardtherapie und wirken krebshemmend. Es gibt spezielle Pflanzen- und Kräuterextrakte (Spes, Pc-Spes, Grapefruitkern-Extrakte, Enzym-Extrakte wie z.B. Noni u. a.) in der Erfahrungsmedizin, die ebenfalls günstig wirken können. Auch die Einnahme von Aminosäuren und ungesättigten Fettsäuren stabilisiert den Stoffwechsel und das Immunsystem. Durch die Verbesserung der Aufnahme dieser Vitalstoffe mit Umstellung und Angleichung der Ernährungs- und Essgewohnheiten im Sinne der MAYR-Therapie werden Mangelzustände vermieden.

gesunde Ernährung.

Nahrungsergänzung.

Radikalfänger.

Enzyme.

Kräuterextrakte.

Aminosäuren.

Fettsäuren.

*„Ein Mangel entsteht, wenn die Zufuhr von z.B. Vitaminen eingeschränkt oder der Bedarf höher als die Zufuhr ist. Und das kann über Jahre gehen und sozusagen einen chronischen Mangel hervorrufen. Wir Hirnzellen merken das sehr schnell, obwohl wir stets zuerst versorgt werden. Mein Freund **Lympho** ist meistens als erster betroffen,*

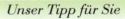

Unser Tipp für Sie

Lesen Sie die nächsten Seiten aufmerksam und entscheiden Sie, welche der Maßnahmen die für Sie größte Bedeutung hat.

63

Fakten & Hintergründe

⇨ Ein Mangel an Vitalstoffen im Körper entsteht bei:
- zu geringer Zufuhr durch falsche Nahrungsaufnahme,
- ausreichender Zufuhr, aber Unmöglichkeit der Aufnahme oder Verwertung (Verdauungsfähigkeit durch Fäulnis und Gärung vermindert),
- insbesondere durch erhöhten Bedarf bei allgemeinem Stress.

⇨ Folgende Ursachen sind für den Verlust (Vitalstoffräuber) und dem daraus folgenden Mangel verantwortlich:
- immer mehr haben wollen (auch im Bezug auf das Essen – zu viel),
- alles muss immer schneller gehen (zu schnell essen),
- zu viel durcheinander und zu konzentriertes Essen,
- zu spät am Abend und zu müde,
- zu viel Kohlenhydrate, besonders Weißmehl und Zucker (sog. „weiße Gifte"),
- zu viel gebratenes Fleisch,
- keine Zeit für sich selbst,
- die Empfindlichkeit/Sensitivität wird für sich selbst immer geringer und erste Anzeichen von Mangel werden nicht beachtet,
- Genussgifte wie Alkohol, Nikotin, Süßwaren werden unkontrolliert zugeführt,
- die Nahrung besteht größtenteils aus „Industriekost",
- negativer Stress wird nur unzureichend abgebaut,
- der Körper und das Gehirn bekommen infolge Bewegungsmangel immer weniger Sauerstoff.

⇨ Als „Industriekost" bezeichnet man Nahrungsmittel, welche durch industrielle Herstellung oder Verarbeitung entstanden sind und in ihren Eigenschaften deutlich von natürlichen Lebensmitteln abweichen. Durch die Zusetzung einer Vielzahl von chemischen Stoffen, wie Konservierungs-, Farb-, Geschmacksstoffen, Backtriebmitteln usw.) werden die Eigenschaften der Nahrung verändert und geprägt.

⇨ Im „E"-Nummerverzeichnis sind die wichtigsten chemischen Zusätze aufgelistet.

⇨ Viele E-Nr.-Zusätze verunreinigen natürliche Nahrungsmittel und sollten gemieden werden.

---

da er im Körper an „vorderster Front" steht. Aber wie und warum kommt es dazu? Nun, ich meine, weil für die Menschen alles immer schneller gehen muss. Weil sie keine Zeit für sich selbst haben, die Aufmerksamkeit und Empfindsamkeit für sich selbst immer geringer wird und dadurch erste Anzeichen von Mangel unbeachtet bleiben. Genussgifte wie Alkohol, Nikotin, Süßwaren und die so genannten „weißen Gifte" werden in den Körper hineingestopft. Die restliche Nahrung besteht meist aus „Industriekost". Stress wird nur unzureichend abgebaut, der Körper und das Gehirn bekommen infolge Bewegungsmangel und Übersäuerung immer weniger Sauerstoff.

Ich könnte Ihnen noch so viele Ursachen aufzählen, aber ich glaube, die genannten reichen für einen ersten Überblick. Lympho wird Ihnen jetzt von seinen Kollegen im Darm berichten. Wenn Sie die Auswirkungen einer falschen Ernährung auf die Körperzellen hören, dann werden Sie verstehen, dass vieleicht auch bei Ihnen die Zeit für eine Änderung der Essgewohnheiten reif ist."

„Ja, manche Menschen machen uns das Leben ganz schön schwer. Und das fängt beim Essen an. Es wird zu viel gegessen, Magen und Darm sind dann gar nicht mehr in der Lage, alles zu verdauen. Zu schnell zu essen hat zur Folge, dass das Signal vom Magen >Genug, es reicht!< nicht registriert werden kann. Dadurch kennen manche Menschen gar kein Sättigungsgefühl mehr. Aber auch zu viel durcheinander und zu konzentriertes Essen geht über das Vermögen der Verdauungssäfte. Eine Nahrungsaufnahme zu spät am Abend und bei Müdigkeit ist völlig gegen die Natur des Darmes, welcher mit der Sonne aufsteht und auch mit ihr schlafen geht.
Hinzu kommen noch zu viel Kohlenhydrate, besonders Weißmehl und Zucker, zu viel gebratenes und damit unverdauliches Fleisch, zu viele Genussgifte, wie Kaffee, Alkohol, Nikotin.
Was heißt für die Zellen in Magen und Darm >kann nicht verdaut werden<? Sie können es ja mal probieren. Geben Sie in einen Kochtopf Wasser, Fleisch, Weißmehlprodukte und Zucker und lassen das Ganze bei 37° C mindestens 8 Stunden (über Nacht) stehen. Ja, riechen Sie dann mal. Genau diesen Inhalt muss Ihr Darm ertragen! Und diese Gärungs- und Fäulnisprodukte bekommen auch alle anderen Zellen des Körpers zu spüren.
Hochgiftige Stoffe, die durch die Schleimhaut vom Darm in den Körper gelangen, bedeuten jedesmal eine Giftinvasion. Säuren, die uns „verätzen" oder andere Gifte, wie auch Alkohole, machen uns Abwehrzellen unfähig, unsere normale Funktion zu erfüllen. Den

befreundeten Darmbakterien, die im Darminnern leben, geht es manchmal noch schlimmer, weil sich zunehmend auch andere Bakterien (z.B. Pneumokokken, Erreger der Lungenentzündung) im Darm ansiedeln, die gerne Infektionskrankheiten auslösen. Vermehren sich diese durch veränderte Umgebungsbedingungen, dann können wir bei der Überzahl der Angreifer kaum noch Widerstand leisten. Zudem ist die Aktivität der Lymphsoldaten durch die oben genannten Giftstoffe und Säuren zusätzlich eingeschränkt.

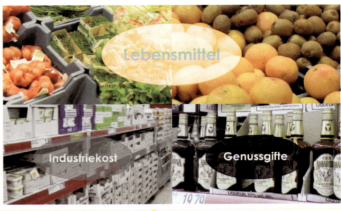

Nun stellen Sie sich vor, das geht jahrelang so. Da wird man als Abwehrzelle bei dem vielen Gärungsalkohol fast zum Alkoholiker! Auf jeden Fall bekommen alle Zellen zu wenig Vitamine, Mineralien und Spurenelemente.

Aber Achtung! Nicht nur die schlechte Qualität der Nahrungsmittel erzeugt einen Mangel. Auch die verminderte Verdauungsfunktion durch die oben geschilderte Situation der Gärung und Fäulnis im Darm führt dazu, dass dieser selbst die geringen Vitalstoffe der Nahrung nicht mehr aufnehmen kann. Übliche Nahrungsmittel, die man im Supermarkt bekommt, sind Industriekost. Wir merken das immer daran, dass alles „tot" ist. Es gibt keine biologische Lichtabstrahlung (Biophotonen), so wie wir das bei frischem Obst und Gemüse kennen. Einige der Darmbakterien behaupten sogar in voller Überzeugung, dass die Verpackung der Industriekost besser verträglich wäre als ihr Inhalt. Sicher klingt diese Aussage sehr radikal, aber in einigen Fällen trifft es offensichtlich den Kern."

Abb. 4.1.
Qualitätsbeurteilung verschiedener Nahrungsmittel bezogen auf deren Verwertbarkeit im Magen-Darm-Trakt
Lebensmittel - natürlicher Gehalt an Nährstoffen, viel Energie (Biophotonen)
Industriekost - unnatürliche Zusammensetzung, chemische Zusätze, geringer Nährwert, Energiemangel
Genussgifte - fehlender Nährwert, auf die Dauer schädigend, energieraubend

„Wie Sie hörten, kann es bereits beim scheinbar Gesunden zum Mangel kommen. Natürlich muss ein kranker Körper, der mit der Krebserkrankung und den vielfach schwächenden Behandlungsmaßnahmen belastet ist, mehr als jeder gesunde, gut versorgt werden. Mit so genannter gesunder Kost und frischer Luft ist es freilich nicht getan. Immer gilt es zu beachten, dass einerseits der Magen-Darm-Trakt in der Lage ist, richtig zu verwerten, aber andererseits auch die Qualität der Vitalstoff- und Energielieferanten stimmt, damit der beabsichtigte Stärkungseffekt im Gewebe eintritt."

Fakten & Hintergründe

⇨ Biophotonen sind mittels Photonenmessinstrumenten erfaßbare Lichtquanten, welche von jedem Lebewesen als Produkt innerer Energieprozesse abgestrahlt werden.

⇨ Die Menge an Biophotonen korreliert direkt mit der biologischen Wertigkeit von Lebensmitteln. So konnte Prof. POPP deutliche Unterschiede in der Lichabstrahlung von Eiern, Gemüse und Ölen messen, je nachdem, ob diese konventionell oder kontrolliert biologisch erzeugt bzw. aufbewahrt wurden.

⇨ Mit etwas Übung kann man diese Biostrahlung spüren und so sehr gut beurteilen, welche Qualität die getestete Kost hat (sog. natürlicher Instinkt).

Weiterführende Literatur
• POPP, F. A.: Die Botschaft in unserer Nahrung. Fischer Verlag

Ernährungsumstellung nach den MAYR-Prinzipien

Verdauung.

Gärung.

Fäulnis.

F.X. MAYR-Medizin.

gesunde Esskultur.

So gut frische und ballaststoffreiche Nahrung auch ist, ihr Effekt wird bei schlechtem Verdauungsvermögen durch Gärung und Fäulnis wieder zu nichte gemacht. Dieser Widerspruch lässt sich oftmals nur durch eine Ernährung und Esskultur nach den MAYR-Prinzipien lösen und hat schon so manche unerwartete Heilung hervorgebracht. Essen sie langsam, kauen sie gut und nehmen sie nur solange etwas zu sich, bis ein Sättigungsgefühl eintritt. Vermeiden Sie im Schwächezustand jegliche Rohkost, Gebratenes und schwer verdauliche Nahrung wie Fleisch, Käse und Vollkornprodukte. Beantworten Sie sich bei jedem Essen die Frage: Kann ich das überhaupt verdauen?

Unser Tipp für Sie

Überprüfen Sie Ihre Esskultur. Gesunde Esskultur bedeutet gute Verdauung und wird damit zur Grundvoraussetzung gesunder Ernährung.

„Bestimmt haben Sie zum Thema „Ernährung bei Krebs" schon viel gehört und gelesen und sind des Ganzen eher überdrüssig. Die meisten sprechen beim Thema gesunde Ernährung nur von den verschiedensten Diäten oder über die Qualität der Nahrungsmittel und empfehlen dieses oder verbieten jenes.

Die verbreitete Formel für gesunde Ernährung lautet:

Ernährung = Nahrung

Dementsprechend empfiehlt man dem geschwächten Krebskranken viel frisches Obst und Gemüse, Milch und Milchprodukte und ballaststoffreiche Kost. Viele werden aber durch diese „Gesundkost" noch kränker, entwickeln Durchfall oder Verstopfung und der gesamte Organismus, besonders aber die Leber, wird durch Gärungsalkohol und Fäulnisgifte geschwächt. Verlassen sie diese nostalgische Ernährungsformel und wenden Sie sich der sehr überzeugenden und tatsächlich funktionierenden Formel für gesunde Ernährung nach F. X. MAYR zu:

Ernährung = Verdauungskraft + Nahrung

Diese Formel sollten Sie sich einprägen. Denn was nützt es, natürliche und womöglich noch kontrolliert-biologische Lebensmittel zu essen, wenn diese nur unzureichend verdaut werden? Gerade auch die gehaltvollen und natürlichen Nahrungsmittel müssen verdaut werden. Eine schlechte Esskultur und Verdauung stehen dem entgegen.

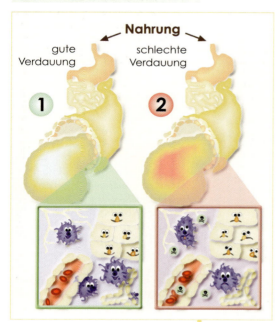

Abb. 4.**2.**
Verdauung und Nahrungsverwertung
1 - aus Nahrung entsteht eine „Nährlösung"
2 - aus Nahrung entsteht eine „Störlösung"

gesunde Esskultur nach F. X. MAYR	
wenig	• vermeiden Sie, zu viel zu essen • nur bis zum Sättigungsgefühl essen
langsam mit Ruhe und konzentriert	• vermeiden Sie, zu schnell zu essen • gut kauen (30 - 50 mal) und einspeicheln
einfache Kost	• vermeiden Sie, zu viel durcheinander und zu konzentrierte Kost zu sich zu nehmen
die beste Verdauungszeit ist Vormittags/ Mittags	• vermeiden Sie, nach 16°° Uhr Schweres und Rohkost zu essen
wenig essen	• bei Schwäche und Müdigkeit
Verzicht	• Weißzucker, Weißmehl, Kochsalz • Genussgifte (Kaffee, Alkohol, Nikotin, Schwarzer Tee, Drogen)

Tabelle 4.**1.**
Die Grundsäulen einer gesunden Esskultur nach F.X. MAYR

Fakten & Hintergründe

⇨ Ernährung = Nahrungsmittel bedeutet nur eine Beurteilung der Nahrung.
⇨ Ernährung = Verdauungskraft + Nahrungsmittel umfasst den Körper und das Nahrungsmittel.
⇨ Der geschwächte Verdauungstrakt kann nur schonend zubereitete Nahrung gut aufnehmen, d.h. blanchiert, gedünstet, püriert oder als Suppe.
⇨ Eine gute Verdauung hängt direkt vom Zustand des Darmes ab.
⇨ Nach guter Darmreinigung und nachfolgender Aufbaukost sowie Optimierung der Bakterienbesiedlung im Darm (Symbioselenkung) kann Rohkost besser verdaut werden.
⇨ Rohkost, besonders Gemüse, kann für eine bessere Verdauung bearbeitet werden. Z.B. Gemüsesäfte, vor allem Rote Beete, Sellerie oder Gurke (keine Möhre), abends nur Gurkensaft trinken.

Weiterführende Literatur
• RAUCH, E.: Die F.X. Mayr – Kur. Haug Verlag Heidelberg
• RAUCH, E.: Die Darmreinigung nach F.X. Mayr. Haug Verlag Heidelberg
• Hellmiß,M./Scheithauer F. :Heilfasten nach F. X. Mayr. Südwest-Verlag München

Durch F. X. MAYR wurde entdeckt, dass direkte Zusammenhänge bestehen zwischen dem Zustand des Verdauungsapparates und dem Grad der Gesundheit. Durch eine gute Esskultur wird die Basis für eine gesunde Verdauung geschaffen. Denn schon der Volksmund sagt: Gut gekaut, halb verdaut!
Wenn Sie zu spät und zu müde Ihre Mahlzeit einnehmen, dann fehlt dem Verdauungstrakt die nötige Energie für die Verdauungsarbeit. Ein Teil der Nahrung bleibt in Magen und Darm liegen und zersetzt sich. Fäulnis und Gährung lassen Gase und Giftstoffe entstehen. Diese führen nicht nur zu Unwohlsein und Schlafstörungen, sondern mit der Zeit auch zu einer sichtbaren Veränderung des Bauches (Abb. 4.3.). Vielleicht haben Sie schon Jahre an den Folgen der Haltungsveränderung gelitten, z.B. in Form von Rückenschmerzen und Ischias."

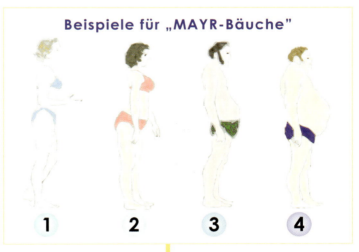

Abb. 4.**3.**
Die Form des Bauches und die Haltung zeigen die Lage der Verdauung
1 - *gesunde Verdauung*, normale Haltung
2 bis 4 - *gestörte Verdauung:* „Entenhaltung (2), „Sämann-" (3) und Gas-Kotbauch („Trommelträgerhaltung", 4)

67

Die Ernährung, die Sie brauchen

Ernährung.

Individualkost.

Stoffwechseltyp.

Selbsterfahrung- und erkenntnis.

Nach Optimierung des Verdauungstraktes sollte die Ernährung nach für Sie *individuellen* Prinzipien umgestellt werden. Nicht jeder verträgt vegetarische Kost oder Milchprodukte oder tierisches Eiweiß. Individuelle Ernährung orientiert sich an Empfehlungen, weniger an Diätvorgaben oder Dogmen. Stoffwechseltyp, Blutgruppe, körperliche Betätigung, Nahrungsmittelunverträglichkeiten und die Menge, Mischung und Art der Nahrung sind Eckpunkte zur Erkenntnis und Selbsterfahrung der eigenen optimalen Ernährung.

Unser Tipp für Sie

Lassen Sie zuerst Ihren Darm reinigen und sanieren und dann ggf. Stoffwechseltyp, Blutgruppe, Nahrungsmittelunverträglichkeiten bestimmen. Eine nachhaltige Umstellung sollte ohne Druck und Zwang erfolgen.

„Aktuelle Forschungen haben gezeigt, dass sich die Menschen nicht nur nach Charaktertypen, sondern auch nach Stoffwechseltypen unterscheiden. Die Art der Verdauung lässt sich in drei 3 Gruppen einteilen: Den **Langsam-Verwerter***, den* **Schnell-Verwerter** *und den* **Mischtyp***. Es gibt noch viele Untertypen, die aber prinzipiell auf die drei genannten Gruppen vereinfacht werden können. Ihr Körper signalisiert Ihnen, was er vordergründig braucht. Sie müssen erspüren lernen, was ihm gut tut. Sie können sich auch Ihren Stoffwechseltyp, die Blutgruppe und Nahrungsmittelunverträglichkeiten bestimmen lassen, um erste Anhaltspunkte für Ihre individuelle Ernährung zu bekommen.. Ich muss immer wieder betonen: Entscheidend ist der Funktionszustand ihrer Verdauung. An dieser Stelle fällt mir eine alte Weisheit ein: „Auch das beste Heizmaterial nützt nichts, wenn der Ofen nicht richtig zieht ...!"*

Nahrungsmittelunverträglichkeiten können sich nach mehrfachen Darm- und Körperreinigungen (z.B. Mayr- und Jentschura-Kur), sowie durch Reduktion der Menge an Nahrungsmitteln wieder vermindern. Da staunen Sie, aber eine russische Kosmonautenärztin konnte nachweisen, dass Sportler wesentlich leistungsfähiger sind, wenn sie weniger Kalorien und eine biologische Kost zu sich nehmen. In mehreren Versuchen bei langen Marathonläufen wies sie nach, dass die Läufer mit 1/4 - 1/5 der sonst üblichen Nahrung leistungsfähiger waren als ihre Vergleichsläufer.

Und noch etwas spielt in unserem Körper ein Rolle. Wir bestehen aus Energie (wovon 1Millardstel Anteil fest, also körperlich greifbar ist!) und stehen ständig mit der Umgebung (universelle Energie) in Verbindung - werden also auch energetisch „ernährt". Mein Fazit: „Essen Sie sich nicht zu Tode!". Weniger ist mehr. Sie sollen keinesfalls hungern, aber der Konsumrausch und die Unmengen künstlicher Ernährung, die wir essen, trägt nicht gerade

Fakten & Hintergründe

⇨ **Schnell-Verwerter**: Aufgrund einer hohen Stoffwechselleistung „verbrennt" er mehr und braucht einen relativ hohen Eiweiß- und pflanzlichen Fettanteil in der Nahrung. Besonders gefährlich sind Nahrungsmittel mit einem hohen Blutzucker-Index (s.a. Tab. 4.2.). Diese Nahrungsmittel lassen beim Schnell-Verwerter den Blutzuckerspiegel schnell ansteigen, worauf die Bauchspeicheldrüse mit einer sofortigen Insulinausschüttung reagiert, die danach zum radikalen Blutzuckerabfall führt. Die Folge ist ein „Stoffwechselchaos" und die Produktion von „ungünstigen" Hormonen und Stoffwechselprodukten.

⇨ Der Blutzucker-Index (Glykämischer Index) von Nahrungsmitteln zeigt an, welche Wirkung ein Nahrungsmittel auf die Ausschüttung von Insulin der Bauchspeicheldrüse ausübt.

⇨ Schnell-Verwerter sollten keine Nahrungsmittel mit Blutzucker Indices über 50 zu sich nehmen (Tab.4.2.).

⇨ **Langsam-Verwerter**: Dieser zeichnet sich durch relativ träge Verdauung aus. Er sollte besonders pflanzliche hochwertige Kohlenhydrate und wenig tierisches Eiweiß *zu einer Verbesserung unseres Gesundheitszustandes bei. Wenn Sie sich an eine Esskultur, wie MAYR sie empfohlen hat, halten, sich nach ihrem Stoffwechseltyp ernähren, Nahrungsmittel meiden, die Sie schlecht vertragen und sich frische basische Kost zuführen, die einen Großteil Ihrer Ernährung ausmacht, finden Sie ihr individuelles Optimum.*

Die Einordnung Ihres Stoffwechseltyps erfolgt durch Test und Fragebogen, jedoch können Sie auch selbst spüren, ob sie nach größeren Kohlenhydratmahlzeiten, z.B. dem nachmittäglichen Kaffee trinken mit Kuchen, schnell wieder Hunger haben oder es ihnen eine gewisse Zeit schlecht geht; ob sie nach Bier oder Schokolade kurzfristig Hunger haben oder ständig in kleinen zeitlichen Abständen essen müssen. Dies deutet auf einen Schnellverwerter hin, der durch das ständige Blutzucker-auf-und-ab essen muß, um sich gut zu fühlen. Dann sollten Sie Nahrungsmittel mit einem Index > 50 meiden."

und Fett essen.

⇨ Der **Mischtyp**: ist ein mittlerschneller Verbrenner und kommt am Besten mit guten Ölen und Fetten sowie verträglicher Rohkost mit wenig Eiweiß zurecht.

⇨ Gute Fette (pflanzliche Öle) sind hochwertige Energielieferanten, pH-neutral und passen von der Verträglichkeit sehr gut entweder zu Eiweiß oder andererseits zu Kohlenhydraten (Trennkost). Sie werden von alle Ernährungstypen benötigt.

⇨ Für alle Typen gilt es, in Balance durch Selbsterfahrung und Erkenntnis zu kommen. Die Menge der Nahrungsmittel kann durch gute Fette vermindert werden. Die Sättigung und Verträglichkeit erhöht man durch Trennung von schwer verdaulichem Eiweiß und Kohlenhydraten (z.B. gebratenes Fleisch und Kartoffeln). Frisches oder leicht gedünstetes Gemüse/Samen/Sprossen und frische Öle stehen für eine hochwertige Ernährung.

⇨ Frau Dr. Schatalova konnte nachweisen, dass man mit weniger Nahrung in biologischer Form besser und leistungsfähiger leben kann.

⇨ Die Blutgruppe hat Einfluss auf Verträglichkeit oder Minderverwertung von Nahrungsmitteln. Diese Tatsache hat einen entwicklungsgeschichtlichen Hintergrund.

⇨ Personen mit Blutgruppe **O** vertragen am besten Fleisch, während bei ihnen Kuhmilch und -milchprodukte sowie übliche Getreidearten problematisch sind.

⇨ Die Blutgruppe **A** entspricht der Vegetarier-Gruppe und weist vielfach Unverträglichkeiten gegenüber tierischem Eiweiß und Kuhmilch auf.

⇨ Die Blutgruppe **B** verträgt besonders gut Milch- und Milchprodukte. Auch Lammfleisch und Geflügel ist günstig für sie.

⇨ Die recht seltene Blutgruppe **AB** kann als Mischform der oben genannten verstanden werden.

Weiterführende Literatur
• GITTLEMAN, A.L., et al.: Ernährung nach dem Stoffwechseltyp. Windpferd-V.
• D'ADAMO, Dr. P. J.: 4 Blutgruppen - 4 Strategien für ein gesundes Leben. Piper-V.
• MONTIGNIAC, M.: Die MONTIGNIAC-Methode. Artulen Verlag Offenburg
• SCHLIESKE, I.: Vollwertige Trennkost. Turm-Verlag
• SCHATALOWA.: Wir fressen uns zu Tode. Goldmann-Verlag

Nahrungsmittel	BZ-Index	Nahrungsmittel	BZ-Index
Banane	65	Apfel	30
Bier	110	Apfelsaft (natur)	40
Butterkekse	55	Aprikose (getrocknet)	35
Ceralien (gezuckert)	70	Birne	35
Chips	80	Bohnen (weiß/grün)	30
Cola-Getränke	70	Erbsen (frisch)	40
Cornflakes	85	Erdnüsse	20
Cracker	80	Feigen	35
Gries	65	Gemüse, roh (Salat, Tomaten, Paprika, Kohl, Brokkoli, usw.)	10
Honig	90		
Karotten (gekocht)	85		
Kartoffeln (gebacken)	95	Grapefruit	22
Kartoffelpüree	90	Joghurt (mager)	35
Kekse (Weißmehl)	55	Joghurt (Vollmilch)	35
Kürbis	75	Karotten (roh)	35
Mais	70	Kichererbsen (gekocht)	30
Marmelade	65	Kirschen	22
Mehl (Typ 405), Weißbrot	85	Kiwi	50
Mehl (Typ 505), Baguette	75	Knoblauch	10
Mehl (Typ 605), Mischbrot	70	Linsen (braun)	30
Mehl (Typ 805), Graubrot	65	Linsen (grün)	22
Melone	65	Milch (fettarm)	30
Orangensaft	65	Nüsse	15
Pellkartoffeln	65	Orange	35
Pommes Frites	95	Orangensaft (frisch)	40
Popcorn (ohne Zucker)	85	Pfirsich	30
Pudding	85	Pflaumen	22
Puffreis	95	Roggenvollkornbrot	40
Reis (kochfertig)	70	Schokolade (70% Kakao)	22
Reis (Langkorn)	60	Schwarzbrot	40
Rosinen	65	Sojasprossen (gekocht)	20
Rüben (weiß)	70	Süßkartoffel	50
Salzkartoffeln	70	Trockenerbsen (gekocht)	35
Schokoladenriegel	70	Weintrauben	40
Teigwaren (Nudeln)	70	Vollkornteigwaren	40
Wassermelone	75	Vollreis	50
Zucker (Saccharose)	70	Zwiebeln	10

Tabelle 4.2.
Blutzucker-Index für einige ausgewählte Grundnahrungsmittel

Vitamine, Mineralien, Spurenelemente, Pflanzenstoffe

Vitalstoffe.

Vitamine.

Mineralien.

Spurenelemente.

Pflanzenstoffe.

biologisch-kontrollierte Nahrung.

Der deutlich erhöhte Bedarf des an Krebs erkrankten Körpers an Vitalstoffen aller Art kann nicht mit Industriekost und Fast Food gedeckt werden. Immer auf Basis einer guten Esskultur sollten Sie auf Nahrungsmittel zurückgreifen, welche tatsächliche Lebensmittel darstellen. Lebensmittel mit Energie, mit Vitaminen und Spurenelementen wurden im Einklang mit den Naturgesetzen (ökologischer Landbau, ökologische und artgerechte Tierhaltung) erzeugt und stehen ohne industrielle (insbesondere chemische) Verfälschung zur Verfügung. Sie sollten ohne viel Braten, Panieren und Kochen schonend zubereitet und gemäß vorhandener Verdauungsleistung verzehrt werden. Besonders antioxidative Vitalstoffe, B-Vitamine, Mineralien sowie Enzyme und Pflanzenstoffe sollten nach individuellem Bedarf dauerhaft die Nahrung ergänzen. In höherer Dosierung werden einige Vitamine zu Krebstherapeutika.

Unser Tipp für Sie

Lassen Sie sich von einem ganzheitlichen Therapeuten genau über die Frage der Nahrungsergänzung beraten und in mehrmonatigen Abständen eine Bedarfsmessung durchführen.
Bei hohem Bedarf können auch per Infusion Vitamine und Basen zugeführt werden.

Fakten & Hintergründe

⇨ Der Vitalstoffgehalt unserer in den Kaufmärkten verfügbaren Lebensmittel ist in den letzten 20 Jahren um 50 - 80 % (!) zurückgegangen. Die Gründe hierfür sind vielfältig und reichen von der Auslaugung der Böden, über die Ernte unreifer Früchte und Haltbarkeitssteigerung durch Bestrahlung und Hocherhitzung bis hin zur Überzüchtung und Genmanipulation.

⇨ Gewächshauszucht, Lebensmittelbearbeitung und -konservierung, Tieffrostung und die nochmalige Vitaminreduktion durch Kochen und Braten vermindern Vitamin- und Mineralgehalt der Nahrung.

⇨ Wir müssen immer mehr essen, um

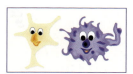

„Schauen Sie sich Ihren Körper an: Infolge einer Krankheit braucht er einfach mehr Lebens- oder Vitalstoffe. Wenn Sie im Supermarkt Nahrungsmittel in Konserven, Plastikverpackungen oder Glasbehältern kaufen, dann ist diese Nahrung **tot**! Wir Zellen erkennen das an der mangelhaften Lichtstrahlung (Biophotonen) der Nahrung. Auch der Zusatz von künstlichen Vitaminen und Mineralstoffen täuscht uns nicht darüber hinweg, dass etwas fehlt: Dieses **natürliche** oder organisch gebundene, frische, also **lebende**! Von den künstlichen Vitaminen können durch den Körper teilweise weniger als 10% richtig verarbeitet werden. Sie müssten also etwa die zehnfache Dosis künstlicher Vitamine aufnehmen, um die Normalversorgung abzudecken und natürlich noch vielmehr, wenn der Körper mit Krebszellen kämpft.

Also bitte: Nicht Konservenkost, sondern, je nach Verträglichkeit, morgens und mittags Obst und Rohkost in kleinen Mengen mit fettarmem Eiweiß aufnehmen. Das mögen wir am liebsten. Abends jedoch keine Rohkost, da die Darmzellen und meine eigene Steuerung, also das Gehirn (vegetatives Nervensystem) dann schon „Feierabend" haben. Und wenn Sie abends noch riesige Mengen an Rohkost und schwer verdauliche Speisen (gebratenes oder gesottenes Fleisch und Kartoffeln o.ä.) zu sich nehmen, dann schafft der Darm das Verdauen nicht und lässt alles liegen. Abends und nachts bleibt das Unverdaute im Magen-Darm-Trakt liegen. Und was da passiert, hat Ihnen **Lympho** ja schon ausführlich berichtet: Eine ausgiebige Fäulnis (schwerverdauliches Fleisch, fette Wurst) und Gärung (rohes Gemüse und Obst).

Um den erhöhten Bedarf an natürlichen Vitaminen und Mineralien bei einer Krebserkrankung zu decken, muss der Kompromiss der zusätzlichen Einnahme von natürlichen Vitaminen, Mineralien und Spurenelementen in Tablettenform eingegangen werden. Dabei handelt es sich um getrocknete Früchte, die als Pulver in Kapseln oder als Tabletten zu nehmen sind. Soviel Rohkost kann Ihr Körper einfach nicht vertragen, wie nötig wäre, um unseren Bedarf an Vitaminen zu befriedigen.

den Energie- und Vitalstoffgehalt des Körpers decken zu können. Im gleichen Maße werden aber unsere Verdauung und Ausscheidungsorgane be- und überlastet.

⇨ Tausende chemischer Farb-, Konservierungs- und Zusatzstoffe, Schwermetalle, Umweltgifte, sowie Rückstände von Fungiziden, Insektiziden und Herbiziden belasten unsere Lebensmittel und wirken dosisabhängig und in der Summe toxisch.

⇨ Stress jeder Art, Rauchen und chemische Medikamente sind wahre Vitamin- und Basenräuber.

⇨ Im Rahmen der Zellatmung, bei Abwehrvorgängen, Entzündungen, körperlichen Anstrengungen und seelischen Anspannungen entstehen hochaktive, zelltoxische Substanzen, die man **freie Radikale** nennt. Diese werden durch sog. Radikalfänger in den Zellen (Glutathion, spezielle Fermente mit Selen und Zink) sowie in der Zellumgebung durch Vitamine und Provitamine neutralisiert. Schwermetalle, Umweltgifte, Nikotin, Ozon in der Luft und ionisierende Strahlen (z.B. Röntgen, Szintigraphie) überlasten die Kapazität der Radikalfängersysteme und führen zum **oxidativen Stress**.

⇨ Vitamin C, E, Beta Carotin, Selen und Gluthathion, die sog. **Antioxidantien**, haben in der Krebsbehandlung einen hohen Stellenwert. Der Bedarf des Krebs belasteten Körpers an diesen Stoffen ist ca. 20 - 40 mal höher, als der eines Gesunden. Ärztlicherseits Krebspatienten von **natürlichen** Vitaminen abzuraten entspricht im Grunde unterlassener Hilfeleistung.

⇨ Eine exakte Bestimmung von Vitamin- oder Mineralmangel ist über das Blut schwer möglich. In ganzheitlichen Untersuchungen (z.B. EAV, SkaSys) kann der individuelle Bedarf an Nahrungsergänzung eingeschätzt und geeignete Präparate bestimmt werden.

⇨ Pflanzliche Extrakte werden zur Basisergänzung der Nahrung empfohlen. Sie haben neben Eiweiß auch Vitamine, Mineralien, Spurenelemente organisch gebunden und enthalten in einigen Fällen krebshemmende Substanzen. Z.B. Spirulina-, Klamath- und Chlorella-Algen, sowie Gerstengras (z.B. Green Magna) oder Alfalfa-Extrakte.

⇨ In reißerischen Presseberichten werden immer wieder Studien zitiert, welche die Schädlichkeit von hochdosierten Vitamin C- oder E-Einnahmen nahe legen. Bei näherer Betrachtung stellt sich jedoch heraus, dass es sich hierbei um vollsynthetische und wider-

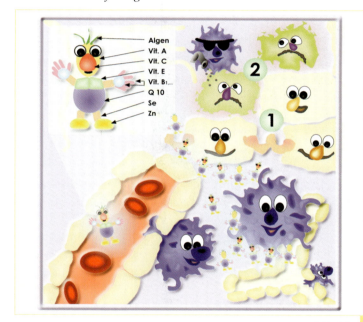

Abb. 4.**4.**
Die Wirkung von Vitaminen und Mineralien im Gewebe
1 - Stärkung der Gewebe- und Abwehrzellen; 2 - Krebszellen werden angreifbarer

Und noch eine wichtige Erfahrung, die sich auch in der Praxis bestätigt: Jeder Mensch ist anders. Die Unterschiede in der Ernährung, im Stoffwechsel und Ausscheidungsverhalten machen eine individuelle Bedarfsanpassung notwendig. Geeignete biologische Testverfahren hierfür haben Sie ja bereits kennen gelernt.

Leider haben viele Mediziner und Experten noch nicht verstanden, dass für einen immunsystemaufbauenden, den Körper tatsächlich schützenden und nicht zuletzt krebshemmenden Effekt deutlich höhere Vitamindosen notwendig sind als allein zum Ausgleich der

natürliche Monopräparate handelt.

Weiterführende Literatur
- POPP, F. A.: Die Botschaft der Nahrung. Fischer Verlag
- KUNZE, R., SCHÖLLMANN, C.: Orthomolekulare Medizin und Immunsystem. Forum Medizin VG Stockdorf
- OBERBEIL,K.: Fit durch Vitamine. Südwest München
- MINDELL, E.: Die Vitamin Bibel. Heyne
- HENRICHS, D.: Handbuch Nähr- und Vitalstoffe. Constantia Verlag
- OHLENSCHLÄGER, G.: Freie Radikale, oxidativer Stress und Antioxidantien. Reglin Verlag Köln
- KRAUTH, A.: Vitamine und Mineralstoffe in der Praxis. Blue Anathan Verlag Bochingen
- GRIMM, H.-U.: Die Suppe lügt. Knaur
- ANGRES, V. et al.: Futter fürs Volk. Knaur

Nahrungsdefizite. Die Vitalstoffe werden quasi zu biologischen Medikamenten. Eine unkontrollierte Einnahme von nicht-natürlichen (= synthetischen) Vitaminen in hoher Dosis kann über längere Zeit auch zu unangenehmen Nebenwirkungen führen. In den ersten Jahren nach der Krebserkrankung wünschen wir uns regelmäßige Kontrollen des Vitalstoffbedarfs. Nur so können wir richtig mit den freien Radikalen fertig werden und uns von den krankmachenden Schadstoffen befreien.

Nach den Messungen und Erfahrungen unserer Autorenfreunde sind individuell ausgesuchte gering potenzierte Mineralien (sog. SCHÜSSLER-Salze) oft besser als übliche Mineraltabletten oder -pulver zur Deckung Ihres Mineralbedarfes geeignet."

Tab. 4.3.
Übersicht der wichtigsten Vitalstoffe in der Krebsbehandlung
(geordnet nach Wichtigkeit)

Vitalstoff	Hauptwirkungen	Mangelerscheinungen	Wichtige Hinweise
Vitamin C *Ascorbinsäure mit Bioflavoniden*	Radikalfänger, Unterstützung der Infektabwehr, Wundheilung und Bildung von Gerüsteiweiß (Kollagen), wichtig für Hormon- und Cholesterinstoffwechsel, Bildung von Nervenüberträgersubstanz, unabdingbar für Zähne, Knorpel und Knochen	Erhöhte Infektanfälligkeit, Wunden heilen langsam, Skorbut (Zahnausfall), Zahnfleischbluten, raue und trockene Haut, Schwäche. 1 Zigarette vernichtet 20 - 40 mg Vitamin-C Äquivalente	• Hagebutten, Zitrusfrüchte, Acerola-Kirschen, Paprika, Tomaten, Erdbeeren, Kartoffeln, grünes Blattgemüse • **Dosierung**: 500-1000 mg/d, bei Infekt bis 5 g/d, im Rahmen der Krebstherapie bis 30 g • keine Einnahme mit Selen
Vitamin E *Tocopherol*	Radikalfänger, Organschutz, Förderung von Hormonsystem und Fruchtbarkeit, Wirkung gegen rheumatische Entzündungen	Muskelschwäche, rheumatische Beschwerden, Schwellungen der Beine und Augenlider, Unfruchtbarkeit, Gedächtnisschwäche	• Nüsse, Mais, Vollkorngetreide, Weizenkeim-/Reiskeimöl, Eier, Butter • **Dosierung**: 400-2000 mg/d • unterstützt Selenwirkung
Algen *Klamath-Algen, Spirulina, Chlorella*	Bindung von Schwermetallen und Umweltgiften und Förderung von deren Ausscheidung, reich an Mineralien, Vitaminen und Spurenelementen, Pflanzenpigmente aktivieren den Zellstoffwechsel, basisch, verbessern Fettverwertung	Mangelerscheinungen wurden nicht explizit untersucht, die Beschwerden leiten sich von der jeweiligen Grundproblematik ab (siehe Toxinbelastungen, Amalgam)	• Natürliches Vorkommen als Planktonalge in frischen Seegewässern • Qualität des Algenpräparates hängt von Sauberkeit des Ursprungsgewässers ab (! belastete Billigpräparate) • **Dosierung** individuell 3-12 Tab./d
L-Glutathion *reduziertes GSH*	Wichtigster körpereigener Radikalfänger, unabdingbar für eine normale Mitochondrienfunktion und damit Energieproduktion, reguliert Lymphocytenstoffwechsel und Zellzyklus, Zellentgiftung	allgemeine Schwäche, Energiearmut, Abwehrschwäche, Förderung entzündlicher und degenerativer Erkrankungen, Verminderung enzymatischer Funktionen, schmerz- und krebsfördernd	• grüner Spargel, Kochschinken, Kalbfleisch, geröstetes Huhn, frische Karotten • Blutspiegel bei Krebspatienten > 3 mmol/l (Infusion) • **Dosierung** 250–1500 mg/d • unabdingbar während und nach Chemotherapie
B-Vitamine *B1 - Thiamin, B2 -*	An allen Stoffwechselabläufen beteiligt, Regulierung v. Hormonen und Zellerneue-	• B1: Herzschwäche, Missempfindungen und Nervenlähmungen, Beriberi	• Fisch, Eier, Milch, Leber, Vollkornprodukte, Schinken, Sauerkraut, Hopfen

Riboflavin, B6 - Pyridoxal, B12 - Cobalamin	rung, nervenstärkend, Blutbildung	• B2: Lichtempfindlichkeit, Schuppenbildung im Gesicht, Blutarmut • B6: Müdigkeit, Nervenstörung, Kopfschmerz, Krämpfe • B12: Blutarmut (perniziöse Anämie), Nervosität, Ohrensausen, Schwindel, Gelbfärbung des Augapfels	• Chemotherapeutikum 5-FU führt zu B1-Mangel • Verdauungsschwäche und Leberschäden behindern die Aufnahme und führen zu Mangel • **Dosierung**: 2-4 Tbl./d Vit. B-Komplex oder Einzelkomponenten
Vitamin Q Co-Enzym Q10, Ubichinon	Bestandteil in Mitochondrien (=Zellkraftwerke), unabdingbar für die Energiegewinnung, immunanregend	Leistungsschwäche, Infektanfälligkeit, Bluthochdruck, Arteriosklerose, Herzschwäche und -rhythmusstörung	• Rind-/Schaffleisch, Huhn, Eier, Fisch, Pflanzenöle, Pilze • wichtig bei Leberschwäche • **Dosierung**: 25-75 mg/d
Symbiosemittel Lacto- und Bifidobacillus, Bacteroides, E.coli Biovare	bilden im Darm eine Art innere Schutzschicht der Schleimhaut, leben in Symbiose mit dem Mensch, leisten Beitrag zur optimalen Verdauung und Vitaminaufnahme	Chronische Darmbeschwerden (Blähungen, Durchfall, Verstopfung), Schwäche der Schleimhautabwehr, chronische Entzündungen, Pilzbefall, Allergieförderung	• optimal ist ein säurestabiles Präparat (z.B. REGULOVITAL®, 1-2x1/d) • wichtig nach Chemo- und Antibiotikatherapie sowie nach Darmspülbehandlung
Selen und Zink	Bestandteil von Radikalfänger-Enzymen, Abwehrsteigerung, Zellschutz gegenüber Umweltgiften, kontrollieren DNA- und Proteinsynthese, Knochenaufbau, Wundheilung	Infektanfälligkeit, schlechte Wundheilung, Blutarmut, relativer Vit.-A-Mangel, Nieren-/Leberschwäche, Haarausfall, Thrombosen, fleckige Nägel, Sehschwäche, Muskelschmerzen, Krebsförderung	• Selen: Seefisch, Ei, Vollkorn, Weizenkeimen, Soja, Kohl, Tomaten, Spargel, Zwiebeln • **Dosierung**: 100-300 µg/d • Zink: Fleisch, Käse, Weizenkleie, Linsen, Erbsen, Haferflocken, Erdnüsse, Weißkohl • **Dosierung**: 15-30 mg/d
Beta-Carotin Provitamin A	Radikalfänger, stabilisiert Zellmembranen, bindet Schwermetalle, Schutz von Haut und Augen, fördert Wachstum und Zellerneuerung	Nachtblindheit, Infektanfälligkeit, Haarausfall, brüchige Nägel, Müdigkeit, rheumatische Beschwerden, Appetitlosigkeit	• Gemüse (Salat, Möhren, Spinat, Kürbis), Lebertran, Eier, Milch • **Dosierung**: 5-30 mg/d
Biotin Vitamin H	Co-Enzym; wandelt die Nahrungsenergie in Körperenergie um, Wachstum und Regeneration	Nervöse Störungen, Hautentzündungen, Muskelschmerzen, Mißempfindungen	• grünes Gemüse, grüne Bohnen, gekochten Ei • **Dosierung**: 100-300 µg/d
Spezielle Aminosäuren L-Arginin, L-Carnitin, L-Cystein, L-Glutamin, L-Lysin, L-Ornithin	Essentielle Aminosäuren: Lysin kann der Körper selbst nicht bilden, Cystein ist Vorstufe von Glutathion; wirken anregend auf Stoffwechsel, Fettverbrennung und gegen Entzündungen	Leistungs-/Abwehrschwäche, Beschwerden des oxidativen Stresses, Schleimhautgeschwüre, Fettsucht, Leberschwäche	• **Dosierungen**: - Arginin: 500-1500 mg/d, - Carnithin: 250-500 mg/d, - Cystein: 500-1500 mg/d, - Glutamin: 500-1000 mg/d, - Lysin: 1000-2000 mg/d, - Ornithin: 500-1500 mg/d

Procain–Basen–Therapie – eine innovative Behandlung

Bei der Procain–Basen-Therapie wird über eine Infusion eine Entsäuerung des Gewebes bei gleichzeitiger Durchblutungsverbesserung und Gesamtentspannung (Regulation) bewirkt. Diese gut verträgliche Behandlung kann in Kombination die Wirkung anderer biologischer und sogar standardmedizinischer Krebstherapieverfahren steigern.

Procain.

Natriumhydrogenkarbonat.

Basenbehandlung.

Infusionstherapie.

Unser Tipp für Sie

Lassen Sie sich eine Serie Infusionen mit Procain und Natriumbicarbonat geben, vorsichtig beginnend. So wie Sie es vertragen langsam die Dosis steigern. Es kann auch eine Verabreichung als Basensalztablette bzw. -kapsel sinnvoll sein.

Fakten & Hintergründe

⇨ Durch die Autoren wurde Mitte der 90er Jahre eine Infusionsbehandlung entwickelt, welche die biologischen Eigenschaften des Regulationstherapeutikums Procain mit der wichtigsten Körperbase Natriumhydrogencarbonat verbindet.

⇨ Diese sogenannte Procain-Basen-Infusion beschleunigt die Entsäuerung des Gewebes und fördert die Durchblutung von längere Zeit unterversorgten und chronisch schmerzhaften oder entzündeten Gewebeabschnitten. Die Behandlung hat gleichzeitig eine schmerzlindernde und entspannende Wirkung auf das Nervensystem („Sympathikolyse").

⇨ Die Behandlung hat sich als sehr förderlich für die Wirkung anderer abwehrsteigernder Therapien erwiesen. Sie wird im Zusammenhang mit einer Ganzkörper-Hyperthermie, im Rahmen von Intensivdiät und Darmreinigungskuren sowie begleitend zur Chemo- und Strahlentherapie empfohlen, da diese Behandlung eine wichtige Grundvoraussetzung zum Aufheben der Schutzbarriere der Krebszellen schafft.

⇨ A. VILLAR-GAREA haben 2003 invitro Untersuchungen veröffentlicht, wonach Procain eine direkte Krebswachstumshemmung entfaltet. Die Methode erlangt aufgrund der Wirkungsvielfalt eine zentrale Bedeutung in Krebsvorbeugung und -behandlung.

Weiterführende Literatur
- VILLAR-GAREA, A. et al: Procaine is a DNA-demethylating agent with growth-inhibitory Effects in Human Cancer Cells. Cancer Research 63, S. 4984-4989 (2003)
- REUTER, U., OETTMEIER, R.: Die hochdosierte Procain-Basen-Infusion. Ärztezeitschrift f. Naturheilverfahren 11 (1999)
- OETTMEIER, R., REUTER, U.: Erweiterte Form des Stufenschemas der medikamentösen Schmerztherapie in der klinischen Praxis. Der Allgemeinarzt, 11-2000

„Wenn Sie sich eine beschleunigte Behebung Ihrer Mineraldefizite und eine gleichzeitige Verbesserung der allgemeinen Regulation wünschen, dann sollten Sie Ihren Therapeuten nach der Procain-Basen-Behandlung fragen. Procain als eine Hauptkomponente der Infusionslösung erweitert insbesondere die kleinen Blutgefäße und bewirkt dadurch eine deutliche Durchblutungssteigerung im Gewebe. Diese ermöglicht einen vermehrten Antransport von Basen, welche die zweite Hauptkomponente der Methode darstellen. Für eine effektive Entsäuerung des Gewebes werden diese Basen dringend benötigt. Die Bedeutung des Säure-Basen-Haushaltes wurde Ihnen ja bereits ausführlich von mir erläutert.

*Die Behandlung ist sehr gut verträglich und hat deshalb inzwischen einen breiten Anwenderkreis gefunden. Da Procain auch ein wichtiges Mittel aus der Neuraltherapie ist, kann die Methode auch zur Schmerzbehandlung und bei Regulationsstörungen eingesetzt werden. Vertiefen Sie sich in die Abbildung 4.5. und schauen Sie, wie **Lympho** sich freut!*

Wollen Sie näheres zur Methode wissen, dann lesen Sie bei Fakten und Hintergründe weiter."

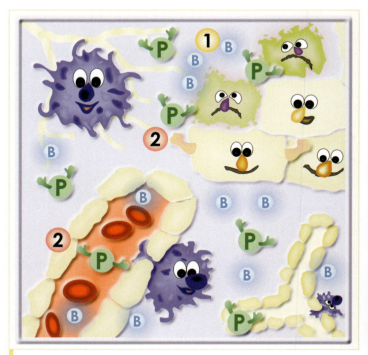

Abb. 4.5.
Wirkung der Procain-Basen-Therapie im Gewebe
1 - Natriumhydrogenkarbonat löst den Säuremantel der Krebszellen auf
2 - Procain weitet die Blutgefäße und attackiert die Krebszellen

Energie tanken

Eine erfolgreiche Krebsbehandlung braucht Energie, braucht Kraft für Körper und Geist. Besinnen Sie sich auf Ihre Kraftquellen zurück und tanken Sie auf. Spezielle Behandlungen, wie Sauerstoff- und hämatogene Oxidationstherapie, Magnetfeldtherapie und andere energieliefernde Verfahren können Ihnen dabei helfen.
Aber auch schon erholsame Spaziergänge im Wald, Sonnenlicht, gemütliches Beisammensein und immer wieder Liebe können viel Kraft geben.
Energiespendend sind auch Kurzschlaf am Mittag, Meditation, Entspannungs- und Visualisierungsverfahren.

Energie.

Lebenskraft.

Heilkraft.

Energiequellen.

„Was ist Energie? Wärme, Kraftgefühl, Fitness, ausgeglichen Sein sind Synonyme für Energie im Menschen. In der asiatischen Medizin spricht man von **Chi**, die Homöopathen benutzen das Wort **Lebenskraft**. Die größte Energie hat aber zweifellos die LIEBE. Auch Licht ist eine Form von Energie und kann uns als wärmendes Sonnenlicht viel Kraft vermitteln.

Unser Tipp für Sie

Nutzen sie Angebote zum Erlernen von Entspannungs- und Energieübungen.

Alle Stoffwechsel- und Abwehrvorgänge sind energieabhängig. Dem entsprechend sollten Sie keine Gelegenheit auslassen, um Energie zu tanken. Jeder hat hierfür seine eigenen Erfahrungen um bevorzugte Energiequellen gemacht. Besinnen Sie sich auf diese Quellen zurück! Es sollte im Resultat immer Entspannung, Bewegung, frische Luft und Freude dabei sein. Der eine findet dies am meisten im Urlaub am Strand, der andere im Gebirge beim Wandern. Mancher vermag sich beim Angeln am besten entspannen, wohingegen dies anderen viel zu langweilig wird und vielleicht der Drang zu Shopping oder Tanz dominiert. Sollten Sie sich ihrer optimalen Energiequelle nicht sicher sein, so besinnen sie sich in aller Ruhe. Sie finden sicherlich Ideen und Inhalte, in denen Sie glücklich und entspannt Ihren Körper neu beleben konnten und immer wieder können.
Im Vorfeld Ihrer Krebserkrankung haben Sie sicher viel zu wenig an diese Aspekte gedacht. Nun hat Ihnen die Natur ein ernstes Zeichen gesetzt. Schluss mit Dauerstress und Ärger, Schluss mit

Ausdrucksformen der Energie im Menschen

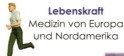
Lebenskraft
Medizin von Europa und Nordamerika

Chakrenfluss
indische und ayuvedische Medizin

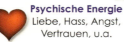
Psychische Energie
Liebe, Hass, Angst, Vertrauen, u.a.

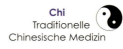
Chi
Traditionelle Chinesische Medizin

Biophotonen
Quantenphysik

Temperatur
Kinetik, Thermodynamik, Entzündungslehre

Abb. 4.6.
Die Energie im Menschen im Spiegel von Medizin, Wissenschaften und Kulturkreisen

Fakten & Hintergründe

⇨ Aus Sicht der Physik entsteht Energie als Resultat chemischer Reaktionsabläufe. Man unterscheidet exotherme und endotherme Reaktionen.

⇨ Die Temperatur beschreibt in der Festkörperphysik den Energiegehalt am direktesten. Ein kalter Körper hat dabei wesentlich weniger Energie als ein wärmerer. Aber auch die Messgrößen Kraft, Leistung und Geschwindigkeit sind energieabhängige Prozesse.

⇨ In der Elektrotechnik/Elektronik steht die Energie für den Stromfluß. Im Rahmen der Leitung von Strom und Impulsen wird Energie ausgetauscht bzw. weitergetragen. Die Atom- und Quantenphysik beschreibt Energie als Resultat von Quantensprüngen zwischen den einzelnen Elektronenschalen der Atome und Moleküle.

⇨ Bei sämtlichen Lebewesen konnte die Energie inzwischen als Lichtabstrahlung (sog. Biophotonen) gemessen werden. Die Biophotonen sind für die Steuerung der Lebensvorgänge massgeblich.

⇨ In der Medizin erkennt man Energiemangel an Müdigkeit, Schwäche, Kälte, Trübsinn und Blässe. Die Asiaten bezeichnen diesen Zustand als **Yin**. Dem steht der Zustand des **Yang**, d.h. dem Übermass an Energie gegenüber, welches durch Hitze, Fieber, Übererregung, Gedankenfluß und Überaktivität gekennzeichnet ist.

⇨ Die verschiedenen Kulturkreise verbinden mit der Energie im Menschen verschiedene Begriffe und Ansichten. Die chinesische Medizin ist in vielfältiger Weise bemüht, das Fließen der Energie (des **Chi**) zu fördern und zu harmonisieren. Die **Chakren-Lehre** erkannte 7 Energieebenen im Körper, welche unterschiedlichen Funktionen zugeordnet sind. Die westliche Medizin schließlich beschreibt die menschliche Energie als Lebenskraft oder Vitalität.

Weiterführende Literatur
- BISCHOFF, M.: Biophotonen, das Licht in unseren Zellen. 2001 Verlag Frankfurt/M.
- WARNTKE, U.: Risiko Wohlstandsleiden. Popular Academic Verlags-Gesellschaft

Möglicher Ablauf des Handelns
1. *den Energiezustand einschätzen lernen*
2. *bei Mangel zusätzliche Energiequellen nutzen*
3. *seelische Harmonie und Liebe als innere Energiequelle neu beleben*

Unterordnung und Vergessen des eigenen Ichs! Mit jedem Atemzug frischer Luft, mit jedem gehaltvollen und gut verdauten Essen, mit jeder Minute Zeit für die eigene Entspannung tanken Sie jetzt die Kraft für Ihre Gesundung.

Und vergessen Sie bitte nicht: Sowohl meine Zellkollegen als auch sämtliche Gewebe, Organe und schließlich der ganze Mensch stehen in einem ständigen Energieaustausch mit der Umwelt. Dies betrifft nicht nur die Temperatur, sondern auch seelische und geistige Kräfte. Jezt leuchtet Ihnen auch ein, weshalb Sie der eine Mitmensch stärkt und wieso Sie sich nach der Begegnung mit einem anderen geschwächt und schlecht fühlen."

Übung für schnelles Energie tanken

1. Bequem machen
- hinlegen oder setzen

2. Sich einstimmen
- Augen schließen
- auf die Atmung achten
- „Ich habe das Recht, mir diese Zeit zu nehmen. Es ist wichtig, dass ich mich regeneriere. Je mehr Sauerstoff ich meinem Körper zuführe, desto gesünder, vitaler und produktiver fühle ich mich."

3. Rückwärts zählen
- bei jedem langen Atemzug von fünf bis eins rückwärts zählen
- sich vorstellen, man würde eine Treppe abwärts laufen und unterhalb der Treppe beginnt ein wunderschöner saftiggrüner Wald, die Luft ist warm und angenehm. Auf einen kristallklaren See zugehend und sich im weichen Gras am Ufer niederlegend, fühlt man sich sicher und entspannt, die Sonne wärmt den Körper.

4. Verinnerlichen von Schritt 3
- „Immer, wenn ich die Atemübungen mache und von fünf bis eins rückwärts zähle, erreiche ich eine tiefere Bewusstseinsebene, bin ich entspannter und kreativer."

5. Registrieren der inneren Energie
- Normal atmen und Geräusche und Empfindungen beachten
- Gefühl des Energiesystems im Körper: Ein Netzwerk von vibrierenden Energiefäden, die harmonisch schwingen. Empfindung der Ganzheitlichkeit des Körpers.
- Unwillkürliche Gedanken kommen und gehen lassen, dabei den Körper nur beobachten

6. Energieprogrammierung
- Energietanken aus den vorangegangenen Gedanken

7. Zurückkehren
- entspannt die Treppe zurück gehen
- langsam von eins bis fünf zählen und dabei Treppe hinauf gehen
- wenn man oben angelangt ist, öffnet man langsam die Augen und orientiert sich.

Abb. 4.**7.**
Beispiel für eine Entspannungsübung mit dem Effekt des „Energie tankens"

Sauerstofftherapie

Die Zielstellung der Einatmung oder Blutbeimischung von neutralem, leicht ionisiertem oder sogar ozoniertem Sauerstoff besteht in einer Anregung der Zellatmung und damit der Energiegewinnung. Die Behandlung ist besonders bei eingeschränkter Atmungsfläche (nach Operation oder Entzündung der Lungen) und allgemeiner Leistungsschwäche sinnvoll.

Sauerstoff.

Ozon.

hämatogene Oxidationtherapie.

ionisierter Sauerstoff.

„Schon jedes kleine Kind kennt Sauerstoff als unser Lebenselexier Nummer eins. Und so wie es Ihnen geht, wenn die Luft im Raum bei geschlossenem Fenster und noch dazu Gedränge von vielen Menschen immer „dünner" und „stickiger" wird, geht es uns Zellen im Körpergewebe bei schlechter Sauerstoffversorgung. Bis auf wenige Ausnahmen können unsere gesunden Körperzellen nur mittels Sauerstoff Energie gewinnen. Und haben wir zu wenig davon, dann wird eben gespart. Dann wird der Mensch zunehmend müde, inaktiv, bekommt kalte Hände und Füße und allgemein vermindert sich die Lebenslust immer mehr.

Energie entsteht also, wenn alle Zellen gut versorgt werden und ausreichend Sauerstoff vorhanden ist. Dem entsprechend sollten all Ihre Bemühungen zur Erhöhung Ihrer körpereigenen Energiereserven auch in einer Optimierung der Atmung und damit der Sauerstoffaufnahme bestehen.
Krebszellen können auch ohne Sauerstoff (mittels Gärung) Energie produzieren. Deshalb lachen sie erst recht, wenn der kranke Mensch nichts für eine bessere Sauerstoffversorgung tut. Und dabei ist uns schon mit mehr Bewegung viel geholfen, am besten natürlich im Grünen. Auch eine gute Atemtechnik, am besten Bauchatmung, Atemübungen am geöffneten Fenster oder z.B. Zitteratmung nach FERRONATO, sind sehr wichtig, um in der Lunge einen optimalen Gasaustausch zu garantieren.
Sie werden jetzt erst recht verstehen, dass nicht nur wir Abwehrzellen, sondern alle anderen gesunden bzw. sich nach Gesundheit sehnenden Körperzellen zur Überwindung der Krebskrankheit nicht genug Sauerstoff haben können.
Deshalb sind uns besonders beim geschwächten Körper alle bewährten Arten von Sauerstoffbehandlung (Abb. 4.8.) willkommen. Über die Lungen kann man neben neutralen auch ionisierten Sauerstoff einatmen. Frische Luft mit ionisierten Sauerstoffteilchen aufzunehmen, wie sie nach einem Gewitterregen entsteht, tut uns

Unser Tipp für Sie

Zitteratmung nach Dr. FERRONATO

Legen sich bequem auf eine harte Unterlage. Zu dieser Übung brauchen Sie noch einen Übungspartner. Dieser umgreift mit beiden Händen Ihren Brustkorb. Sie atmen tief über die Nase ein. Die Ausatmung erfolgt langsam durch den „gespitzten" Mund, d.h. Sie formen die Lippen so, als ob Sie kräftig pfeifen möchten. Gleichzeitig drückt der Übungspartner während der Ausatmung den Brustkorb zusammen und bringt diesen durch ein Zittern seiner Hände in Vibration.
Die Zitteratmung wird ca. 5 min durchgeführt. Diese Atemtechnik führt zu einer maximalen Sauerstoffaufsättigung im Blut – Sie werden es spüren!

Fakten & Hintergründe

⇨ Krebszellen können, im Gegensatz zu Körperzellen, auch ohne Sauerstoff Energie gewinnen.
⇨ Durch eine *Sauerstofftherapie* wird das Energieungleichgewicht wieder in Richtung einer gesunden Zellatmung korrigiert.
⇨ Sauerstoff wird so zum Medikament. Im Blut lässt sich der höhere Sauerstoffgehalt einige Stunden nach der Behandlung nicht mehr messen. Allerdings ist der angestoßene „Wiederbelebungseffekt" erheblich länger mess- und besonders spürbar.

⇨ Vitamingaben und Zusätze zur Luftbefeuchtung und Körperübungen werden kombiniert.

⇨ Bei der *hämatogenen Oxydationstherapie* (HOT) werden ca. 200 ml Venenblut entnommen, mit reinem Sauerstoff angereichert und wieder zurück infundiert. Bei Durchblutungsproblemen und schlechter Fließfähigkeit des Blutes kann man die Rückübertragung des eigenen Blutes mit einer UV-Blutbestrahlung kombinieren.

⇨ *Ozon-Therapie*: Drei angeregte Sauerstoffatome werden zur Energiegewinnung genutzt. Das in das Blut eingebrachte Ozon kann quasi einmal mehr Sauerstoff zur Zellatmung zur Verfügung stellen als das zweiwertige, neutrale Sauerstoffatom. Während Ozon in der Atemluft giftig wirkt, hat es bei Gabe in die Blutbahn durch sofortige Bindung an die roten Blutkörperchen ausschließlich positive Effekte.

⇨ *Ionisierter Sauerstoff* kann je nach Zustand des Vegetativen Nervensystemes (Messung über Biotonometrie) in negativer oder positiver Form dem normalen Sauerstoff zugemischt werden und so das Immunsystem, den Stoffwechsel und die lokalen Abwehrprozesse zusätzlich stimulieren.

⇨ Es gibt weitere Formen der Aufnahmemöglichkeit von Sauerstoff wie das Singulett-System, Sauerstoff angereichertes Wasser zum Trinken oder zur Aufnahme über die Haut etc.

Weiterführende Literatur
• ARDENNE, M.: Sauerstoff-Mehrschritt-Therapie. Thieme Verlag Stuttgart
• ENGLER, I.: Wasser – Polaritätsphänomen, Informationsträger, Heilmittel. Sommer Verlag GmbH
• MOHR, P., VOGES, S.: Sauerstoff- und Ozontherapie. Aescura München

Möglicher Ablauf des Handelns

1. *eigenes Energieniveau kritisch einschätzen*
2. *geeignete Formen der eigenen Energiegewinnung suchen, finden und täglich anwenden*
3. *sich gegenüber Energieverlust schützen (auch gedanklich)*
4. *negative Energien abwehren.*

Körperzellen besonders gut. So angenehm, wie Sie diese gute Luft empfinden, so belebt sie uns auch. Durch Einspritzung in die Blutgefäße bzw. Eigenblutinfusion kann man natürlich auch sehr wirkungsvoll Sauerstoff oder Ozon in den Körper bringen. Die Steigerung an Sauerstoffgehalt können wir dann auch in den kleinen Haargefäßen der Blutbahn und in entlegenen Gewebebereichen spüren. Dabei bringen mit Ozon beladene Blutkörperchen besonders reichlich die Sauerstoffenergie mit.

Wir Körperzellen freuen uns über jede wirksame Form der zusätzlichen Sauerstoffzufuhr, egal wie sie erfolgt. Die eine Methode bringt mehr, die andere weniger Sauerstoff mit einer Anwendung in den Körper. Wenn Sie sich nach Sauerstoffbehandlungen besser fühlen, haben Sie bereits eine ausreichende Dosis erhalten.

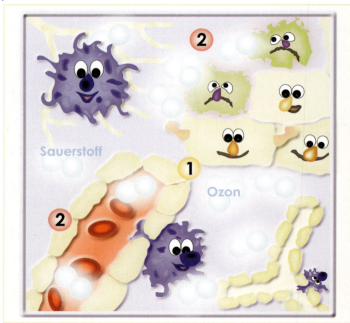

Abb. 4.8.
Wirkung der Sauerstofftherapie im Gewebe
1 - Stärkung der Körperzellen (Zellatmung)
2 - Krebszellen vertragen keinen Sauerstoff

Sie können sich selbst eine Sauerstofftherapie ermöglichen, auch ohne die Technik einer medizinischen Einrichtung, indem Sie täglich, mit 20 Minuten beginnend und auf 60 Minuten steigernd, zügig gehen (walken), Fahrrad fahren oder langsam laufen (joggen). Gleiches gilt natürlich auch, wenn Sie sich nach durchgeführten Sauerstofftherapien besser fühlen und diesen Zustand erhalten wollen. Auf ähnliche Weise verbessert tägliches Singen die Sauerstoffversorgung und macht auch noch Spaß."

5 Das Abwehrsystem stärken

„Jetzt endlich kommt mein Lieblingskapitel, denn es geht um Methoden, welche die Kraft meiner Abwehrkollegen anregen sollen. Die gezielte Stärkung der Abwehrkräfte stellt die zentrale Säule einer aktiven Krebsvorbeugung und -nachsorge dar. Bitte denken Sie daran: Das Abwehrsystem besitzt prinzipiell alle Möglichkeiten zur Vernichtung von Krebszellen und zur Hemmung von deren Ausbreitung.

Wichtige Grundvoraussetzungen für die Funktionsfähigkeit der Abwehrzellen stellen der Zustand des Zwischenzellraums (Mikroumgebung) und ein ausreichender Energiegehalt dar (siehe Kapitel 3 und 4). Generell trägt gesunde Lebensweise in jeder Form zur Stärkung der Abwehr bei. Dies bedeutet, dass auch die bereits angesprochenen Faktoren, wie die Optimierung der Baubiologie, gesunde Ernährung, Bewegung und Sport, ausreichend Schlaf und natürlich die Verminderung von seelischem Stress, eine die Abwehr verbessernde Wirkung haben."

Behandlung mit Eigenblut und Eigenurin

Durch die Einspritzung von Blut in das Gewebe wird das Abwehrsystem unspezifisch angeregt. Häufig werden der Körperflüssigkeit noch homotoxische oder homöopathische Zusätze zur Wirksamkeitssteigerung beigemischt. Es sind auch Erfolge mit Eigenurinanwendungen, z.B. als örtliche Waschungen oder Umschläge, bei der Heilung von Wunden bekannt.

Eigenblut.

Eigenurin.

Einspritzung.

allgemeine Abwehranregung.

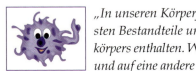
„In unseren Körperflüssigkeiten sind die wichtigsten Bestandteile und Informationen des Gesamtkörpers enthalten. Werden diese in kleinen Mengen und auf eine andere Art, als sie der Körper kennt, verabreicht, so hat dies eine anregende Wirkung. Dem Körper wird gewissermaßen sein eigenes Spiegelbild vorgehalten, was zur Aktivierung von Korrekturprozessen führt und allgemein aktivierend wirkt. Die dementsprechende Einspritzung von eigenem Blut stellt ein altes Naturheilverfahren dar, welches sich bereits bei der Behandlung von wiederkehrenden Erkältungen sehr bewährt

Abb. 5.1.
Grundprinzip der Behandlung mit Eigenblut und Eigenurin

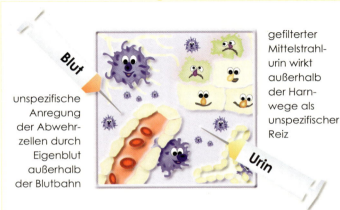

unspezifische Anregung der Abwehrzellen durch Eigenblut außerhalb der Blutbahn

gefilterter Mittelstrahlurin wirkt außerhalb der Harnwege als unspezifischer Reiz

Unser Tipp für Sie

Die Behandlung mit Eigenblut oder auch Eigenharn bringt einen allgemeinen, unspezifischen Effekt der Abwehrsteigerung mit sich. Die von vielen Naturheilpraktikern durchgeführte Methode ist insbesondere zur Krebsvorbeugung und bei gehäuften Erkältungen zu empfehlen.

Fakten & Hintergründe

⇨ Bei der Eigenblutbehandlung wird das aus der Armvene entnommene Blut ggf. mit destilliertem Wasser (Aqua destillata) oder homöopathischen bzw. homotoxischen Mitteln gemischt und dann in den Muskel zurückgespritzt.

⇨ Die Behandlung erfolgt mit Blutmengen zwischen 0,5 und 2 ml und wird ein bis zwei mal pro Woche durchgeführt. Bei Kindern oder auch bei ängstlichen Menschen kann man einen Blutstropfen nach der homöopathischen Methode verschütteln und dann in unterschiedlichen Potenzgraden (üblich D6 - D12) täglich einnehmen.

⇨ Ähnlich ist die Vorgehensweise bei der Eigenharnbehandlung. Sollten Sie sich dazu überwinden können, hat sich auch das Trinken des Mittelstrahlurins als förderlich für die Stabilisierung der Schleimhäute erwiesen. Während der Chemotherapie wäre eine Eigenharnbehandlung ungünstig.

Weiterführende Literatur
- ABELE, U.: Die Eigenharnbehandlung. Haug-Verlag
- IMHÄUSER, B.: Homöopathische Kinderheilkunde. Haug-Verlag

hat. In ähnlicher Weise kann man mit Eigenurin verfahren. Während das Trinken von Eigenurin die Kräfte der allgemeinen Abwehr stimuliert und insbesondere die Funktionsfähigkeit der Schleimhäute bessert, hat die Einspritzung von zuvor steril gefilterten Eigenurin eine besondere Bedeutung im Rahmen der Immunbehandlung von Tumoren der Niere, Blase und der Geschlechtsorgane.

Scheuen Sie sich nicht. Es kann zu keiner allergischen Reaktion kommen. Eigenurin ist eine Ausscheidung von Ihnen selbst, die im Gewebe und Zwischenzellraum (Mikroumgebung der Zellen) als „hier falsch" erkannt wird und eine Abwehrreaktion anregt."

EIN BEISPIEL AUS DER PRAXIS

Die Patientin, 37 Jahre, kommt am 12.1.1998 mit der Problematik einer bereits zum 2. Mal auffälligen Schleimhautveränderung am Muttermund (laut Frauenarzt Stadium III - IV nach PAPANICOLAU, Vorstufe zum Krebs) in die Praxis. Ihr wurde eine Totalentfernung der Gebärmutter vorgeschlagen. Sie berichtete über bereits mehrfache Scheidenpilzentzündungen und starken, übelriechenden Ausfluss. Auch mehrere Pilzbehandlungen und eine Ernährungsumstellung hatten wenig Besserung gebracht. Außerdem klagte die Patientin über gehäufte Infekte der Mandeln und Bronchien. Es wurde von Februar bis April eine Eigenblutbehandlung einmal pro Woche durchgeführt. Nach der 4. Einspritzung bekam sie eine Erkältung, die aber nach 3 Tagen wieder verschwand. Bereits die folgende frauenärztliche Untersuchung im Mai 1998 erbrachte eine deutliche Besserung des Schleimhautbefundes (PAPANICOLAU Grad I - II). Die Behandlung wurde in gleicher Weise nochmals im Herbst 1998 wiederholt.

Inzwischen sind bei der Patientin bis heute keine auffälligen frauenärztlichen Befunde mehr nachweisbar, der Ausfluss ist zurückgegangen, ebenso die Erkältungsneigung.

Immunstimulation mit Mistel

anthroposophische Medizin.

Mistel.

Abwehrsteigerung.

Lektin-standardisierte Mistel.

Mistelextrakte regen die Aktivität vorhandener Abwehrzellen gezielt an. Durch den geschulten Therapeuten werden die passenden Mistelarten und -dosierungen bestimmt und deren Effekt kontrolliert. Die Auswahl der Mistelart erfolgt nach Tumorart und Verträglichkeit. Sie sollten anstreben, sich die Mistel bald selbst zu spritzen und dadurch unabhängig zu werden. Alle 3 bis 4 Monate sollte eine Behandlungspause erfolgen.

„Sollte Ihnen bisher so manches völlig neu erschienen sein, so spreche ich jetzt über eine Heilpflanze, von der Sie auf jeden Fall schon mal in Verbindung mit dem Thema Krebs gehört haben: Die **Mistel**. Der als Schmarotzer auf verschiedenen Bäumen wachsende Strauch, wird seit über 100 Jahren erfolgreich in der Geschwulstbehandlung eingesetzt. Die Mistel erhöht die Aufmerksamkeit und Aktivität der Abwehrzellen. Sie sollten sich einfach vorstellen, wie Ihre Immunsoldaten durch die Mistel so richtig „scharf" gemacht werden (so wie ein Unteroffizier (Spieß) einer Kompanie mit den Soldaten trainiert). Dabei haben sich die Misteln bestimmter Wirtsbäume zur Behandlung unterschiedlicher Krebsarten als besonders geeignet herausgestellt.

Die Mistel kann durch Einspritzung unter die Haut oder auch Infusion verabreicht werden. Nach einigen Tagen der Eingewöhnung sollten Sie lernen, sich die Mistel selbst zu spritzen. Die Selbstüberwindung hierfür fällt Ihnen sicher leichter, wenn Sie sich vorstellen, wie Sie mit jeder Spritze die Reste der Krebskrankheit so richtig „wegspritzen". Es ist verständlich, dass man auch bei der Mistelbehandlung immer einmal Pausen einlegen sollte (aller 3 bis 4 Monate für 4 bis 6 Wochen), um die anregende Wirkung nicht zum Dauerstress werden zu lassen."

Unser Tipp für Sie

Prinzipiell gehört auch die Mistelbehandlung in die Hand von erfahrenen Therapeuten. Wendet man diese Methode falsch oder inkonsequent an, dann wird man das hohe Ziel der Heilung nicht erreichen.

Fakten & Hintergründe

⇨ Die Mistel wurde von der anthroposophischen Medizin als krebsbeeinflussende Arznei erkannt und eingeführt. Mistelextrakte können nachweislich im Reagenzglas in höherer Dosis Krebszellen abtöten.

⇨ Am Menschen verwendet man Mistelmengen, welche gezielt die Aktivität vorhandener Abwehrzellen anregen. Neben der in der anthroposophischen Medizin üblichen Einsatzweise mit langsam ansteigenden Dosierungen werden inzwischen auch sog. standardisierte Mistelpräparate (z.B. Eurixor, Iscador spezial, Lektinol) angeboten. Letztere verfügen über eine nach dem Hauptwirkstoff Mistellektin 1 ausgerichtete Standardkonzentration, welche genau nach dem Körpergewicht des Patienten dosiert wird.

⇨ Nach Einspritzung der Mistel unter die Haut kann bzw. darf es zu einer örtlichen Rötung mit Überwärmung kommen. Diese zeigt die erfolgreiche Reizwirkung des Extraktes auf die Abwehrzellen an, sollte aber nur eine Fläche nicht größer als der eigene Handteller erreichen. Bei größerer Ausdehnung genügt meist ein Reduzieren der Dosis bzw. die Verlängerung des Intervalls zwischen den Einspritzungen. Diese Rötung ist, sofern kein allgemeines Unwohlsein auftritt, keine Allergie. Echte Allergien gegen Mistelextrakt gibt es sehr selten.

⇨ Die Wirkung der Mistel spürt man an einer Besserung des Gesamtbefindens und der Zunahme des Appetits. Sehr bewährt zur Wirkungskontrolle hat sich die Aufzeichnung der Körpertemperatur.

⇨ Während bei Abwehrschwäche die Körpertemperatur oft absinkt und einen unregelmäßigen Verlauf zeigt, sollte es unter Mistelbehandlung zu einem Temperaturanstieg und einer Rhythmisierung der Körpertemperatur kommen. Führen Sie die Temperaturmessung mit einem elektronischen Fieberthermometer am besten unter der Zunge oder im Ohr aus.

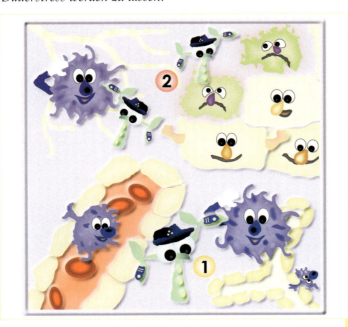

Abb. 5.2.
Mistel aktiviert die Abwehrzellen
1 - Mistelextrakt trainiert als „Spieß" die Abwehrzellen
2 - verstärkter Angriff auf Krebszellen nach Aktivierung

⇨ Die Mistelbehandlung kann bei nahezu allen Krebsarten und in allen Stadien der Krebskrankheit durchgeführt werden (natürlich auch begleitend zur Chemo- und Strahlenbehandlung).

⇨ Die Erfahrungen in der Biologischen Tumortherapie haben gezeigt, daß die Mistel als Einzeltherapie häufig unzureichend ist.

⇨ Während einer Misteltherapie eine gleichzeitige Organextraktbehandlung durchzuführen, kann zu einer Überforderung des Immunsystemes führen und sollte nur in besonderen Situationen angewendet werden.

Weiterführende Literatur
• Z.B. Patienten - Informationsblätter der Firmen Biosyn, Weleda, Madaus, Abnoba, Helixor, Wala, Novipharm anfordern. Adressen s. Tabelle unten

EIN BEISPIEL AUS DER PRAXIS

Ein Patient mit fortgeschrittenem Mastdarmkrebs und mit Tochtergeschwülsten in der Leber kommt am 24.3.1999 zur Vorstellung. Der 57-Jährige berichtet über Appetitsverlust, zunehmende Schwäche und ist allgemein sehr schwermütig. Es wird neben einer hochdosierten Vitamingabe zunächst über drei Wochen alle zwei Tage eine Mistelinfusion mit LEKTINOL verabreicht. Bereits nach einer Woche lässt sich eine deutliche allgemeine Befindlichkeitsbesserung registrieren. Der Patient wird in die Selbsteinspritzung der Mistel eingewiesen und führt diese dann ab der 4. Woche alle drei Tage durch. Der behandelnde Hausarzt berichtet in einem Anruf am 25.6.1999, dass es dem Patienten unverändert gut geht und sogar der Tumormarker CEA sowie der Krebsbefund im Ultraschall Besserung anzeigen.

Mistelpräparat	Hersteller	Besonderheiten
Iscador®	Fa. **Weleda** AG Heilmittelbetriebe Postfach 13091320 D-73503 Schwäbisch Gmünd	ML-1 standardisiert (Iscador 5 spezial) und für anthroposophische Dosierung verfügbar
Helixor®	Fa. **Helixor** Heilmittel GmbH & Co. Postfach 8 D-72344 Rosenfeld	geeignet für chronische Leukämien, Morbus Hodgkin und Non-Hodgkin-Lymphome, anthroposophische Dosierung
AbnobaViscum®	Fa. **Abnoba** Heilmittel GmbH Güterstr. 53 D-75177 Pforzheim	Anthroposophische Dosierung, breite Dosispalette und hohe Wirkstoffqualität
Vysorel®	Fa. **Novipharm** GmbH Haidach-Str. 29/7/43 D-75181 Pforzheim	Auch als Infusion einsetzbar (bei fortgeschrittenen Krebsfällen), anthroposophische Dosierung
Lektinol®	Fa. **Madaus** AG Ostmerheimer-Str. 198 D-51109 Köln	ML-1 standardisiertes Präparat, auch zur Infusion möglich
JUV 110®	Fa. **Phönix-Laboratorium** GmbH Postfach 20 D-71145 Bondorf	Unspezifischer Einsatz, bei leichter Abwehrschwäche
Iscucin®	Fa. **Wala** Heilmittel GmbH Postfach 1191 D-73085 Eckwälden/Bad Boll	Homöopathisch potenzierte Mistelpräparate, Alternative bei ausbleibender Wirkung klassisch-anthroposoph. Präp.
Eurixor®	Fa. **Biosyn** Arzneimittel GmbH Schorndorfer-Str. 32 D-70734 Fellbach	ML-1 standardisiertes Präparat, viele klinische Studien verfügbar
Rabuvén N®	Fa. **Wulf Rabe** GmbH Biologische Arzneimittel Bunnenbergstr. 21 D-30165 Hannover	Unspezifische Immunstimulation, bei leichter und mittlerer Abwehrschwäche

Tabelle 5.1.
Übersicht über die wichtigsten Mistelpräparate

Immunmodulation mit Thymus und Organextrakten

Sind zu wenig Abwehrzellen vorhanden, so haben sich zur Anregung ihrer Neubildung Thymus und andere Organextrakte bewährt. In speziellen Labortests mit Lymphzellen kann man die potentielle Wirkung von Thymus und Organextrakten nahezu vorhersagen und somit die Behandlung noch gezielter organisieren.

Thymus.

Organopeptide.

Abwehranregung.

zellspezifische Stimulation.

„Um das Prinzip der Thymusbehandlung verstehen zu können, werde ich Ihnen eingangs kurz den Entstehungsweg der Abwehrzellen erklären. Wir werden als junge, unreife Abwehrzellen im Knochenmark gebildet. Das bedeutet natürlich, dass unsere Zahl stark zurück geht, wenn man das Knochenmark bestrahlt oder mit giftigen Substanzen überlastet. Einige der jungen Abwehrzellen gelangen über die Blutbahn zum Bries (liegt hinter dem Brustbein), wo sie als so genannte **T**(hymus)-**Lymphozyten** in ihre speziellen Abwehraufgaben eingewiesen werden. Eine andere Sorte von Abwehrzellen, die **B-Lymphozyten** reifen in der Darmschleimhaut und bilden später Antikörper aus.

Durch Anwendung von fein gefilterten und ggf. extra isolierten Bestandteilen des Bries von gesunden jungen Schweinen oder Rindern erzielt man eine nachweisbare Vermehrung der Lymphzellen. Mit anderen Worten und gemäß unserem Beispiel, mit den „Immunsoldaten" werden „Soldaten" bei starker Dezimierung gewissermaßen durch die Thymusbehandlung als „Truppenverstärkung" nachgeliefert. Natürlich freut sich das Gewebe über diesen Nachschub und die Bekämpfung der Krebskrankheit bekommt gerade durch die Thymusbehandlung einen spürbaren Anstoß. Neben dem Bries haben auch andere Organextrakte, wie derer aus Leber, Milz, Niere, Bauspeicheldrüse und Nabelschnur (Mesenchym) eine große Bedeutung erlangt. Sie wirken vitalisierend und regenerierend auf die durch Gifte und Strahlen geschädigten Drüsen und Organe und damit ebenso stützend auf das Abwehrsystem."

EIN BEISPIEL AUS DER PRAXIS

Herr W.R. ist 60 Jahre alt und wurde inzwischen sechs mal an wiederkehrenden krebsartigen Polypen der Blase operiert. Nach der letzten Operation im Juni 1999 versuchte man eine Chemotherapie versucht, diese musste aber nach der dritten Serie aufgrund des zu schlechten Blutbildes, anhaltenden Brechreizes, Schwäche und extremen Hustenanfällen abge-

Fakten & Hintergründe

⇨ Der Bries als Ort der Reifung der T-Lymphozyten wird mit zunehmendem Alter immer kleiner. Die Thymusdrüse enthält wichtige Wirkstoffe (sog. Thymosine), welche eine direkte stimulierende Wirkung auf unser Abwehrsystem haben und sogar die Neubildung von Abwehrzellen im Knochenmark anregen.

⇨ Als der entscheidende molekulare Wirkmechanismus der Organotherapie wurde der so genannte **Homing-Effekt** bzw. **Organotropismus** erkannt (Prof. BLOBEL, 1999 Nobelpreis für Medizin). Man konnte zeigen, dass alle Zellen organtypische Signalcodes besitzen, welche ein „Wiederfinden" des Ursprungsgewebes auch nach Applikation in einen Fremdorganismus ermöglichen.

⇨ Folgende Inhaltsstoffe sind in den Organopeptiden wirksam:
- organtypische *Enzyme* (z.B. Tymosin, Thymolin, Splenin),
- organtypische *Mediatoren und Mikrohormone* (viele Zytokine),
- organtypische *Wachstumsfaktoren* (z.B. Thymopoetin),
- organtypische *niedermolekulare Substanzen* der Zellen und Zellumgebung (z.B. PG- und GAG-Fragmente, gelöste Stoffe, Kolloide),
- organtypische *Informationen* (gespeichert in DNA- und RNA-Fragmenten sowie pseudokristallinem Wasser).

⇨ Man unterscheidet die Behandlung mit Thymusgesamtextrakten und Einzelwirkstoffen. Gemäß dem Prinzip der Ganzheitlichkeit sind die Gesamtextrakte vorteilhafter. Eine besonders hohe Wirksamkeit haben konservierungsstofffreie Organopeptide, welche tiefgekühlt aufbewahrt und direkt von den Therapeuten bereit gehalten werden.

⇨ Die Gabe der Thymusextrakte erfolgt über intramuskuläre Einspritzung. Hier kann es ebenso wie bei der Mistelspritze zu einer vorübergehenden kleinen Schwellung und Rötung als Zeichen der stimulierenden Wirkung auf die Abwehrzellen kommen.

⇨ Die Behandlung mit Thymus- und Organopeptiden hat sich zur Einschränkung von Nebenwirkungen der Chemotherapie gut bewährt. Dies wird bereits durch viele universitäre Studien belegt.

⇨ Aktuelle Untersuchungen konnten zeigen, dass bei Krebspatienten eine Erweiterung der Organotherapie über den Thymus hinaus notwendig ist. Wichtige innere Organe, wie Leber, Bauchspeicheldrüse, Niere, Herz und Lunge benötigen besonders nach Chemo- und Strahlentherapie stärkende und wiederaufbauende Impulse. Erst deren Reaktivierung schafft die Voraussetzungen für eine wirksame biologische Abwehrstärkung.

⇨ Neben den hochmolekularen Gesamtextrakten sind ebenfalls niedermolekulare Präparate (Thymojekt®, Thym-Uvocal®, Ney-Thymun®), sowie potenzierte Mittel der anthroposophischen (Gland. thymi D6 WALA) oder homöopathischen Medizin (Thymus Injeel® HEEL) verfügbar.

⇨ Prinzipiell lässt sich die Thymusbehandlung mit der Misteltherapie kombinieren, wobei aber keine gemischte, sondern eine aufeinander folgende Gabe sinnvoll ist, um den Körper wiederum nicht zu überlasten.

Weiterführende Literatur
• BERG, F. v.d. et al.: Angewandte Physiologie. Bd. 1 - 5, Thieme
• OETTMEIER, R., REUTER, U.: Immuntherapie mit Organoextrakten unter besonderer Berücksichtigung des Lymphozytenproliferationstestes. Erfahrungsheilkunde 1/2000, S. 23 - 28

Unser Tipp für Sie

Lassen Sie zur Effizienzerhöhung Ihrer Organotherapie die für Sie geeigneten Präparate individuell testen. Hierfür haben sich der Lymphozytentransformationstest oder elektromagnetische sowie bio-feedback-Verfahren bewährt.

Die Organotherapie empfiehlt sich auch bei Beschwerdefreiheit prophylaktisch über längere Zeit und in größeren Zeitintervallen durchgeführt zu werden (z.B. monatl.).

---

brochen werden. Die Lymphozyten waren deutlich unter die Norm gefallen. Die veranlasste Lymphozytenproliferationstestung erbrachte im Labor eine Stimulation durch Thymus und Mesenchymextrakt. Dementsprechend erfolgte über 3 Wochen die Einspritzung von 12 Ampullen Thymuspeptid (THX, ORGANOMED) und 6 Ampullen Mesenchymgesamtextrakt. Gemäß den Erfahrungen mit Blasentumoren wurde nachfolgend die Thymusgabe einmal wöchentlich fortgesetzt. Seit dieser Zeit sind beim Patienten keine neuen Blasenpolypen mehr aufgetreten. Inzwischen bekommt er zweimal jährlich je 10 Thymuspeptid-Injektionen.

ORGANEXTRAKT	HAUPTANWENDUNGSBEREICH
THYMUS THX, Bries	Abwehrschwächen aller Art, Vorbeugung und Nachbehandlung von Krebs, chronische Entzündungen, Rheuma, verzögerte Rekonvaleszenz
MILZ	Abwehrschwächen aller Art, Vorbeugung und Nachbehandlung von Krebs, chronische Entzündungen, Rheuma, verzögerte Rekonvaleszenz
MESENCHYM Nabelschnur	Abwehrschwächen aller Art, chronische Entzündungen, Knochenmarksschwäche, Rheuma, Gelenkverschleiß, biologische Krebsbehandlung, Blutarmut, Leukopenie
HERZ	Herz- und Kreislauferkrankungen, Nachbehandlung von Herzinfarkt, Stressbehandlung, Herzverfettung, Angina pectoris, bei Strahlennebenwirkungen (Carditis, Cardiopathie)
NIERE	Chronische Nierenerkrankungen aller Art (Entzündungen, Nierensteine u.a.), chronische Rückenschmerzen, Energiemangel, bei Giftstoffbelastungen und nach Chemotherapie
LUNGE	Chronische Bronchial- und Lungenerkrankungen aller Art (bes. Bronchitis, Schwäche nach Lungenentzündung, Asthma), bei Strahlennebenwirkungen (Pulmonitis)
LEBER	Chronische Verdauungsstörungen, Blähsucht, Schwäche nach Leberentzündung (Hepatitis), Leberzirrhose, Gallenleiden, Übersäuerung, Abwehrschwäche, bei Giftstoffbelastungen und nach Chemotherapie
PANKREAS Bauchspeicheldrüse	Chronische Verdauungsschwäche, Zuckerkrankheit (bes. Typ II Diabetes), Schwäche oder chronische Entzündung der Bauchspeicheldrüse, chronische Übersäuerung

Tabelle 5.**2.**
wichtige Organotherapeutika und ihre Anwendungsgebiete

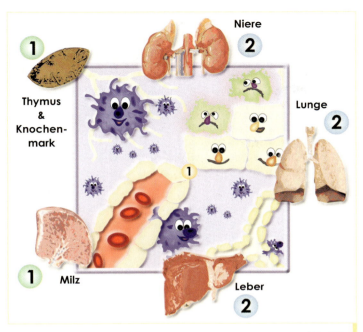

Abb. 5.3.
Organextrakte regen die Neubildung und Reifung von Abwehrzellen an (1) und verbessern die Funktion innerer Organe (2)

Möglicher Ablauf des Handelns
1. aktuellen Immunstatus bestimmen lassen
2. Mistel besonders bei Inaktivität der Abwehrzellen, Thymus und Organextrakte bei echtem Mangel und Schwäche der „Abwehrsoldaten"
3. in regelmäßigen Abständen (6 bis 12 Monate) den Effekt der Immuntherapie überprüfen lassen
4. eine gute Vorbeugung gegen Rückfälle oder Absiedlungen der Krebszellen stellt bei gutem Verlauf die Durchführung einer Organextrakttherapie aller 6 Monate unabhängig vom Immunstatus dar
5. Organextrakte am günstigsten in den Pausen der Misteltherapie einsetzen.

Tumor-„Impfstoffe"

Im Speziallabor wird vom Krebsgewebe nach dem Impfstoffverfahren die Tumor-Autovakzine hergestellt. Damit strebt man eine spezielle Schulung des Abwehrsystems an.

Tumorvakzine.

Eigenimpfstoff.

„Nachdem, zumindest für einige Krankheiten, die Impfung mit abgetöteten Viren oder Bakterienbestandteilen eine große Bedeutung erlangt hat, verwundert es nicht, dass man auch auf die Idee des Impfens von Tumorgewebe kam. Das Ziel liegt dabei in einer speziellen Anregung des Abwehrsystems gegenüber dem Tumor. Meine Abwehrkollegen werden mit den chemischen Bestandteilen des Krebsgewebes konfrontiert und sollen so gegenüber den auftretenden Tumorzellen besser vorbereitet sein. Um die Krebszellen besser erkennbar zu machen, kann das Tumorgewebe auch gegenüber dem Umgebungsgewebe sichtbar gemacht werden. Es wird hierzu im Rahmen einer Operation oder Probeentnahme gewonnen.
Die Behandlung hat aber, ebenso wie bereits genannte Verfahren, nur dann einen guten Erfolg, wenn auch grundlegende Veränderungen der Lebensweise erfolgen.

Fakten & Hintergründe
⇨ Autovakzinen sind Impfstoffe, welche aus Bestandteilen des eigenen Körpers hergestellt werden. Für viele Tumoren hat sich inzwischen die Anwendung von speziell aus diesen Körpergeweben hergestellten Tumorimpfstoffen bewährt.
⇨ Hierzu muss mit dem entsprechendem Speziallabor Kontakt aufgenommen werden und ein Teil des Tumors (ca. 5 g) in einem Spezialgefäß für die Zubereitung der Vakzine eingeschickt werden.
⇨ Gemäß der Herstellungsweise für Impfstoffe wird das Tumorgewebe aufbereitet und in regelmäßigen Abständen geimpft.
⇨ Aufgrund der hohen Verfahrenskosten sollte im Vorfeld eine mögliche Kostenübernahme durch die Krankenkasse geklärt werden.

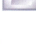

Weiterführende Literatur
- HAGER, E.D.: Tumorvakzination, Komplementäre Onkologie Forum Medizin VG Gräfelfing
- Laboradressen siehe Anhang

Als Einzelbehandlung ist diese Therapieform aus Sicht der Erfahrungsmedizin unzureichend, in Kombination mit anderen Methoden jedoch sinnvoll. Leider ist diese Therapie noch wenig verbreitet und der Patient erhält manchmal erst nach einer Operation Informationen über diese Möglichkeit der Behandlung."

Enzymtherapie

Enzyme.

Krebszell-Schutzschicht.

Abwehranregung.

Thrombosevorbeugung.

Enzyme sind Fermente, welche beispielsweise durch die Verdauungsdrüsen gebildet werden. Die zur Krebsbehandlung verwendeten Enzym-Präparate verbessern den Blutfluss und behindern das Ansiedeln von Tochterkrebszellen an den Gefäßwänden und somit die Metastasenbildung. Außerdem sind sie hilfreich bei der Überwindung der Krebszellschutzschicht.

Unser Tipp für Sie
Langes und gründliches Kauen bewirkt bereits eine gewisse Enzymtherapie durch die vermehrte Anregung der Speicheldrüsen. Reichlich Trinken, gesunde Ernährung und viel Bewegung, sowie eine gründliche Entgiftung des Körpers machen eine Enzymtherapie auf Dauer überflüssig.

„Enzyme kennen Sie sicher aus der Biologie vom Verdauungsapparat, wo sie wesentlich zur Zerlegung der Eiweiße, Fette und Kohlenhydrate, d.h. zur Verdauung beitragen. Nimmt man diesbezügliche Fermente zwischen den Mahlzeiten, so werden sie nach der Aufnahme über den Blutstrom im Körper verteilt. Sie bewirken dadurch in Kleinstform eine „Verdauung" von bestimmten Eiweiß- und Kohlenhydratpartikeln und tragen so zur Blutverflüssigung bei. Dem entsprechend können Enzyme im Rahmen der Krebsbehandlung zur Vorbeugung einer Krebsausbreitung und auch gegen die erwähnte Schutzhülle der Krebszellen wirken. Wie schon im Anfangskapitel mehrfach betont, schützen sich die Krebszellen durch eine schleimartige Schicht. Diese wird sozusagen von den Enzymen angedaut, so dass der Weg für meine Abwehrkollegen, aber auch für andere Behandlungen gegen die Krebszellen frei gemacht wird. Mit anderen Worten: Die Enzyme unterstützen im Gewebe die Aufräumarbeit und sind damit eine sehr gute Hilfe bei der Gewebeentgiftung."

Fakten & Hintergründe
⇨ In einigen Studien wurde eine direkte krebszerstörende Wirkung von Enzymen mit erstaunlichen Besserungseffekten (bes. bei Lungenkrebs) beschrieben.

⇨ Das für die Krebsbehandlung bekannteste Enzym wird aus der hawaiianischen Ananas (Bromelain) gewonnen und findet sich u.a. in den Präparaten *Wobe Mugos*, *Bromelain Pos*, *Wobenzym* wieder. Aber auch in Papayas, Mangos und in Kefir kommen wirksame Enzyme vor, wie der Erfolg entsprechender „Krebsdiäten" belegt. Besonders *Noni* als Kombinationspräparat verschiedenster Enzymwirkstoffe hat in der Praxis Wirkung gezeigt.

⇨ Die Einnahme der Enzympräparate erfolgt mit mindestens einer Stunde Abstand zur Mahlzeit, um eine sichere Aufnahme durch den Körper zu gewährleisten.

EIN BESPIEL AUS DER PRAXIS
Frau B.R., 47 Jahre, mit einem multiplen Myelom (spezielle Art von Blutkrebs im Knochenmark, welche kranke Zellen und Eiweiße produziert) begann 1998 mit der Behandlung, nachdem ihre Blutwerte wieder eine Verschlechterung gezeigt hatten und vom Onkologen eine Chemotherapie als unausweichlich vorgesehen wurde. In der Erhebung der Krankengeschichte fiel auf, dass Frau R. besonders abends nach Roh-

kost und später Mahlzeit starke Blähungen und Bauchschmerzen bekam. Die nachfolgende Gabe eines homöopathischen Lebermittels und die Umstellung der Esskultur nach F. X. MAYR bewirkte für 15 Monate einen Rückgang der auffälligen Blutwerte und eine deutliche Verbesserung des Gesamtbefindens. Nachdem sich bei gutem Befinden Mitte 1999 die Blutwerte wieder verschlechterten, erhielt sie „Wobe Mugos®", was zu einer schnellen Normalisierung führte. Nach weiteren 8 Wochen wurde wieder eine Erhöhung der Tumoreiweiße beobachtet und ein anderes Enzympräparat („Noni®") eingesetzt, welches die Patientin bis jetzt mit sehr gutem Erfolg alle 4 Wochen alternierend zu „Wobe Mugos®" einsetzt.

⇨ Um Gewöhnungseffekte auszuschließen, sollten die Präparate alle 3 - 6 Wochen gewechselt werden bzw. 2 - 3 verschiedene Enzympräparate im Wechsel eingenommen werden.

⇨ Wie das Beispiel aus der Praxis zeigt, kann man besonders bei chronischen Leukämien allein mit einer über längere Zeit hinweg erfolgten Enzymbehandlung sehr gute Erfolge erzielen.

Weiterführende Literatur
- KLASCHKA, F.: Neue Perspektiven in der Tumortherapie. Kombinierte Krebstherapie. Forum Medizin VG Gräfelfing
- WRBA, H. et al.: Systemische Enzymtherapie. MMW Medizin Verlag München
- WIMPFEN, H.H.. Mit der Enzymtherapie das Immunsystem stärken. Orac Verlag, Wien und München
- GLENK, W., NEU, S.: Enzyme. Heyne Bücher München,
- MIEHLKE, K., WILLIAMS, R.M.: Enzyme. Heyne Bücher München
- NEUMANN, H.: Stop Krebs, MS und AIDS. Fürhoff.
- AHLFTEN, A. v., BESSING, W.: Enzymtherapie bei Krebs. Aesopus Verlag Basel

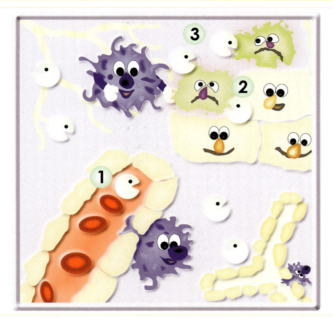

Abb. 5.**4.**
schematische Darstellung der Enzymwirkung
1 - Enzymanflutung ins Gewebe
2 - Auflösen des sauren Schleimmantels um die Krebszelle
3 - „Enttarnung" der Krebszelle und gezielter Angriff der Abwehrzellen

Möglicher Ablauf des Handelns

1. *eigene Enzyme durch gute Esskultur und Ernährung stärken*
2. *zwischen den Mahlzeiten natürliche Enzympräparate besonders bei Thromboseneigung und vorhandenen Tochtergeschwülsten einnehmen*
3. *auf Präparatqualität achten (Natürlichkeit, Dosierung).*

Biologische Tumorhemmstoffe

Auch biologische Extrakte aus Pflanzenteilen, Früchten und deren Kernen, Pilzen und tierischen Ursprungs, ayurvedische Kräutermischungen sind in der Lage, tumorhemmend zu wirken. Bei gezieltem Einsatz und unter Kombination mit anderen biologischen Verfahren

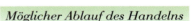

Tumorhemmung.

Phytoexstrakte.

ayurvedische Mittel.

für Krebs toxische Stoffe.

Pilzstoffe.

Ukrain.

ist hierdurch eine weitere Alternative zu aggressiven schulmedizinischen Methoden verfügbar. Eine Besonderheit stellt das halbsynthetische Präparat Ukrain® dar, wo ein krebshemmendes Chemotherapeutikum durch Kopplung an Schöllkraut für den Körper weitgehend ungiftig gemacht wurde.

Weiterführende Literatur
- KOCHI, M. et al.: Antitumor activity of Benzaldehyde. Cancer Treatm. Res. Vol 64/1 (1980)
- PFEIFFER, B.L. et al.: PC-SPES - eine neue Heilkräuterkombination in der komplementären Krebsbehandlung. Zeitschr. Erfahrungsheilkunde 4, S. 205-210 (2000)
- THUN-HOHENSTEIN, E.: Wer hat Angst vor Ukrain. Molden Verlag Wien
- SINGH, N.P.: Seattle, Washington: Dept. of Bioengineering University of Washington.
- AZIZ et al.: Cancer Chemoprevention by Resveratrol. Int. J. Oncology 23 (2003)
- W. SCHMITZ: N-TENSE bei organischen Krebserkrankungen. Anfordern bei Vitality Health-Project Ltd. 14 Lancaster Drive London, E-149FT, UK (2002)
- RATHGEBER, W., PLATTNER, G.: Shiitake – Strategie gegen Krebs. Pgi-Verlag München
- KLUGE, H., FERNANDO, C.: Weihrauch und seine heilende Wirkung. Haug-Verlag
- HENNEN, W.J.: Natural immune booster with transfer factor. Woodland Publishing

„Es wäre doch verwunderlich, wenn uns die Natur nicht auch Instrumente zur Vorbeugung und Hemmung von Tumoren zur Verfügung gestellt hätte. Endlich konnte deren Wirksamkeit auch mehr belegt und die Palette hochwertiger und wirksamer Präparate erweitert werden. Ich denke da beispielsweise an den krebshemmenden Stoff **Amygdaloin** (sog. Vitamin B17), welcher besonders in Kernen von Steinobst konzentriert vorliegt. Die traditionell auch den bitteren Obstkern von Aprikosen verzehrenden mittelasiatischen Völker der Hunza, Abchasier und Aserbaidschaner weisen deshalb eine verschwindend geringe Krebsrate auf. Oder lang haben sich Experten gefragt, weshalb Rotwein und insbesondere Rotweintrauben vorbeugend gegenüber Tumoren wirkt. Neben dem Antioxidans **OPC** konnte nun der Hauptwirkstoff **Resveratrol** erkannt und in Studien belegt werden. Asiatische Ärzte haben beobachtet, dass der Malariastoff **Artemisinin**, welcher aus

Abb. 5.5.
Tumorhemmstoffe attackieren die Krebszellen

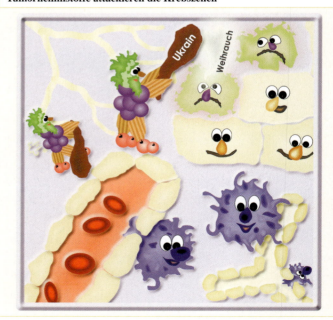

Unser Tipp für Sie

Der tägliche Verzehr von 10 Bitterkernen der Aprikose soll eine gute Krebsvorbeugung darstellen. Ebenso sind auch rote Weintrauben, ein Glas Rotwein oder Beeren- und Kernobst günstig. Aber bitte alles aus Bioanbau - sonst macht die Chemie mehr Schaden als dass es Ihnen nützt.

chinesischem Wermut gewonnen wird, auch krebshemmende Eigenschaften besitzt. Neben der Entzündungshemmung bei Rheuma gewinnt der **Weihrauch** als eine der bekannten drei Gaben der heiligen drei Könige in der Christusgeschichte immer mehr Bedeutung in der Wachstumshemmung insbesondere von Hirntumoren. Die ayurvedische Medizin hält ebenso wie die Pflanzenkunde des Amazonas spezielle krebshemmende Pflanzenstoffe vor. Auch tierische Produkte, wie ein Konzentrat der Kolostrummilch, bestimmte Schlangengifte oder ein Stoff der Knopflochschnecke sind hoch interessant. Meine Begeisterung für die unendlich reichhaltige Welt der Naturmittel gegen Tumoren ist wirklich groß. Zum Ende dieses Kapitels sei noch der Hinweis auf das aus Schöllkraut und einem Chemotherapeutikum bestehende **Ukrain**® gestattet. Nach zunächst kontroverser Diskussion hat sich dessen Krebshemmvermögen inzwischen praktisch klar bestätigt. Es konnte in so manchem Fall von Krebsproblem noch helfen, wo meine Abwehrsoldaten schon keine Kampfkraft mehr hatten. Überhaupt muss ich an dieser Stelle zugeben, dass wir gemeinsam mit diesen biologischen Tumorhemmstoffen Grenzen der Wirkfähigkeit und damit des Erfolges haben. Dies hängt einerseits entscheidend von der Tumorgröße (=Tumorlast) und dem Stadium der Erkrankung ab. Es ist ganz klar, je kleiner der Tumor und je früher das Stadium, umso besser unsere Aussichten. Aber dennoch können wir bei konsequenter Beachtung der bereits schon erläuterten und noch zu besprechenden Instrumente biologischer Behandlung selbst in aussichtslosen Fällen noch Wunder bewirken. Bitte haben Sie Vertrauen zu den Fähigkeiten des Abwehrsystems und den biologischen Tumorhemmstoffen. Die Zeit, es wenigstens zu versuchen, ist fast immer gegeben. Gelingt auf diese Weise ein Stillstand des Wachstums oder sogar ein Verschwinden des Geschwulstes können Sie sicher sein, dass wir die Sache im Griff haben. Stahl, Strahl oder klassische Chemotherapie rücken somit zunehmend in den Bereich der Reserveverfahren."

> *Möglicher Ablauf des Handelns*
>
> 1. Tumorhemmenden Stoff individuell austesten lassen.
> 2. Konsequente Einnahme über Wochen unter Beibehaltung der unterstützenden Ergänzungsverfahren.
> 3. Kritische Verlaufskontrolle der Beeinflussung der Tumorgröße in fest vereinbarten Abständen.
> 4. Bei ungenügendem Effekt zunächst Dosissteigerung, ggf. auch Präparatewechsel nach erneuter Testung. Bleibt trotzdem die Wirkung aus, so sollte auf andere Tumorhemmverfahren orientiert werden.

Wirkstoff	Hersteller
Aprikosenkerne	Enthalten cyanogene Glykoside als Bitterstoff, im Krebsgewebe werden CN und Benzaldehyd als Tumorhemmstoffe freigesetzt, Wirksamkeit durch Grundlagenforschung belegt (SEGUIRA 1983), in höherer Einnahmemenge unbedingt Ausscheidungsfähigkeit des Körpers beachten (sonst Nebenwirkungen möglich).
Benzaldehyd	Isolierter, Cyanid-freier Wirkstoff der Aprikosenkerne, tumorhemmende und schmerzlindernde Wirkung, durch Kopplung an Cyclodextrin gute Schleimhautaufnahme gewährleistet, Wirkung auch in fortgeschrittenen Krebsfällen belegt, für alle Krebsarten geeignet.

Resveratrol	Natürliches Phytoestrogen (Polyphenol), konzentriert in Rotweinschalen, Beerenobst und Lilien, Wirksamkeit durch Grundlagenforschung ausführlich belegt, für alle Krebsarten geeignet, Wirkdosis individuell sehr unterschiedlich.
Transfer-Faktor	Bestandteil aus Kolostrummilch von Kühen, entfaltet immunmodulierende und -stimulierende Wirkung, Einfluss auf Botenstoffe der Abwehr, breites Wirkspektrum bis hin zur Verbesserung der Überlebensraten bei Karzinomen und Leukämie.
Ukrain®	Halbsynthetisches Präparat aus Schöllkraut und dem Chemotherapeutikum Thiotepa, welches erst am Tumor freigesetzt wird, bewirkt dort selektiven Zelltod und unterdrückt Gefäßneubildung, für alle Krebsarten geeignet, nicht bei stark fortgeschrittenen Fällen.
Weihrauch	Weihrauch hat eine nachweislich entzündungshemmende und abschwellende Wirkung. Positive Wirkungen in höherer Dosierung wurden besonders bei Hirntumoren beobachtet.
Artesiminin	Eigentlich Malariamittel, krebstoxischer Stoff entsteht im eisenreichen Tumorgewebe, erfolgreiche Tierversuchsreihen abgeschlossen, am Menschen die meisten positiven Fallbeschreibungen bei HNO-Tumoren.
N-TENSE®	Konzentrat aus Graviola und 6 weiteren Regenwaldpflanzen, nachgewiesene krebszellzerstörende Wirkung bei allen Schleimhaut- und Drüsenkrebsarten, wirkt auch gegen Parasiten, schmerzstillend, beruhigend.
Shiitake, Maitake	Eine Schlüsselfunktion bei asiatischen Heilpilzen stellen spezielle hochmolekulare Zuckerverbindungen, die Beta-Glucane dar. Diese sind für die Anregung der Immunabwehr, Blutsrucksenkung und schließlich Krebshemmung verantwortlich.
Curcumin	Gewonnen aus der Gelbwurz, altbekanntes ayurvedisches Heilmittel gegen Entzündungen und Krebs, Wirkungsentfaltung durch hohe antioxidative Aktivität, Wirksamkeit durch Grundlagenforschung für die wichtigsten Krebsarten belegt.
SPES®, PC-SPES®	Ayurvedische Kräutermischungen auf Basis tibetischer Heilkunst mit schmerzstillender und tumorhemmender Wirkung. PC-SPES® entfaltet besondere Wirkung bei Prostatavergrößerungen (gut- und bösartig, PSA-Erhöhung).

Tab. 5.3.
Die wichtigsten biologischen Tumorhemmstoffe im Überblick

EIN BEISPIEL AUS DER PRAXIS

Ein 56jähriger Patient kommt im Mai 2001 in die Sprechstunde, da nach einem Melanom im Oberschenkelbereich rezidivierende Lympknotenschwellungen mit Metastasen auftraten und die operative Entfernung bereits 2x erfolgt war. Eine Chemo- und Interferontherapie lehnte er ab. Nach einer Funktionsdiagnostischen Prüfung der Körperfunktionen und Austestung geeigneter Naturstoffe absolvierte der Patient jährlich 2x Körperreinigungs- und Thymuskuren, sowie Sauerstofftherapien. Er nahm 60 Aprikosenkerne täglich ein - bis zum vollständigen Rückgang der Metastasen nach 4 Monaten, dann reduzierte er die Dosis auf eine Erhaltungsdosis. Er ist bis heute frei von Metastasen. Von einem positiven Nebeneffekt wusste der Patient bereits vor 2 Jahren zu berichten: Seine rheumatische Erkrankung (M. Bechterew) besserte sich ebenfalls, er hatte keine Schmerzen mehr.

Neuraltherapie

Mittels neuraltherapeutischer Medikamente, welche eingespritzt werden, wird die den Gesamtorganismus belastende Wirkung von so genannten Herden (z.B. Narben, kranke Zähne, chronische Entzündungszonen) und Schmerzarealen abgeschwächt oder sogar ausgeheilt. Auch das Abwehrsystem profitiert von dieser Entlastung.

Herde und Störfelder.

Procain.

Lokalanästhetikum.

Einspritzung.

*„Nun möchte ich auch einmal wieder zu Wort kommen und Ihnen über eine Behandlungsmethode berichten, welche in erster Linie über das Nervensystem wirkt. Die Ausschaltung von Herden und Störfeldern trägt, wie ich Ihnen bereits im Vorkapitel genau erklärt habe, wesentlich zur Entlastung der Abwehr- und Körperzellen bei. Und wenn die Gewebestörung nicht übermäßig groß ist, so kann dieses „Aufatmen" im Gewebe anhalten. Sie spüren dies dann in Form von weniger Schmerzen, besserer Durchblutung und allgemein besserem Befinden. Neue Untersuchungen konnten zeigen, dass **Procain** als wichtigstes Neuraltherapeutikum auch die Struktur der Zellumgebung beeinflusst und verbessert.*
Wenn man bedenkt, dass neueste Forschungen eine tumorhemmende Wirkung von Procain zeigen, kann ich den Stellenwert der Neuraltherapie in der Biologischen Krebsbehandlung nicht hoch genug wertschätzen."

Unser Tipp für Sie

Sollten Sie Angst vor Spritzen haben, kann man die Herdbehandlung auch mit dem Soft-Laser oder homotoxischen Mitteln versuchen. Hierbei sind jedoch häufigere Anwendungen notwendig.

Fakten & Hintergründe

⇨ In der Neuraltherapie nach HUNECKE werden über Einspritzungen mit gut verträglichen örtlichen Betäubungsmitteln (Procain) die dortigen Gewebeverhältnisse in punkto Durchblutung und energetischer Eigenschaften verbessert.

⇨ Im Idealfall kann die Neuraltherapie eine Kettenreaktion auslösen und in kürzester Zeit eine Besserung nach sich ziehen (sog. Sekunden-Phänomen).

⇨ Konkret werden in der Neuraltherapie Narben unterspritzt, Rachenmandeln, Nasennebenhöhlen und Zahnwurzeln infiltriert, sowie Einspritzungen an Gelenken, Nerven, Nervenknoten und sogar in Blutgefäße vorgenommen.

⇨ Eine Sonderform der Neuraltherapie mit Systemwirkung wurde Ihnen bereits in Form der Procain-Basen-Infusion vorgestellt. Sie stellt neben einer Regulationstherapie auch eine Basenzufuhr dar und ist somit für eine systemisch-unterstützende Therapie bei Krebs geeignet.

Weiterführende Literatur
• DOSCH, P..: Einführung in die Neuraltherapie. Haug Verlag Heidelberg
• STRITTMATTER, B.: Das Störfeld in Diagnostik und Therapie. Hippokrates Verlag Stuttgart, 1998

EIN BEISPIEL AUS DER PRAXIS

Ein 67-jähriger Patient kommt im Frühjahr 1998 aufgrund starker Beckenschmerzen und Ischias rechts in die Behandlung. Nach weiterer Befragung stellt sich heraus, dass schon vor 6 Wochen viele Knochenkrebsmetastasen im Becken und am rechten Schenkelhals, sowie in den unteren Wirbelkörpern festgestellt wurden. Dennoch wurde eine Neuraltherapie der Ischiasnervenäste und vorhandener Narben und Zahnstörfelder vorgenommen, die eine sofortige Schmerzbesserung brachte. Alle 4 bis 6 Wochen erfolgten wiederholende Behandlungen, wodurch sich der Patient immer wohler fühlte. Zum Erstauen von Urologe und Onkologe, zeigte seither die Krebskrankheit kein Fortschreiten mehr. Dem Patienten geht es bis heute gut, er macht täglich wieder Spaziergänge und sogar leichte Gartenarbeit.

(Vortrag Dr. Beck (Basel), DGfAN Kongress Jena 1999)

Möglicher Ablauf des Handelns

1. kompetenten, nach ganzheitlichen Prinzipien arbeitenden Zahnarzt und Neuraltherapeuten suchen
2. künftig jede Art von Herd im Körper gar nicht erst entstehen lassen (z.B. Zahnimpantate)
3. Achten Sie auf die Materialien, die Ihr Zahnarzt als Füllstoff einsetzt. Es sollte idealerweise Keramik sein.

Neuraltherapie

Wirkung		Menge
örtlich	• Lokalanästhesie	klein
	• Quaddel- und Triggerpunktbehandlung	
regional	• Nervenwurzelblockaden	mittel
	• Ganglienblockaden	
	• Anästhesie größerer Areale	
überregional	• Procain-Basen-Infusion	groß

Abb. 5.6.
Einsatzmöglichkeiten der Neuraltherapie

So richtig einheizen - Hyperthermiebehandlung

Fieber und Abwehrsystem.

Hyperthermie.

Durchblutungssteigerung.

Die Tatsache, dass viele unerwartete Krebsheilungen nach fieberhaften Erkrankungen beobachtet wurden, macht sich die künstliche Fiebertherapie (Hyperthermie) zu nutze. Je nach Form der Hyperthermie wird der Körper auf 39 bis 42,5 °C erwärmt. Die Behandlung kann auch örtlich (z.B. nur im Bauchraum) erfolgen und die hitzeempfindlichen Krebszellen attackieren.

Unser Tipp für Sie

Sauna oder heiße Bäder ersetzen nicht die ärztlich durchgeführte Hyperthermie, da sie zu oberflächlich wirken. Die Hyperthermie verbessert den Effekt vieler Immuntherapien und sogar der Chemotherapie. Sprechen Sie also auch den Onkologen diesbezüglich an.

Besonders temperaturempfindlich sind Drüsenkrebse (Brust, Eierstöcke, Vorsteher- und Bauchspeicheldrüse) und der schwarze Krebs (Melanom). Mittels Zellanalysen lässt sich im Speziallabor sogar die Temperaturempfindlichkeit (Thermosensibilität) testen und somit vorausbestimmen.

„Sicher haben Sie sich schon manchmal gefragt, wofür eigentlich Fieber gut ist. Natürlich entsteht es nicht, damit Sie dagegen Fiebermittel schlucken müssen. Nein, Fieber ist eine wichtige, natürliche Abwehrvorgänge-unterstützende Reaktion. Weiß man dann noch, dass die Lymphzellen bei 39,3 °Celsius am aktivsten sind, kann man sich die Sinnhaftigkeit einer dementsprechenden „Anheizung" gut vorstellen. Im höheren Temperaturbereich werden auch der Zellstoffwechsel, die Durchblutung und die Sauerstoffverarbeitung angeregt. Andererseits sind viele Krebszellen und Krankheitserreger temperaturempfindlich und bei Fieber besser vom Abwehrsystem angreifbar. Als Zeichen schleichender Abwehrschwäche gilt das Ausbleiben von Fieber im Rahmen von Erkältungen. Viele Krebskranke haben zudem häufig eine Körpertemperatur unter 36° C. Da können Sie sich vorstellen, wie meine Abwehrkollegen frieren. Das aus meiner Sicht geniale lokal-überwärmende Onkotherm-System versetzt nur das veränderte Krebsgewebe in eine selbstzerstörende Resonanzschwingung - es schmilzt dahin."

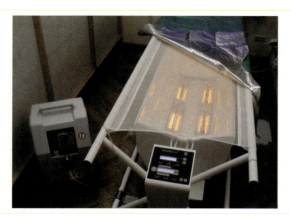

Abb. 5.**7.**
Hyperthermieliege (Hersteller: v. ARDENNE Institut Dresden)

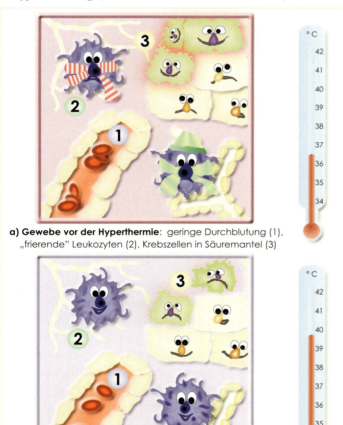

a) **Gewebe vor der Hyperthermie**: geringe Durchblutung (1), „frierende" Leukozyten (2), Krebszellen in Säuremantel (3)

b) **Gewebe nach der Hyperthermie**: höhere Durchblutung (1), aktive Leukozyten (2), Milieuentzug für Krebszellen (3)

Abb. 5.**8.**
Wirkung der Hyperthermiebehandlung im Gewebe

Fakten & Hintergründe

⇨ Schon im 19. Jahrhundert berichtet man über Krebsheilungen nach fieberhaften Infektionen.

⇨ Durch Dr. COOLEY wurde ein Serum eingesetzt, welches nach Einspritzung Fieber erzeugt. Allerdings wurde diese Art der aktiven Fieberbehandlung aufgrund schwerer Steuerbarkeit und übergroßer Belastung der Kranken verlassen.

⇨ Moderne künstliche Fieberbehandlungsgeräte (Hyperthermieapparate) heizen mittels Infrarotstrahlern den Körper schonend auf, ohne Verbrennungen zu setzen.

⇨ Bei der moderaten Hyperthermie wird dabei eine Körperkerntemperatur von 39 bis 40°C angestrebt. Die unter Narkose durchgeführte Extremhyperthermie kann Temperaturen bis 42,5 °C erreichen.

⇨ Die von Prof. Manfred von ARDENNE entwickelte systemische Mehrschritt-Therapie kombiniert die Extremhyperthermie noch mit einer gesteuerten Blutüberzuckerung.

⇨ Giftstoffe jeglicher Art (incl. „seelischer Schlacken") werden bei höherer Temperatur durch eine Verschiebung des Körperwassers vom **Gel**- zum **Sol**-Zustand freigesetzt.

⇨ Dementsprechend sollte die Hyperthermie mit einer konsequenten Ausleitungsbehandlung (milde Kost, viel Trinken danach, medizinische Darmspülung usw.) kombiniert werden.

⇨ Mittels Perfusionshyperthermie kann man sehr wirksam (ggf. kombiniert mit Chemotherapie) Metastasen in Körperhohlräumen behandeln. Beispielsweise werden bei Krebsabsiedlungen im Bauchraum mit der intraperitonealen Perfusionshyperthermie und Temperaturen bis 45°C in der Spülflüssigkeit gute Ergebnisse erzielt.

⇨ Bei der regionalen Tiefenhyperthermie strebt man mittels Plattenelektroden örtlich Temperaturen bis 42,8°C an, welche das Wachstum von Tumoren der Haut, Leber, Bauchspeicheldrüse, Bronchien und insbesondere Hirntumoren zum Stillstand bringen kann.

Weiterführende Literatur
• HECKEL, M.: Ganzkörperhyperthermie und Fiebertherapie. Hippokrates Verlag
• HAGER, E.D.: Passive Hyperthermie. In: Komplementäre Onkologie. Forum Medizin VG Gräfelfing
• SCHMIDT, K.L.: Hyperthermie und Fieber. Hippokrates Verlag Stuttgart

Möglicher Ablauf des Handeln

1. Fieber nicht unnötig unterdrücken
2. bei anhaltender Abwehrschwäche ein Therapiezentrum aufsuchen, welches Hyperthermie anbietet
3. Sauna kann Hyperthermie nicht ersetzen, da eine Tiefenwirkung ausbleibt, also lieber in größeren Abständen eine Hyperthermie durchführen
4. Lassen Sie sich während einer Hyperthermie Sauerstoff geben, so ist dessen Aufnahme verbessert und Sie haben einen Summationseffekt der Wirkung.

EIN BEISPIEL AUS DER PRAXIS

Ein 43-jähriger Mann kommt am 13.4.2000 zur Vorstellung und berichtet über Tochterkrebsgeschwülste in der Leber, die vor wenigen Tagen mittels Ultraschall festgestellt worden waren. Erst 3 Monate zuvor war er an einem krebsartigen Tumor des linken Dickdarmes operiert und mit Chemotherapie nachbehandelt worden. Die letzte Darmspiegelung hatte außerdem zwei krebsverdächtige Herde in der Nähe der ersten Operationsstelle offenbart. Es wurden von Mai bis Juni zunächst 6 Hyperthermiebehandlungen durchgeführt, wobei problemlos 40°C erreicht wurden. Zunehmend berichtete der Patient über ein starkes inneres Strömen und Wohlgefühl. Ab der 5. Behandlung begann er, meditative Übungen auszuführen, welche ihm ein sicheres Heilungsgefühl vermittelten. In Abständen von 4 bis 6 Wochen wurden noch 4 Behandlungen zur „Auffrischung" durchgeführt. Nach einigen Wochen, meldete sich der Patient wieder und berichtete, dass die Kontrolluntersuchung eine komplette Rückbildung der Tumorherde zeigte.

aktive Fiebertherapie

körpereigene Fiebererzeugung.

Eine höhergradige Aktivierung des Immunsystems wird durch die Einspritzung fiebererzeugender Substanzen im Rahmen der aktiven Fieberbehandlung angestrebt. Zusätzlich erfolgt eine nachhaltige vegetative Umstimmung des gesamten Organismus, da dieses Fieber aus körpereigenen Kräften entspringt.

Fakten & Hintergründe

⇨ In der Literatur finden sich über 700 dokumentierte Fälle, bei denen eine spontane Rückbildung von Tumoren nach hochfieberhaften Infekten zu verzeichnen war.

⇨ Zur Anwendung kommen Bakterien- oder Virenbestandteile (Autolysate), welche vom Körper als fiebererzeugend - aber nicht infektiös - erkannt werden.

⇨ Notwendige Voraussetzungen für eine Fiebertherapie:
- Stabiles Herz-Kreislauf-System
- Ausreichende Vitalität
- Ausscheidungswege müssen funktionsfähig und offen sein
- Rechtzeitiges Absetzen von fieberreaktionunterdrückenden Mitteln (z.B. ASS)

⇨ Die erste Fiebertherapie wird unter stationären Bedingungen durchgeführt, da

„Wir Zellen freuen uns wenn es so richtig warm wird und der Körper dies noch selbst erreicht (im Vorkapitel hatten wir ja die passiven Fieberanwendungen). Aktives Fieber wird durch pyrogene Substanzen erzeugt, die in den Körper iatrogen (künstlich - durch eine Spritze) eingebracht werden. Fieber ist dabei ein aktiver, vom Organismus selbst hervorgebrachter Vorgang, während die Hyperthermie (s. dort) ein von außen aufgezwungener Zustand ist. Beide sind physiologisch und pathophysiologisch grundverschieden. Die Fieberreaktion ist ein ganzheitlicher Prozess. Eine aktive Fiebertherapie kann Regulationsblockaden durchbrechen und zur inneren Normalisierung auf allen Körperebenen beitragen.
Bei der Durchführung der Fiebertherapie besteht das Ziel, eine Temperaturerhöhung um mindestens 2°C im Vergleich zur Ausgangstemperatur über ca. 2 Stunden zu erreichen.

Am Abend vorher kann durch eine darmanregende Ausscheidungsreaktion mittels Einlauf und reichlich Flüssigkeit zu trinken, sowie Nahrungskarenz am Morgen eine Minderung der Nebensymptome des Verdauungstraktes (z.B. Übelkeit) erreicht werden. Ein abgedunkeltes Zimmer, ruhige Umgebung und der Beginn der Therapie am Morgen lassen einen günstigen physiologischen Verlauf zu. Damit Fieber erzeugt werden kann, müssen alle kühlenden Maßnahmen vermieden werden, d.h. keine Flüssigkeitsaufnahme bis zum Temperaturmaximum und in der Plateauphase (ca. 2 h). Danach sollte reichlich getrunken werden. Wenn die Fieberspitze erreicht ist, kann mit einer lokalen Hyperthermie im Tumorbereich die Wirksamkeit nochmals verstärkt werden (z.B. mit HOT- Oncotherm).

Das aktive Fieber ist wie eine Grippe mit den typischen Symptomen wie Schüttelfrost, Kopf- und Gliederschmerzen, Abgeschlagenheit, und möglichen Blutdruckkrisen. Im Allgemeinen ist die Körpertemperatur aber 5 - 8 Stunden nach Injektion des fiebererzeugenden Stoffes schon wieder im Normbereich und wir Zellen fühlen uns fit wie nie! Dieses kurze Fieber aktiviert selbständig alle günstigen Funktionen meines Körpers und gibt ihm einen „Schups", deswegen ist es auch so wichtig, zeitweise mal zu fiebern."

EIN BEISPIEL AUS DER PRAXIS

Ein 39jähriger Mann mit Speiseröhrenkrebs wurde bereits mehrfach operiert, mit Chemotherapie behandelt, bestrahlt und standardmedizinisch aufgegeben, da immer wieder ein Lokalrezidiv (Rückfall) auftrat. Nach der Durchführung von 5 aktiven Fieberschüben und 5 passiven Hyperthermien kam es zu einem Stillstand des Tumorwachstums. Nach weiteren aktiven Fieberschüben bildete sich der Tumor deutlich zurück. Mit einer gestellten Prognose von 3 Monaten hat der Patient inzwischen 2 weitere Jahre überlebt.

ein Nachfiebern bis zum nächsten Tag möglich ist.
⇨ Die Fieberschübe sollten maximal einmal wöchentlich erfolgen, damit keine Überstimulierung und Supression (Unterdrückung) des Immunsystemes erfolgt.
⇨ Derzeit ist die Fiebertherapie keine gesetzliche oder private Kassenleistung. Die Kosten pro Sitzung belaufen sich je nach Aufwand der Betreuungsleistung und der Herstellungskosten auf 100–150 Ř.

Möglicher Ablauf des Handeln

1. *Therapeuten suchen, der aktive Fiebertherapie durchführt und Erfahrungen hat (Info über Labor Neumeyer, s. Anhang)*
2. *bei bekannten Herz-Kreislaufstörungen oder einem Alter über 60 Jahre ist zur Vorbereitung ein Belastungs-EKG zur Einschätzung der Herz-Kreislaufsituation günstig*
3. *Selbständig 2 - 3 Tage vor der Therapie Darm reinigen*
4. *Am Tag zuvor nochmals viel trinken, leichte Bewegung oder Sauerstofftherapie*
5. *gute Motivation zur Therapie und bewusste Bearbeitung von seelischen Konflikten im Fieber (evtl. mit therapeutischer Hilfestellung).*

Mikroimmuntherapie

Auf Basis einer exakten Bestimmung der Abwehrlage werden in der Mikroimmuntherapie nach dem homöopathischen Prinzip verdünnte und potenzierte Botenstoffe der Abwehrzellen (sog. Zytokine) zur Modulation eingesetzt. Die Präparate haben sich insbesondere bei der Behandlung von chronischen Virusbelastungen, welche bei Krebs und Leukämie eine Rolle spielen, bewährt.

Viren.

Virusinfektion.

Mikrobotenstoffe.

Mikroimmunbehandlung.

Unser Tipp für Sie

An die Mikroimmunotherapie sollte insbesondere bei Erkrankungen des Lymphsystems gedacht werden (z.B. chronische Leukämien, Mb. Hodgkin, Non-Hodgkin-Lymphome), ebenso, wenn immer wieder Viruserkrankungen auftreten.

Fakten & Hintergründe

⇨ Bei der Mikroimmuntherapie werden hauptsächlich die Mikrohormone oder Botenstoffe, welche die Immunzellen zum gegenseitigen Verständnis ausschütten und austauschen, hoch verdünnt und potenziert zur Anwendung gebracht.

⇨ Damit wird nicht nur ein feinstofflicher Reiz gegenüber dem Abwehrsystem vermittelt, sondern auch die Vermehrung insbesondere von Viren kann auf diese Weise sehr effektiv gestoppt bzw. gebremst werden.

⇨ Bestimmte Viren, hauptsächlich der Herpes-Gruppe, wurden in den letzten Jahren als Mitauslöser von Krebs und Leukämien erkannt, weshalb die Mikroimmuntherapie auch bei diesen Erkrankungen mit Erfolg eingesetzt wird.

⇨ Die Präparatauswahl erfolgt auf Basis der Bestimmung der Lymphzell-Subpopulationen und kann auch mittels ganzheitlicher Testverfahren getroffen werden.

⇨ Bei Krebserkrankung sollte die Einnahme der Mikroimmunpräparate über viele Monate erfolgen.

Weiterführende Informationen
• Ärztliche Gesellschaft für Mikroimmuntherapie, Baseler-Str. 115, D-79115 Freiburg, Tel. (0761) 4787133

Unser Tipp für Sie

Sie sollten an eine chronische Virusbelastung bei Herpes, Gürtelrose, Pfeifferschen Drüsenfieber, Warzen und chronischer Müdigkeit, sowie evtl. auch schlecht vertragenen Impfungen denken.

„Wie von mir schon im Einführungskapitel berichtet, haben wir uns als Lymphozyten auf die Bekämpfung von Viren, Pilzen, Parasiten und Krebszellen spezialisiert. Die kleinsten unserer Feinde, die Viren, haben sich allerdings auch einiges einfallen lassen, um den Immunsoldaten zu entgehen. Beispielsweise verstecken Sie sich gern in Nervenknoten und kommen nur zum Vorschein, wenn eine allgemeine Schwäche des Körpers vorliegt. Auf diese Weise entwickeln sich z.B. Herpesbläschen der Lippen oder im Genitalbereich und die bekannte Gürtelrose. Aber auch Warzen und die Entstehung anderer Tumoren sind das Werk einiger Viren, welche ihre Erbsubstanz in die von Körperzellen einimpfen.

So sind wir sehr froh, dass vor einigen Jahren belgische und französische Immunforscher die Mikroimmuntherapie entwickelt haben. Damit gibt es endlich eine Möglichkeit, uns die Abwehrarbeit gegenüber diesen hartnäckigen Schmarotzern zu erleichtern."

EIN BEISPIEL AUS DER PRAXIS

Eine 51-jährige Frau kommt nach erfolgter Brustoperation aufgrund eines Krebsgeschwüres zur biologischen Nachbehandlung. Trotz vielfacher Bemühungen mit Vitaminen, Nahrungsumstellung, Mistel, Thymuspeptiden und psychologischen Behandlungen fühlte sie sich auch nach zwei Jahren noch sehr müde und war wenig belastbar. Auch das Blutbild (Lymphozytensubpopulationsbestimmung) verbesserte sich nur unwesentlich. Immer wieder waren sehr große Fingerwarzen auffällig, welche sich eher noch vergrößerten. Weiterhin klagte sie des Öfteren über Lippenherpes. Im Herbst 2000 erfolgte

Abb. 5.9.
Wirkschema der Mikroimmuntherapie (DNS, RNS = Erbsubstanz)

die Verordnung von „L-Papi", einem Warzenvirusmittel aus der Mikroimmuntherapie. Gegen Ende des dritten Einnahmemonates verspürte die Patientin plötzlich deutliche Schmerzen in den betroffenen Fingern, welche nach zwei Tagen, ebenso wie die großen Warzen, verschwanden. Fortan zeigte das allgemeine Befinden deutliche Fortschritte. Der nach drei Monaten kontrollierte Immunstatus war nun endlich im Normbereich.

Möglicher Ablauf des Handelns

1. spezielle Blutuntersuchung oder Testung auf Viren durchführen
2. Viruserkrankung durch Mikroimmuntherapie stoppen.

Magnetfeldtherapie - Auf die richtige Schwingung kommt es an

In der Biophysikalischen Informationstherapie (Magnetfeldtherapie) werden spezielle Frequenzen zur Behandlung aller Körperebenen eingesetzt. Bei gezieltem Einsatz erreicht man eine Verbesserung von Vitalität, Immunabwehr und innerer Harmonie.

Biophysikalische Informationstherapie.

Magnetfeldtherapie.

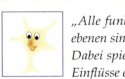

„Alle funktionellen Abläufe der einzelnen Körperebenen sind über informative Steuersysteme geregelt. Dabei spielen die elektromagnetischen Abläufe und Einflüsse eine entscheidende Rolle. Selbst im seelischenergetischen Bereich finden sich für Gefühle bestimmte Frequenzen des elektromagnetischen Spektrums. Positive Gefühle haben eine höhere Schwingungsfrequenz, negative Emotionen niedrige Frequenzbereiche. In der Biophysikalischen Informationstherapie werden spezielle Frequenzen und Magnetfelder eingesetzt, die das Abwehrsystem anregen und harmonisieren, körperliche Fehlfunktionen normalisieren, seelische Niedrigfrequenzen vermindern und ins Normalniveau versetzen und so im geistigen Bereich eine Harmonisierung und Anregung gesundheitsfördernder Denkabläufe erreichen.

Das nur für wenige Minuten angewandte und individuell eingestellte Magnetfeld bringt den Körper wieder in ein energetisches Gleichgewicht und hat damit eine direkte abwehrsteigernde Wirkung. Auch können biologisch wirksame Magnetfelder den Effekt anderer immunstimulatorischer Methoden anheben.

Eine besondere Bedeutung haben hierbei bestimmte Frequenzen wie beispielsweise die sog. SCHUMANN-Wellen. Sie sind neben Erdmagnetwellen, Sonnenwellen oder den Lichtfarben die Taktgeber für den Ablauf unserer Zellrhythmen im Gehirn und haben als natürliche Magnetstrahlungen Bedeutung für die Funktion und Harmonie im Körper. Erinnern Sie sich, wie gut Sie sich fühlen, wenn Sie zwei bis drei Stunden im Wald gelaufen sind, wenn die Sonne die prächtigen Farben der Natur besonders untermalte. Ja,

Unser Tipp für Sie

Das Therapiegerät nach Dr. LUDWIG „Metronom solar" eignet sich z.B. besonders zur Selbstbehandlung.

Fakten & Hintergründe

⇨ Das elektromagnetische Spektrum umfasst Schwingungsfrequenzen des sichtbaren Lichtes, unsichtbarer Bereiche von Langwellen bis hin zu der so genannten Höhenstrahlung (UV-Strahlung im Kosmos).

⇨ In der modernen Physik werden „Elementarteilchen" (z.B. Elektronen) mit den so genannten Photonen, d. h. den Quanten des Lichts zur Beschreibung der Wechselwirkungen und der elektromagnetischen Schwingungen einbezogen.

⇨ Wichtige Frequenzen liegen bei 7,8 Hz (SCHUMANN-Wellen, Frequenz der Gehirnwellen), 10 KHz (Geomagnetwellen bzw. Erdstrahlen - vegetatives Nervensystem), 250 MHz (Solarwellen - Zellschwingung), 1015 Hz (Lichtfrequenzen - Zellkernschwingung).

⇨ Seelische Störungen, die Krankheiten bis hin zu Krebs auslösen, beruhen ursächlich auf einer Veränderung elektromagnetischer Frequenzen bzw. Störungen der Biophotonenabläufe und sollten auch dort mittherapiert werden.

⇨ Geistige Fehlhaltungen (negative Gedanken) können mit entsprechenden negativen

Gefühlen zu Erkrankungen führen – ständiges Aufsagen von den Worten „Ich bin krank..." kombiniert mit einem schlechten Gefühl (=niedrige Schwingung) führen irgendwann zu einer echten Organkrankheit, wenn am Anfang evtl. nur eine leichte Funktionsstörung als Organerkrankung vorlag.

⇨ Therapiegeräte nach Dr. LUDWIG können für die Heimbehandlung, im Rahmen kombinierter Therapieansätze oder in Praxis und Klinik zum Einsatz kommen.

⇨ Bei Tumoren wird insbesondere die Therapiefrequenz von 33 Hz zum Einsatz gebracht.

⇨ Die biophysikalischen Untersuchungen untermauern durch ihre Ergebnisse elektromagnetischer Signale auf den Körper die medikamentöse Therapie der Homöopathie, die ebenfalls im Rahmen der Informationsübertragung mit geringsten Signalen wirkt.

Weiterführende Literatur
• WULF, H: Harmonische Schwingungen. Verlag Natürlich und Gesund Stuttgart
• LUDWIG, W.: Informative Medizin. Verlag für Ganzheitsmedizin Essen
• LUDWIG, W.: SIT – System-Informations-Therapie. Spitta-Verlag Balingen

Unser Tipp für Sie

Vor der mehrstündigen Anwendung statischer Magnetfelder am Tag oder dem Schlafen auf Magnetfeldmatten über längere Zeit möchten wir abraten, da die Anwendung als Reiz nur über eine begrenzte Zeit zur Anregung der Selbstregulation erforderlich ist.

Möglicher Ablauf des Handelns

1. *Therapeuten suchen, der Ihnen eine Anfangsbehandlung mit wechselnden Magnetfeldern zur Harmonisierung geben kann*
2. *kleines Taschengerät besorgen und täglich weiter behandeln*
3. *Abschirmmöglichkeiten gegen negative Strahlung prüfen, wenn sich Ursachen nicht beseitigen lassen.*

da haben Sie alle natürlichen und positiven Strahlen erhalten, die Sie wieder ins Gleichgewicht gebracht haben.

Elektromagnetische Frequenzen können aber auch ungünstig sein. Sie wissen ja noch, was wir Ihnen im Kapitel „Ursachen beseitigen" zum Thema Baubiologie erzählt haben. Gerade in Städten überwiegt oftmals die negative Strahlung.

Man kann die positive Strahlung der natürlichen Magnetfelder durch nachgeahmte Erzeugung therapeutisch nutzen. Kleine Magnetfeldgeräte zur Selbstbehandlung können vor negativen Strahlen schützen. Farb- oder Licht-, Laser-, Musiktherapie und viele weitere Methoden ergänzen den positiven Effekt. Die individuellen Therapiefrequenzen sind optimalerweise über Testverfahren (Kinesiologie, Armlängenreflextest nach R. v. ASSCHE, Pulstest, Biotensor usw.) bestimmbar. Gerade bei Tumoren sind tägliche Behandlungen zum Harmonieausgleich sehr zu empfehlen. Günstig sind wechselnde Magnetfelder zur Anregung in allen Frequenzer. Eine besonders gute Wirkung entfalten die Therapiegeräte nach Dr. LUDWIG, wonach Sie Ihren Therapeuten fragen sollten. Sowohl die Kleingeräte für die Selbstanwendung als auch große Therapiesysteme für die Praxis sind eine Bereicherung für ein ganzheitliches Heilkonzept."

EIN FALL AUS DER PRAXIS

Eine 53-jährige Frau (Brustkrebs, nach erfolgloser Operation und Chemotherapie erlitt sie einen Rückfall) behandelte sich über 1 Jahr täglich 30 Minuten mit der Frequenz 33 Hz in Körpernähe mit dem Kleinstmagnetfeldgerät „Medisend" von Dr. LUDWIG und konnte neben homöopathischer Therapie, Diätumstellung und Veränderung der Lebensweise eine Stagnation des lokalen Krebs erreichen. Private Mitteilung eines Kollegen

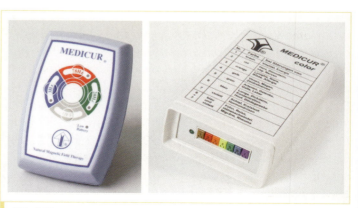

Abb. 5.**10.**
Magnetfeldtherapie: Kleingeräte nach Dr. LUDWIG

Körperliche Aktivität und Bewegung

Tägliche körperliche Bewegung mit Spaß und Freude stellt einen optimalen eigenen Beitrag zur Anregung des Abwehrsystemes dar. Dabei ist der Spaßfaktor von entscheidender Bedeutung, sonst wird die Aktivität zum Stress. Täglicher Sport mit einem Lächeln auf den Lippen trägt wesentlich zur Gesundung bei.

täglich.

Freude.

Bewegung.

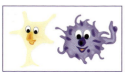

„Bewegung heißt LEBEN, sagt schon der Volksmund. Denn dann kommt alles in Bewegung, alles wird angeregt, von der Ausscheidung und Entgiftung durch Schwitzen, über eine „Sauerstoffkur", intensivere Atmung, bis hin zu einer erhöhten Durchblutung aller Gewebe. Aber Achtung, es muß Spaß machen. Also kein Druck, Zwang oder nur dem Therapeuten zu Liebe. Natürlich müssen Sie sich motivieren, den „inneren Schweinehund" zu überwinden und täglich 30 - 60 min, am besten zur gleichen Tageszeit, Sport zu machen. Danach wird es Ihnen aber sicher besser gehen. Kaufen Sie sich eine Pulsuhr, denn der Puls sollte über 100 liegen, aber 130 nicht überschreiten. Ob Sie walken (schnell gehen) oder laufen (langsam joggen), ob Sie mit dem Fahrrad oder Heimtrainer fahren oder den Stepper nutzen, das entscheiden Sie nach Lust und Laune."

Unser Tipp für Sie

Suchen Sie sich eine Sportart, die eine Dauerbelastung über 30, 45 bis 60 min ermöglicht. Wählen Sie v.a. nach dem Spaßfaktor aus.

Möglicher Ablauf des Handelns

1. *Pulsuhr besorgen, evtl. optimalen Bewegungspuls durch Milchsäurespiegel testen lassen*
2. *langsam mit 10 - 15 min beginnen und auf mindestens 30 Minuten pro Tag steigern.*

 Weitere abwehrsteigernde Verfahren

„In der nachfolgenden Tabelle wird Ihnen eine Übersicht weiterer Verfahren gegeben, welche sich im Rahmen der Abwehrsteigerung und Tumorhemmung aus der Erfahrung bewährt haben."

Unser Tipp für Sie

Beraten Sie sich mit Ihrem Therapeuten, ob und wo auch Behandlungen aus der folgenden Tabelle für Sie in Frage kommen.

Methode	Charakterisierung	Weitere Informationen
Dendritische Zellen	Aus dem Blut von Krebspatienten werden Zellen mit Erkennungsmerkmalen der Tumorzellen „beladen". Nach Einspritzung in den Körper konzentrieren sich diese Zellen um Krebszellen und aktivieren Killerzellen gegen diese.	• Institut für Tumorimmunologie, 37115 Duderstadt, Tel. 05527-5089
Apfelbeere *„Aronia melancarpa"*	Die Früchte sind reich an antioxidativen Substanzen, Flavonoiden und Vitamin B2, B9 und K. Das Trinken von 0,5 - 1 l des Saftes reduziert deutlich die Nebenwirkungen von Chemo- und Strahlentherapie und trägt zu besseren Langzeitergebnissen bei.	
Low-dose-Chemotherapie	Klassische Chemotherapeutika werden in reduzierter Dosis, welche mit anderen Verfahren (z.B. Hyperthermie) dennoch tumorhemmend wirkt, appliziert. Die Nebenwirkungen sind erheblich geringer. Das Chemotherapeutikum wirkt als Stimulanz. Die Chemosensibilitätstestung ermöglicht oft eine Dosisreduktion des Zytostatikums.	

Ayurvedische Medizin	Natürliches Heilsystem aus dem indischen Raum, welches die Bioenergien von Körper, Geist und Bewusstsein gezielt beeinflusst. Die Hauptkomponenten sind die Panchakarma-Kur (umfassende Reinigung, bes. auch mit Ölen), Kräutermedizin und eine, auf natürliche Instinkte ausgerichtete, Ernährung.	• CHOPRA, D.: Die Körperseele. Grundlagen & praktische Übungen der Ayuveda-Medizin.
Galvanotherapie (Elektro-Chemotherapie / Bio-Elektrotherapie)	Behandlung von Tumoren mit Gleichstrom, welcher das Tumorgewebe schädigen und zum Absterben bringen soll. Die Tumorgröße sollte 5 cm nicht überschreiten. Es können nur oberflächlich liegende Tumoren behandelt werden.	• PEKAR, R.: Die Schwachstrombehandlung von Tumoren. Biolog. Medizin 3/83
Aloe vera und spezielle Glyconährstoffe	Spezielle Glykonährstoffe sind in der Heilpflanze Aloe vera für die vielfältigen Wirkungen der Stärkung von Vitalität und Immunsystem verantwortlich. Viele Studien loben die Wirksamkeit auch in der Krebstherapie in Kombination mit anderen biologischen Verfahren. Die tägliche Dosis liegt bei 500-1000 mg des Pulvers bzw. 60-120 ml der Flüssigkeit (auf ein zertifiziertes Qualitätsprodukt achten!).	• MONDOA E. und KITEI, M.: Gesunde Zucker. Nietsch-Verlag • BENNIGER, A.: Aloe vera – Die Königin der Heilpflanzen. Heyne-Verlag
Chinesische Phytotherapie	Die Kräuterbehandlung stellt einen wichtigen Bestandteil der Traditionell-Chinesischen Medizin dar. Vorwiegend als Tees zubereitete Kräutermischungen aktivieren innere Organe, tragen zur Entgiftung bei und können nachweislich auch die Abwehrkräfte anregen.	• PORKERT, E.: Klinische chinesische Pharmakologie. Phainon-Verlag
Flor Essence Tee	Über einen Zeitraum von 50 Jahren behandelte die canadische Krankenschwester Renée Caisse Tausende von Krebspatienten erfolgreich mit dem Tee dieser indianischen Kräutermischung. Die Hauptwirkung der Rezeptur dieser acht Kräuter liegt in der entgiftenden und reinigenden Wirkung - die Ausscheidung von Chemikalien, Toxinen und anderen Fremdstoffen aus dem Körper.	• BAKHUIS, P., FISCHER, P.: Gesund durch Indianer-Heilwissen – ein Tee macht Geschichte. Parole Publishing VN Amersfoort
Grüner Tee, Lapacho, Rooibos, Essiac	Haben eine allgemein anregende, aber vor allem stark basische Wirkung. Das Abwehrsystem wird unspezifisch stimuliert und die Nebenwirkungen der konventionellen Therapien werden vermindert.	• HU HSIANG, F., ZERBST, M.: Natürlich gesund durch grünen Tee. Trias-Verlag • KNOLLER, R.: Rooibostee. Haug-Verlag
Auto-Sanguis-Therapie, HORVI-Therapie	Einspritzung und Einnahme von verschiedenen homöopathisch verdünnten und potenzierten Schlangengiften. Es liegen eine Vielzahl von eindrucksvollen Berichten von Behandlungserfolgen (auch fortgeschrittene Krebsstadien) vor.	• Fa. HORVI –CHEMIE Dr. DIESING, D - 91162 Georgensmünd, (Tel. 09172-663384)
Melatonin	Schlafhormon zur Förderung des Schlaf-Wach-Rhythmus, hat Radikalfängereigenschaften und wird in den USA auch als „Jungbrunnenmedikament" geschätzt. Beim Tumorpatienten ist gerade der ruhige Nachtschlaf für die Regeneration wichtig und sollte mit Melatonin unterstützt werden. Eine Überwachung durch einen Behandler ist zu fordern, da es sich um ein Hormon handelt mit Effekt auf den Gesamtorganismus. Vorsicht bei der Einnahme von Antidepressiva!	• MOSS, R.: Antioxidants against Cancer. Equinox Press NY 2000
Bioimmuntherapie nach Dr. TALLBERG	Dokumentiert hohe Erfolge besonders bei Melanom, Hypernephrom und Nieren-Ca werden durch die Kombination spezieller Aminosäuren, Spurenelemente (u.a. Vanadium, Wolfram, Strontium), Antioxidantien, Neurolipide, Tumorvakzine und ggf. Virusimpfungen erreicht.	• TALLBERG, T. Die Bioimmuntherapie. Dt. Zschr. f. Onkologie, Ausgabe 35, 2003
Systemische Krebs-Mehrschnitt-Therapie (sKMT)	Kombination aus Überzuckerung des Blutes, Ganzkörperhyperthermie und Sauerstofftherapie. Eine etwa fünffache Anhebung des Blutglukosespiegels des Patienten führt zu einer Erhöhung der Milchsäureproduktion und somit Erniedrigung des pH-Wertes im Krebsgewebe. Damit gelingt es, die Temperaturempfindlichkeit der Krebszellen zu erhöhen, wodurch mit einer extremen Ganzkörperhyperthermie von etwa 42 °C eine selektive Schädigung der Krebsgewebe erreicht wird. Ein erhöhtes Glukose- und Sauerstoffangebot führt zu einer Verbesserung der Temperaturtoleranz des gesunden Gewebes.	• www.gisunt.de

6 Naturheilkundliche Arzneimittel

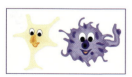

„Für uns ist der Krebs oder das Auftreten von Leukämiezellen ein biologisches Phänomen, ebenso wie Entzündungen oder Verschleißkrankheiten. Und diese gilt es, wenn irgend möglich, mit biologischen Mitteln und Wegen zu behandeln. Erst wenn dies nicht mehr möglich ist, kommt für uns der gezielte und begrenzte Einsatz von Anti-biologischen Mitteln in Betracht. Diese Feststellung gilt ohne Einschränkung für alle möglichen Situationen, wie sie bei der Krebskrankheit vorkommen: Sei' es bei Schmerzen, Übelkeit, Verdauungs- oder Schlafproblemen. Denken Sie und Ihre Therapeuten bitte immer zuerst an Naturheilmittel. Nur so kann gewährleistet werden, dass wir in unserer Steuer- und Abwehrarbeit nicht behindert oder blockiert werden. In den nachfolgenden Seiten dieses Kapitels werden wir Ihnen die wichtigsten und bisher noch nicht bekannten naturheilkundlichen Arzneien nahe bringen."

Homöopathie – ein kleiner Exkurs

Die klassische Homöopathie verfügt über die längsten Erfahrungen in der Arzneibehandlung von Krebserkrankungen. Auf Basis einer ganzheitlichen Erhebung sämtlicher individuellen Krankheitszeichen aller Körperebenen und den Angaben zur Vorgeschichte wird nach dem Ähnlichkeitsprinzip ein homöopathisch hergestelltes Arzneimittel zugeordnet. Dieses wirkt weniger stofflich, sondern es gibt gezielte Anstöße zur Selbstheilung.

Homöopathie.

Ähnlichkeitsregel.

homöopathische Fallaufnahme.

homöopathische Arznei.

„Zwischen allen Gewebe- und Abwehrzellen, den Nerven und den Krebszellen kommt es ständig zu einem Informationsfluss. Diesen kann man sich am besten als eine Welle (z.B. die akustischen Wellen aus dem Radio) vorstellen, die sich mit einer hohen Geschwindigkeit ausbreitet und alles durchdringt. Aus der Quantenphysik weiß man, dass es sich um so genannte Quanten (Energieteilchen, Elektronen bzw. Photonen) handelt. Gedanken und Gefühle kann man sich als eine Art Bündelung einer Unmenge solcher Einzelsignale vorstellen. Und wie Sie wissen, gibt es Gefühle, welche den gesamten Körper, von der Haarspitze bis zur Fußzehe spürbar durchdringen können. Mit jeder Ausbildung einer Krankheit gehen auch

Grundprinzipien der Homöopathie

1. Ähnlichkeitsprinzip
2. Arzneimittelprüfung am Gesunden
3. Erhebung des individuellen Krankheitsbildes
4. homöopathische Arznei
5. individuelle Mittelwahl

Abb. 6.**1.**
Die 5 Grundprinzipien der Homöopathie

> ### Unser Tipp für Sie
> *Die Homöopathie in klassischer Form (Konstitutionsbehandlung) stellt eine ideale Vorsorge von Krebs und anderen chronischen Erkrankungen dar. Eine gesunde Lebensweise ergänzt die Homöopathie in idealer Weise.*

Fakten und Hindergründe

⇨ Die Bezeichnung „Homöopathie" geht zurück auf ihren Begründer, Dr. Samuel Hahnemann (1755-1843). Sie leitet sich ab von den griechischen Worten „homoios" (ähnlich) und „pathos" (Leiden), welche sich auf die grundlegende Methodik dieses ganzheitlichen Verfahrens beziehen.

⇨ Die Homöopathie stellt gemäß WHO die zweithäufigste Behandlungsmethode der Welt nach der Naturmedizin dar.

⇨ Das **Ähnlichkeitsprinzip** oder die Simile Regel (similia similibus curentur) lautet: „Ähnliches kann durch Ähnliches geheilt werden". Für die Praxis bedeutet dieser Leitsatz, dass dasjenige Arzneimittel zur Anwendung kommt, welches eine dem vorliegendem Krankheitsmuster möglichst ähnliche, künstliche Krankheit zu erregen imstande ist. Gezielte Reize können die vorliegenden Krankheitszeichen wirksam reduzieren oder auslöschen.

⇨ Die **Arzneiprüfung** am gesunden Menschen stellt die Grundlage der homöopathischen Arzneimittellehren dar und bedeutet eine „Vermenschlichung der Pharmakologie", d.h. der Arzneieffekt wird von den Versuchspersonen auf sämtlichen Lebensebenen registriert und ermöglicht die Kennzeichnung einer Vielzahl von Symptomen (insbesondere auf der geistig-emotionalen Ebene), welche bei Tierversuch oder chemischer Arzneimittelprüfung verborgen bleiben.

⇨ Ohne Interpretation werden im Rahmen der **homöopathischen Erstanalyse** (Erstanamnese und Ganzkörperuntersuchung) sämtliche vom Patienten in Verbindung mit dem Krankheitsprozess beobachteten Veränderungen erfragt bzw. registriert. Die Befragung geht dabei in ihrer Zielsetzung deutlich über die Erfassung der sonst üblichen klinischen Krankheitszeichen hinaus. Im Mittelpunkt steht die Erfassung der individuellen Besonderheiten des Menschen auf Veränderungen unseres Informationsgefüges einher. Somit können wir eine Krankheit nicht erst am Auftreten bestimmter Körpersignale erkennen, sondern sie ist bereits durch veränderte Befindlichkeit, Schlafstörungen, Träume, oder Veränderungen unserer Gewohnheiten usw. zu spüren.

Vom klassisch arbeitenden Homöopathen wird auf all diese Veränderungen im Rahmen eines ausführlichen Aufnahmegespräches besonders Wert gelegt. In der homöopathischen Erstanamnese werden konsequent sämtliche Faktoren zusammengetragen, welche Ihre Lebenskraft im Laufe des bisherigen Lebens dauerhaft geschwächt oder beeinflusst haben.

Die dem individuellen Beschwerdemuster zugeordnete homöopathische Arznei vermag trotz minimaler chemischer Dosis einen Heilanschub zu bewirken, den man schwer beschreiben kann, sondern erst nach eigenem Erleben versteht. Im Gegensatz zu chemischen Arzneien, welche direkt - und meist blockierend - in Regelabläufe des Körpers eingreifen, wirken homöopathische Mittel nur anregend, quasi richtungsweisend. Man kann sich dies als eine Kettenreaktion wie etwa mit Dominosteinen vorstellen. Die Heuschnupfenkranken unter Ihnen kennen das aus eigener Erfahrung: Nur wenige Pollen in der Luft genügen, und schon beginnen Nasetropfen, Augenjucken und anderes mehr (bei einigen Menschen soll schon der Gedanke an bestimmte Pollen ausreichen).

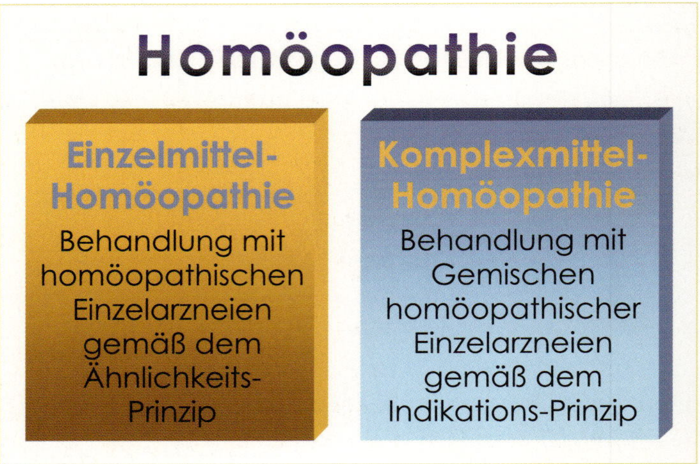

Homöopathie

Einzelmittel-Homöopathie	Komplexmittel-Homöopathie
Behandlung mit homöopathischen Einzelarzneien gemäß dem Ähnlichkeits-Prinzip	Behandlung mit Gemischen homöopathischer Einzelarzneien gemäß dem Indikations-Prinzip

Abb. 6.2.
Grundlegende Unterschiede zwischen Einzelmittel- und Komplexhomöopathie

Homöopathische Arzneimittel werden sehr hoch verdünnt und dabei zwischen jedem Verdünnungsschritt noch vielfach verschüttelt. Diese Energiezuführung verleiht den Arzneien erst die spezielle Wirkkraft und höhere Präzision. Insbesondere die Unkenntnis über den Potenzierungsprozess führt bei Gegnern der Homöopathie zu spekulativen Schlussfolgerungen sowie polemischen Diskussionen. Lassen Sie sich dadurch aber nicht verwirren, denn die Grundlagenforschung konnte auch diese Vorgänge inzwischen beweisen.

Die sehr sanft wirkenden homöopathischen Arzneien werden nach der sog. Ähnlichkeitsregel herausgesucht. Sie haben diese in einfachster Form sicher schon einmal angewandt, indem Sie z.B. im Winter die kalten Hände mit Schnee reiben und daraufhin eine schnelle Erwärmung beobachten konnten. Das Ähnlichkeitsprinzip ist ein natürliches Heilprinzip. Es konnte inzwischen auch von der Grundlagenforschung als Reparaturmechanismus auf Zellebene bewiesen werden. Sie kennen vielleicht noch aus Großmutters Zeiten die bekannten Grippemittel **Aconit** oder **Belladonna**. Das sind bekannte und bewährte homöopathische Arzneien für plötzlich auftretendes Fieber oder bei Entzündungen. Für die Behandlung von Tumoren wurden schon zum Ausgang des 19. Jahrhunderts von BURNETT, CLARKE und JOHNES einige Arzneien gefunden, welche auch als sog. Krebsmittel bezeichnet wurden. Diese haben das Vermögen, den Organismus auf allen Ebenen so umzustimmen, dass er im Idealfall Möglichkeiten zur Eingrenzung oder sogar vollständigen Vernichtung des Krebsleidens findet.

Es ist mir nicht möglich, Ihnen die Homöopathie in allen Zügen zu erklären. Hierzu absolvieren die entsprechenden Therapeuten eine mehrjährige Ausbildung und müssen Zeitlebens weiter lernen.

Ich möchte Ihnen abschließend zu diesem Kapitel den Hinweis nicht unterschlagen, dass Hindernisse der Selbstheilung, wie in den Vorkapiteln besprochen, für eine wirkungsvolle homöopathische Behandlung aus dem Wege geräumt werden müssen."

allen biologischen Ebenen (Körper, Energie, Psyche).

⇨ Die **homöopathischen Arzneimittel** werden zumeist aus Pflanzen, tierischen Produkten oder Mineralien gewonnen. Die Herstellung erfolgt in „Verdünnungsstufen" (1:10, 1:100 oder 1:50.000), wobei von Stufe zu Stufe nach besonderer Vorschrift potenziert (verschüttelt) wird. Dieser auch als Dynamisierung bezeichnete Herstellungsgang bildet die wesentliche Voraussetzung für die Wirksamkeit insbesondere hoher Verdünnungsstufen (sog. Hochpotenzen), deren Effizienz durch neue biophysikalische Experimente nachgewiesen wurde. Die homöopathische Arznei entsteht somit durch eine Synthese aus Verdünnung und Potenzierung bzw. Dynamisierung.

⇨ Nach **homöopathischer Analyse** des individuellen Krankheitsbildes erfolgt zunächst die Symptomhierarchisierung, bei welcher den Krankheitszeichen ein unterschiedlich starker Stellenwert zugeordnet wird. Dabei stehen außergewöhnliche, u. U. auch absonderliche Symptome und Geistes- bzw. Gemütssymptome über den Allgemein- und insbesondere Lokalsymptomen. Die wichtigsten der Krankheitszeichen können in Symptomsammlungen (sog. Repertorien) nachgeschlagen werden. Die Entscheidung für die auf das vorliegende Problem passendste Arznei kann jedoch häufig erst nach Studium und Vergleich der Arzneimittellehre getroffen werden.

Weiterführende Literatur
• HAHNEMANN, S.: Organon der Heilkunst. Haug, Heidelberg, 6. Auflage 1992
• COULTER, H.: Homöopathische Wissenschaft und moderne Medizin. Elephas, St. Gallen 1991
• BERG, F.v.d. et al.: Angewandte Physiologie. Band 5 - Kap. 3, Thieme
• VETOULKAS, G: Homöopathie – Medizin der Zukunft. Sonntag Verlag
• RIGHETTI, M.: Forschung in der Homöopathie. Burgdorf, Göttingen 1988
• RESCH, G., GUTMANN, V.: Wissenschaftliche Grundlagen der Homöopathie. O-Verlag, Berg 1987
• GEBHARDT, K.-H.: Beweisbare Homöopathie. Haug, Heidelberg 1985
• HARISCH, G. et al: Jenseits vom Milligramm. Springer, Berlin 1990

Abb. 6.3.
Einsatzmöglichkeiten der Einzelmittel-Homöopathie

Homöopathie und Krebs - Konsequenz auf allen Ebenen

Homöopathie & Krebs.

Konstitutionsbehandlung.

Erfahrungen seit dem 19. Jh.

Adjuvant und alternativ.

Die homöopathische Behandlung von Geschwülsten erfordert besondere Erfahrung und Präzision. Besonders in der Anfangsphase sind häufige Konsultationen erforderlich, um die Mittelfindung optimal gestalten zu können. Bewährt hat sich hierbei die Vorgehensweise nach SPINEDI, wodurch ggf. unter klinischen Bedingungen und mittels einer speziellen Art der Arzneigabe erstaunlich schnell und tiefgründig eine Umstimmung zur Selbstheilung erreicht wird.

Die homöopathische Behandlung kann ergänzend und begleitend zur Schulmedizin, bei ausreichender Überzeugung des Patienten auch alternativ eingesetzt werden.

Unser Tipp für Sie

Vermeiden Sie während der homöopathischen Behandlung die Unterdrückung von natürlichen Ausscheidungen (aus Nase, Augen, Darm), sowie die chemische Unterdrückung von Schweiß oder die Entfernung von Warzen.

Fakten und Hindergründe

⇨ Die Krebsbehandlung mit Homöopathie hat eine inzwischen fast 200-jährige Geschichte, die schon bei Hahnemann beginnt.

⇨ Berühmte homöopathische Ärzte, wie CLARKE, COOPER, JOHNES, GRIMMER und SCHLEGEL haben zwischen 1880 und 1930 Tausende Krebspatienten nachweislich homöopathisch geheilt.

⇨ Dieses Wissen wurde zunächst durch die aufkommende chemische Pharmazie verdrängt und spielte eher nur eine untergeordnete und begleitende Rolle.

⇨ In den 90er Jahren des letzten Jahrtausends wurde die homöopathische Krebsbehandlung als zentrales Behandlungselement wieder neu belebt.

⇨ Bei exakter methodischer Durchführung konnte durch den Schweizer Arzt SPINEDI und durch den Leibarzt des indischen Präsidenten RAMAKRISHNAN in mehrjährigen Nachbeobachtungen gezeigt werden, dass die Homöopathie sowohl gemeinsam mit der Standardbehandlung als auch als alleinige

„Bis zum Aufkommen der pharmazeutisch orientierten Medizin zum Anfang der 20er Jahre des vorigen Jahrhunderts wurden mit der Homöopathie gemäß Literatur viele Krebsheilungen in Mitteleuropa und Nordamerika bewirkt. Die materiell orientierten Naturwissenschaften haben die Homöopathie in der Folgezeit als Scharlatanerie verworfen und mit allen Mitteln bekämpft. Es ist aber zu keinem Zeitpunkt gelungen, diese praktisch bewährte Methode vollständig aus der Anwendung durch Ärzte und damit auch aus der Krebsbehandlung zu verbannen. Die Einführung der Computer hat nicht zuletzt auch der informationsverarbeitenden Homöopathie in den Industriestaaten zu neuem Aufschwung verholfen. Die besonders wichtigen homöopathischen Symptom- und Arzneimittelsammlungen sind jetzt computergestützt verfügbar und ermöglichen eine hochpräzise und realtiv schnelle Arzneimittelwahl.

Arzneiname und Potenzzahl	Anwendungsbereich	Dosierung
Aconitum C6	Schreck, schockierende Nachrichten (z.B. vom Krebs oder neuen Metastasen)	2-3x täglich 3 Globuli bis Besserung (max. 3 Tage)
Nux vomica C6	Übelkeit, Erbrechen (z.B. während der Chemotherapie)	2-4x täglich 3 Globuli bis Besserung (max. 1 Woche)
Arnica C6	Probleme nach der Operation	2-3x täglich 3 Globuli bis Besserung (max. 1 Woche)

Tabelle 6.1.
Einige Notfallmittel (falls Ihr Homöopath nicht gleich erreichbar ist)

Die Anwendung der Homöopathie ist in jedem Stadium der Krebskrankheit möglich. Ähnlich wie pflanzliche Arzneien können homöopathische Mittel zur Verminderung von Nebenwirkungen der Standardtherapie und zur Anregung der Selbstheilung eingesetzt werden. Am besten, Sie beginnen sogar schon vor der Operation. Als direkte Behandlung von Tumoren kommt oft nur die klassische Einzelmittelhomöopathie in Betracht. Hierbei sollten beim Behandler langjährige Erfahrungen in der homöopathischen Heilkunst vorliegen. Inzwischen arbeiten viele Homöopathen nach der Methodik von SPINEDI oder RAMAKRISHNAN, welche insbesondere für die Krebsbehandlung geeignet sind. In fortgeschrittenen Fällen braucht man für eine erfolgreiche Homöopathie gegen die Krebskranheit auch harmonische Umgebungsbedingungen. Erkundigen Sie sich hierzu nach homöopathischen Behandlungszentren oder Kliniken in Ihrer Nähe."

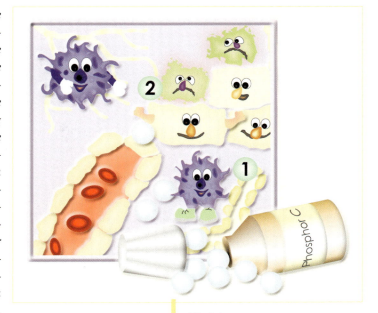

Abb. 6.**4.**
Wirkung von Homöopathika im Gewebe
1 - Aktivierung der Abwehrzellen
2 - Stimmulation/Stärkung der Körperzellen

EIN BEISPIEL AUS DER PRAXIS

Eine 62-jährige Frau kommt mit dem Befund eines bereits in die Leber streuenden Krebses der Bauchspeicheldrüse zur homöopathischen Behandlung. Die Krankenhausärzte haben der Patientin nur noch wenige Lebenswochen prognostiziert. Die Frau war angstgefüllt, hatte an Gewicht verloren, litt jetzt öfter an Nasenbluten und Blut im Stuhl, verspürte abends und nachts viel Appetit und Süßverlangen. Auch andere Krankheitszeichen wiesen auf das homöopathische Mittel „Phosphorus" hin, welches ihr in der Potenz C 1.000 am 6.9.1997 gegeben wurde. Zur Wiedervorstellung nach 6 Wochen fühlte sie sich besser und war nicht mehr so ängstlich. Es wurde die Arznei nochmals in der Potenz C 10.000 wiederholt verabreicht. Die zum 12.12.1997 durchgeführte Kontrolle im Krankenhaus zeigte in der Leber nur noch kleine Narben und keinen Drüsentumor mehr. In den nächsten Monaten bekam die Frau tlw. andere homöopathische Ergänzungsmittel. Sie ist bis heute von einem der bösartigsten Krebsarten durch Homöopathie geheilt und genießt ihr selbstbezeichnetes „Zweites Leben"!

Arzneimethode sehr hohe Erfolgsraten verzeichnen kann.

⇨ *Methode nach SPINEDI:* Abendliche Einnahme des homöopathischen Einzelmittels in Q(LM)-Potenz, dieses wird dabei zunächst in 150 ml Wasser-Alkohol-Gemisch gelöst (Stammsubstanzlösung), geschüttelt und in mehreren mit klarem Wasser gefüllten Bechern weiter verdünnt; die Einnahme erfolgt dann löffelweise aus dem 3. bis 6. Becher (je nach Anweisung); die Arznei wird täglich neu aus der Stammsubstanzlösung hergestellt. Bei Festlegung guter Verlaufskriterien kann man bereits nach 1 - 2 Tagen eine Arzneireaktion beobachten. Dieses Verfahren ist sehr geeignet bei reaktionsschwachen und polymorbiden Patienten oder bei gleichzeitiger Einnahme von Allopathika.

⇨ *Methode nach RAMAKRISHNAN*: Sie wurde für die Tumorbehandlung entwickelt und empfiehlt bei manifesten Tumoren die PLUSSING-METHODE (Auflösen der homöopathischen Arznei in 11 Teelöffel reinem Wasser, Einnahme von insgesamt 10 Teelöffeln der Lösung aller 15 Minuten. Verbleibende Lösung wird am Folgetag mit 10 TL Wasser weiterverdünnt, Fortführung der löf-

	Phos.	Ars.	Lyc.	Sulph.	Calc.	Nit-ac.	Sil.	Merc.	Puls.	Con.	Bry.	Nux-v.	Sep.	Carb-an.	Carb-v.	Lach.
Totalität	33	24	23	19	18	17	16	15	15	15	13	13	13	13	12	12
Rubriken	13	10	9	10	9	9	10	8	8	7	7	9	7	7	6	8	7
Familie																
ALLGEMEINES; KARZINOMATÖSE Leiden	3	3	3	2	2	3	3	2		3	2		1	3	2	2
GEMÜT; HELLSICHTIGKEIT	2						1			1						
GEMÜT; TROST, Zuspruch; amel.	2	1						3								
GEMÜT; GEMEINSCHAFT, Begleitung, Geselligkeit; Verlangen nach	4	3	3	1	2	1	1	2	2	1	2	1	2	1		1
ABDOMEN; SCHMERZEN; Drücken; Leber	2	2	2	1	2	2		1	2	2	2	3	2	1		
ABDOMEN; PANKREASBESCHWERDEN	2	1		1	2			1	1	1		1			1	
GEMÜT; FURCHT; Krebserkrankung, vor	1	3		1		3	2						1			
HAUT; VERFÄRBUNG; bläulich; Flecke	3	2	2	2	1	1	1	2	1	2	2	2	2	2	2	3
AUGE; GLAUKOM, grüner Star	3		1	1		2	1	1	1	1		1	1		1	
ALLGEMEINES; SPEISEN und Getränke; Süßigkeiten; Verlangen	2	3	3	2	3	2	2	1	2	2		3	1	2		2
MAGEN; APPETIT; vermehrt, Hunger allgemein; nachts	3		3	1			1			1		1	1			
MAGEN; APPETIT; vermehrt, Hunger allgemein	3	3	3	2	2	3	2	2	2	3	1	3	2	2	1	2
Haltepunkt-Mittel	3	3	3			3	3	4						3	2	3

Abb. 6.5.
Repertorisation des Fallbeispieles
Die an erster Stelle stehende Arznei „Phosphorus" zeigt ein Höchstmaß an Übereinstimmung mit den vorliegenden Krankheitszeichen und Besonderheiten

Einflussfaktor	Zur Beachtung während der homöopathischer Behandlung
Arbeitsweise, Bewegung, Belastung	keine körperliche und geistige Überforderung, mäßige Bewegung an frischer Luft, leichte Haus- und Handarbeiten, keine aufregende Musik
Hausmittel (Erkältungen, Verletzungen)	untersagt; nur in Absprache mit dem Homöopath eingeschränkt möglich
Vollbäder	Nur selten als Salzbad unter medizinischer Aufsicht zur Entgiftung gestattet, besser nur Abwaschen und Duschen
Pfeffer, Gewürznelken, Ingwer, Vanille, Zwiebeln	Stark eingeschränkt nutzten, aber auch keine radikale Veränderung üblicher Gewohnheiten beim Würzen vornehmen
Safran, Zimt, Salz, Gewürzkräuter	Mäßig einschränken, alle diese Mittel können auch als Arznei Wirkung haben;
Kaffee	bei Gewohnheit innerhalb einer Woche reduzieren und durch Getreidekaffee/Malzkaffee ersetzen
Schwarzer Tee	Schritt für Schritt durch helle Kräutertees ersetzen
Wein	Nur in geringen Mengen erlaubt, bei täglicher Gewohnheit schrittweise durch zunehmende Verdünnung mit Wasser reduzieren
Branntwein/Spirituosen	prinzipiell untersagt
Bier	geringe Mengen gestattet
essig- und zitronensaure Speisen	besonders bei Schwächen des Nervensystems und Krankheiten des Unterleibes strikt zu vermeiden
Obst	Saures Obst vermeiden, süßes Obst mäßig und nicht am abend
Fleisch	kein Schweinefleisch, Rind, Geflügel und Wildbret nur in geringen Mengen
Fisch	möglichst nur in Wasser gesotten zubereiten, nur wenig würzen; geräucherter, gepökelter, gebratener und stark salziger Fisch sind untersagt
blähende Speisen	bei Neigung zu Verstopfung und Blähung vermeiden, Esskultur nach MAYR
Tabak / Nikotin	Tabak-Kauen oder –Schnupfen ist untersagt, bei Gewohnheit langsame Reduktion des Konsums, abrupte Abgewöhnung meist nicht möglich
Wetter, Sonne, Fernreisen	Jedwede Extreme in puncto Sonne, Kälte, Hitze, Regen und Klima sind zu vermeiden, von größeren Reisestrapazen ist ebenfalls Abstand zu nehmen

Tabelle 6.2.
Was im Rahmen einer homöopathischen Behandlung Beachtung finden sollte
(modifiziert nach GIENOW)

EIN BEISPIEL AUS DER PRAXIS

Frau H.F. ist 75 Jahre und stellt sich am 3.6.2002 zur alternativen Krebsbehandlung wegen eines zentralen Lungenkrebses (Bronchialkarzinom) vor, welches mittels Bronchialspiegelung gesichert wurde. Neben Reizhusten und Atembehinderung beim Treppensteigen fühlte Sie sich die körperlich aktive Dame psychisch stark durch den Ärger über unangenehme Mieter im Haus beeinträchtigt, der trotz einer Zeitspanne von über 15 Jahren noch nicht überwunden war. Bei der Untersuchung fielen teils steife und verdickte Fingerendgelenke, sowie starke Krampfadern bis über den Fußrücken auf. Sie litt an chronischer Verstopfung, hatte vor Monaten eine Beinvenenthrombose und bereits zwei Staroperationen am Auge. Ihr Vater hatte Selbstmord wegen Leberkrebs begangen. Eine Lungenoperation, Bestrahlung oder Chemotherapie wurde von Ihr strikt abgelehnt. Über 8 Monate wurde Sie nach RAMAKRISHNAN mit der Plussing-Methode behandelt, wobei es zu einer deutlichen Besserung von Allgemeinbefinden, Atmung und zu einem Wachstumsstillstand des Tumors kam. Die Behandlung wurde mit ansteigenden Zeitintervallen und Arzneipotenzen mit der Split-Technik fortgesetzt. Die Röntgen- und CT-Kontrollen zeigten im Juni 2005 eine Vernarbungszone in der ehemaligen Krebszone. Aus finanziellen Gründen wurden ergänzend und in größeren Abständen nur Vitamininfusionen und Thymusgaben vorgenommen.

felweisen Einnahme und täglichen Verdünnung über insgesamt 7 Tage, dann Mittelwechsel), bei entferntem Tumor und zur Rezidivprophylaxe SPLIT DOSE Methode (Einnahme von 4x3 Globuli des homöopathischen Mittels an einem Tag im 4-stündigem Abstand). In beiden Methoden kommt ein spezifisches homöopathisches Mittel in Abwechslung zu einer Nosode (z.B. Carcinosinium, Szirrhinium) mit miasmatischer bzw. krankheitstypischem Inhalt zum Einsatz. Vorteil ist eine intensive homöopathische Mittelwirkung durch die tägliche Verwässerung; Das Verfahren hat erhöhte Erfolgsrate in fortgeschrittenen und aussichtslosen Fällen. Eine Rezidivprophylaxe ist offensichtlich möglich.

Weiterführende Literatur
- JONES, E.G. : Krebs – Seine Ursachen, Symptome und Heilung. Nachdruck durch Homöopathie Medien, Dr. A. Gärtner, Hauptstr. 46, 73033 Göppingen
- SCHLEGEL, E.: Die Krebskrankheit - Die Natur und ihre Heilmittel. Nachdruck durch Homöopathie Medien, Dr. A. Gärtner, Hauptstr. 46, 73033 Göppingen
- SPINEDI, D.: Die Krebsbehandlung in der Homöopathie. Cheiron Verlag, Kempten
- BARTHEL, H.: Homöopathie – Der Erfolg gibt uns recht. Barthel und Barthel
- A.U. RAMAKRISHNAN: Krebs – ein homöopathischer Behandlungsansatz. Ninth House Pub. Berkeley Spring 2005

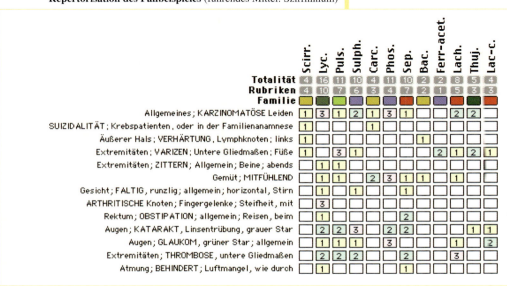

Abb. 6.**6.**
Repertorisation des Fallbeispieles (führendes Mittel: Szirrhinium)

Unser Tipp für Sie

Die „heiße 7" bei starken Schmerzen und Koliken

Magnesium phosphoricum sollte insbesondere bei starken Schmerzen, Krampferscheinungen oder Koliken in heißem Wasser gelöst getrunken werden. Praktisch bewährt haben sich in akuten Zuständen die Auflösung von 10 Tabletten des Mittels in einem Glas von heißem Wasser (nicht mit Metalllöffel umrühren) und schluckweise alle 2- 5 Minuten Trinken bis zur Beschwerdelinderung.

Fakten und Hindergründe

⇨ Die Funktions- und Ergänzungsmittel der Schüsslerschen Biochemie werden als Reinsubstanz mit Milchzucker verrieben und nach den Regeln der Homöopathie potenziert. Störungen der molekularen Zusammensetzung und Bewegung, wie sie für eine kranke Grundsubstanz und Zellen typisch sind, werden durch die feinstofflichen Reize der Salze beseitigt und damit Hemmnisse im Stoffaustausch zwischen Zelle und Extrazellularraum aufgehoben.

⇨ Die biochemischen Funktionsmittel sind in den Potenzstufen D3, D6 und D12, die Ergänzungsmittel in D6 und D12 erhältlich. Im Gegensatz zu klassischen homöopathischen Einzelmitteln können die Schüssler-Salze auch extern als Salben oder Spüllösungen angewandt werden.

⇨ Die Dosierung erfolgt in „akuten" Fällen stündlich bis zweistündlich, in chronischen drei bis viermal täglich 2 - 3 Tabletten oder 10 - 15 Globuli bzw. Tropfen. Die Einnahme sollte ohne Flüssigkeit 1/2 Stunde vor oder eine Stunde nach der Mahlzeit erfolgen. Während der Behandlung mit diesen biochemischen Mitteln sollten starke Reize wie Nikotin, Alkohol und scharfe Gewürze gemieden werden.

Weiterführende Literatur
- WAGNER, H.:. Rundum gesund mit Schüßler-Salzen. Südwest Verlag München
- HEEPEN; G.: . Schüssler-Salze. GU Verlag München

⇨ **Mineralsalze nach SCHÜSSLER**

Die im unteren bis mittleren Potenzbereich liegenden 12 Zell- und Gewebesalze nach SCHÜSSLER und die in den letzten Jahrzehnten zusätzlich gefundenen Ergänzungsmittel schlagen eine Brücke von der orthomolekularen Medizin zur Homöopathie. Sie ermöglichen bei gezieltem Einsatz sowohl die Verbesserung der Nährstoffversorgung aller Gewebe als auch die Anregung von deren Stoffwechsel. In diesem Rahmen bilden die 24 Zell- und Gewebesalze eine ideale Ergänzung biologischer Behandlungsstrategien.

„Der homöopathische Arzt SCHÜSSLER fand im 19. Jahrhundert heraus, dass besonders Mineralstoffe eine wesentliche Lebensgrundlage der Zellen darstellen und bei Mangelerscheinungen Krankheiten entstehen. Wenn man die Mineralstoffe homöopathisch aufbereitet, können andererseits beachtliche Heilprozesse im Körper in Gang gesetzt werden. Der Stoffaustausch zwischen den Zellen und die Übertragung von Nervenimpulsen werden angeregt, Haut, Haare und Nägel werden schöner und fester. Für unsere Zellen fehlen meist weniger die Mineralstoffe im Blut. Nein uns fehlen eher die gezielten Anregungen, dass sich diese auch um und in uns bewegen. Dies alles können Schüssler-Salze hervorragend und ersetzen oft die Einnahme von anorganischen Mineralien, wovon uns besonders die Brausetabletten zuwider sind."

Salz	Wirkungsfelder	Mangelerscheinungen
Arsenum jodatum (Arsentrijodid)	Wirkung auf Haut, Schleimhäute und Blutbildung, Schilddrüsenstoffwechsel	Funktionsstörungen der Schilddrüse, chronische Erkrankungen der Haut und Schleimhäute, Abwehrschwäche
Calcium phosphoricum	Aufbau von Knochen und Zähnen, Kalziumstoffwechsel, Förderung der Blutgerinnung, Kontrolle von Muskelbewegung und Körpereiweißbildung	Schlafstörungen, Hautjucken, Taubheitsgefühl in den Gliedmaßen, krankhafte Zellbildung, weiß belegte Zunge, Lungenleiden, nervöse Störung, Anämie
Calcium sulfuricum (Kalziumsulfat, Gips)	Knorpelaufbau, Enzym- und Hormonhaushalt, gut für Leber, Gallenblase, Muskeln, Hilfe bei Abszessen, schweren Katarrhen	Schwäche des Bewegungsapparats, Infektanfälligkeit, verzögerte Wundheilung, Furunkel, Bindehauteiterung, chronischer Rheumatismus
Ferrum phosphoricum (Eisenphosphat)	Energieleistungen der Zelle, Ernährung und Aufbau der Muskulatur, Hilfe bei Entzündungen, Muskelkater, Prellungen, Rheumamittel, Bestandteil der roten Blutkörperchen	Darmschlaffung, Infektanfälligkeit, schlechte Wundheilung, Durchblutungs- und Konzentrationsstörungen, Rheumaschmerzen, Magenkatarrh, brüchige Nägel und Haare, Netzhauterkrankungen

Kalium chloratum (Kaliumchlorid)	Erregbarkeit von Nerven und Muskeln, Herzrhythmus, Magen- und Darmbewegung, Zucker- und Eiweißstoffwechsel, Bestandteil der roten Blutkörperchen	Herzmuskelerkrankungen, Veränderung der Skelettmuskulatur, gestörter Flüssigkeitshaushalt, Bronchitis, Schleimbeutelentzündung, weißgrauer Zungenbelag	
Magnesium phosphoricum (Magnesiumphosphat)	Stoffwechselprozesse, Knochenaufbau, Funktion von Nerven und Muskeln, das biochemische Schmerz- und Krampfmittel, senkt Cholesterinspiegel	Einschießende Schmerzen, Störungen im Gehirn, Herzinfarkte, gesteigerte Krebsanfälligkeit, Nervosität, Depression, Thrombosen, Krämpfe, Schmerzen	
Natrium bicarbonicum (Natron)	Anregung von Stoffwechsel und Bauchspeicheldrüse, Regulation Säure-Basen-Gleichgewicht	Gicht und Gichtentzündungen, Verdauungsschwäche, Übersäuerungszeichen aller Art	
Natrium chloratum (Natriumchlorid, Kochsalz)	Regulation des Wasserhaushaltes, Aufbaumittel bei Blutarmut und Bleichsucht, Hauptmittel der Grundsubstanz	Schleimhautkatarrhe, Durchfall, Anämie, Mangel an Magensäure, Kopfschmerzen, Tränen- und Speichelfluss, Depression, Antriebsschwäche, Appetitlosigkeit	
Natrium sulfuricum (Natriumsulfat, Glaubersalz)	Regulierung des Wasserhaushaltes und der Verdauung, Ausscheidungsmittel, Hilfe bei Erkrankungen der Niere, Leber, Gallenblase, Blase und Darm, Anregung der Entschlackung	Wasseransammlungen, unkontrollierter Harnabgang, Bettnässen, Tastempfindlichkeit von Leber und Milz, Geschwüre, Beschwerden bei nassen Wetterlagen	
Silicea (Siliziumdioxid, Kieselerde)	Bestandteil des Bindegewebes, Aufbau von Knorpel, Sehnen, Bändern und Knochen, Festigkeit von Haaren und Nägeln, Hilfe bei Wundheilung, Gicht und Krampfadern, für Lymphe und Nebennieren	Haarausfall, brüchige Nägel, Runzeln und tiefe Falten im Alter, Kopfschmerzen, häufige Erkältungen, Eiterungsneigung, Frostigkeit, erschlaffte Gefäßwände, Vernarbungen, Verhärtungen	
Zincum chloratum (Zinkchlorid)	Bedeutung für Wachstum und Aktivität zahlreicher Enzyme, Stoffwechselaktivierung, bes. Wirkung auf Gehirn und Rückenmark, Stimulation Immunsystem, Kollagensynthese	Nervenkrankheiten, nervöse Schlaflosigkeit, Regelschmerzen, Anregung der Bauchspeicheldrüse bei Zuckerkrankheit, Akne, *restless leg*, Ekzem, Herpes	

Möglicher Ablauf des Handelns

1. einen erfahrenen Homöopathen suchen
2. am besten vor beabsichtigten anderen Maßnahmen mit der Homöopathie beginnen
3. Arznei sorgsam einnehmen und Wirksamkeitshindernisse beachten (Kapitel 2).

Tabelle 6.3.
Die wichtigsten Schüssler-Salze in der Biologischen Krebstherape

Phytotherapie

Die Jahrhunderte zurückreichenden Erfahrungen der Pflanzenheilkunde fließen in die moderne Form der Behandlung mit pflanzlichen Extrakten, der Phytotherapie, ein. Neben dem bekannten Echinacea haben einige andere Pflanzen einen abwehrsteigernden Effekt oder werden zur Unterstützung innerer Organe, der Nervenkräfte und zur Linderung der Nebenwirkungen der Chemotherapie eingesetzt.

Pflanzenheilkunde.

Pflanzenarznei.

Naturheilmedizin.

„Es liegt natürlich auf der Hand, dass ich und meine Zellkollegen, wenn es denn sein muss, viel lieber pflanzliche als chemische Medikamente um uns haben möchten. Wie lange wünsche ich mir

Unser Tipp für Sie

Fragen Sie Ihren Arzt bei jeder Erkältung und jeder nicht allzu schlimmen Störung innerer Organe oder des Schlafes nach pflanzlichen Arzneimitteln. Besonders umfangreiche Kenntnisse zu diesem Thema haben Ärzte mit der Zusatzqualifikation "Naturheilverfahren", sowie Heilpraktiker.

Fakten & Hintergründe

⇨ Phytotherapie bezeichnet die Wissenschaft von der Behandlung und Vorbeugung von Befindlichkeitsstörungen und Erkrankungen mit Hilfe Pflanzen, deren Auszügen oder natürlichen Produkten.

⇨ Phytopharmaka sind mehr oder weniger, bzgl. des Wirkstoffes oder der Wirkstoffe, standardisierte Präparate aus Pflanzen, Pflanzenteilen, Pflanzenextrakten, Destillaten, Press-Säften oder Tinkturen. Sie beinhalten neben den Wirkstoffen noch natürliche Zusatzstoffe und auch unwirksame Begleitmittel.

⇨ Phytopharmaka können aus einer Pflanze (Monodroge) oder aus der Kombination mehrerer Pflanzen (Kombinationspräparat) hergestellt werden. Die Medikamente werden in üblicher Dosierung mit hoher therapeutischer Breite angeboten, so dass die Nebenwirkungsrate bei richtiger Anwendung sehr gering ausfällt.

Weiterführende Literatur
- LOEW, D. et al.: Phytopharmaka Report. Steinkopf Darmstadt 1999
- FINTELMANN, V.: Kompendium Phytopharmaka. Kirchheim Verlag Mainz
- PAHLOW, M.: Heilpflanzen. GU Kompaß
- REUTER, H.D.: Leber- und Gallewirksame Phytopharmaka. Aescopus Verlag Basel

Möglicher Ablauf des Handelns

1. ein gutes Buch über Naturheilmittel kaufen
2. bei Bagatellebeschwerden Heiltees anwenden
3. den Arzt bei beabsichtigter Me-Medikamentenverschreibung nach pflanzlichen Alternativmitteln fragen.

schon, dass die Ärzte auch wieder in ihrer Grundausbildung (dem Medizinstudium) den Umgang mit natürlichen Heilmitteln erlernen. Die Erfahrungen der Volksheilkunde sollten dabei stets Beachtung finden. Die in verschiedenen Pflanzen enthaltenen Stoffe können die Arbeit der inneren Körperorgane unterstützen. Dies finde ich besonders dann sehr wichtig, wenn es um die Entgiftung und Entschlackung geht. Die Anwendung von Pflanzenextrakten kann sehr wirksam die negativen Nebenwirkungen der Standardtherapie (besonders der Chemotherapie) abschwächen. Dann geht es den Abwehr- und Körperzellen trotz allem einfach besser. Und schließlich empfehle ich pflanzliche Arzneien bei allgemeinen Befindlichkeitsstörungen, wie Niedergeschlagenheit, Melancholie und Schlafstörungen. Es sollte mich sehr wundern, wenn Sie nicht schon einmal von Melisse, Baldrian oder Johanniskraut gehört haben."

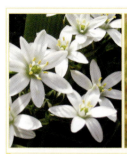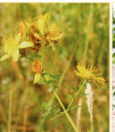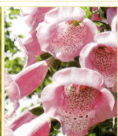

Abb. 6.**7.**
Pflanzenstoffe werden zum Heilmittel

Pflanzenextrakt	Einsatzgebiet
Helleborus niger (Christrose) Cetraria islandica (Isländisch Moos) Colchicum autumnale (Herbstzeitlose) Capsicum annuum (SpanischerPfeffer)	Krebshemmung
roter Sonnenhut (Echinacea) Baptisia tinctoria (Wilder Indigo) Thuja occidentalis (Lebensbaum) Eleuterococcus senticosus (Taigawurz)	Immunmodulation
Hypericum perforatum (Johanniskraut) Cimicifuga racemosa (Wanzenkraut) Agnus castus (Keuschlamm)	Nervenwirkung
Carduus marianus (Mariendistel) Cynara scolymus (Artischocke) Chelidonium majus (Schöllkraut)	Leberschutz
Taraxicum officinale (Löwenzahn) Betulae folia (Birkenblätter) Urtica dioica (Brennessel) Equisetum avense (Ackerschachtelhalm)	Entgiftung, Ausleitung
Melilotus officinalis (Sternklee)	gegen Ödeme

Tabelle 6.**4.**
wichtige Heilpflanzen und deren Wirkungen

Isopathie

Der Isopathie nach Prof. ENDERLEIN liegt die Hypothese zu Grunde, dass unser Blut nicht steril, sondern, in Abhängigkeit vom Verschlackungszustand, verschiedene Formen von Pilzen trägt, die ineinander übergehen können. Isopathische Arzneimittel helfen, die Milieueigenschaften im Körper zu verbessern.

Isopathie.

Dunkelfeldmikroskopie.

Milieubehandlung.

„Jetzt werde ich versuchen, Ihnen die Gedanken der isopathischen Medizin näher zu bringen. Die Beurteilung der Blutzellen und ihrer Umgebung in der Blutbahn auf Basis der Dunkelfelddiagnostik stellt eine wesentliche Voraussetzung für diese Heilweise dar. Sie haben in diesem Buch schon viel gehört über das Problem der Überlastung des Körpers mit Giftstoffen und Stoffwechselschlacken, die bei ungenügender Ausscheidung auch im Gewebe zur Ablagerung kommen. Natürlich taucht dieser Ballast auch in der Blutbahn auf und behindert die dortigen Aufgaben. Schaut man sich frisches Blut dann im Dunkelfeld an, so sieht man bei kranken Menschen nicht nur die verschiedenen Arten von Blutkörperchen, sondern auch Partikel, unterschiedlichster Form. Während die meisten Laborärzte dies nur als „Verunreinigung" und damit als bedeutungslos ansehen, wurden diese Partikel von Prof. ENDERLEIN erstmals als Vorstufen von Kleinstlebewesen (sog. Endobionten) erkannt und klassifiziert. Es wurde festgestellt, dass diese Partikel je nach dem Stadium der Krankheit unterschiedliche Formen und Eigenschaften zeigen. Und so ist es natürlich auch bei Krebs. Durch isopathische Präparate werden die höheren und gefährlicheren Stadien der Blutpartikel in die Primitivform zurückgeführt bzw. zur Ausceidung gebracht.

Unser Tipp für Sie

Die Dunkelfeldmikroskopie ist in der Hand des geübten Therapeuten eine ideale Methode zur Früherkennung einer Krebsneigung und zeigt zudem deutlich die allgemeine Verschlackung im Körper an.

Fakten & Hintergründe

⇨ Gemäß den Untersuchungen der isopathischen Medizin leben im Menschen und in allen Säugetieren sog. Kolloide der Pilzstämme *Mucor racemosus* und *Aspergillus niger*. Diese bilden Übergänge zu höheren Formen, deren Entwicklungsvorgänge Prof. ENDERLEIN erstmals beobachtete.

⇨ Im gesunden Organismus kommen sie als Primitivformen vor, die regulativ wirken. Verschiedene Ursachen wie Infektionen, falsche Ernährung, naturwidrige Umweltverhältnisse, seelische Konflikte, Alterserscheinungen usw., können diese Primitivformen in höhere Stadien überführen, wodurch sie parasitär werden.

⇨ Die Verfechter der isopathischen Medizin vertreten die Meinung, dass die verschiedenen höheren Entwicklungsformen in niedere Phasen (Primitivformen) zurückgeführt werden können, die den Körper über die Ausscheidungsorgane verlassen.

⇨ Der Befall mit den genannten beiden Pilzstämmen, auch als Endobionten bezeichnet, hat insbesondere für viele chronische Krankheiten und Krebs Bedeutung. Diesen Pilzparasiten können bei einem Befall für Stauungserscheinungen, Verklebungen der Eiweiße und Blutkörperchen bis hin zu ernsten Organstörungen und -zerstörungen verantwortlich sein.

⇨ Mittels Dunkelfeldmikroskopie lässt sich der Effekt isopathischer Arzneien auf

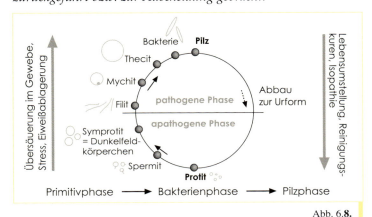

Abb. 6.8.
Der Enwicklungskreislauf der Endobionten

das Milieu beobachten bzw. nachprüfen.
⇨ Vordergründig wird die Injektionsbehandlung empfohlen (alle 3 bis 7 Tage).
⇨ Die innerliche Anwendung (Tabletten, Tropfen, Kapseln) hat im wesentlichen Bedeutung für Erkrankungen des Magen-Darm-Traktes und bei Problemen mit der Abwehr.
⇨ Die isopathische Therapie kann durch die Gabe von pflanzlichen „Drainagemitteln", Basenspendern und immunbiologischen Präparaten ergänzt werden.

Weiterführende Literatur
• GERLACH, F.: Krebs und obligater Pilzparasitismus. Semmelweis Verlag Hoya
• WINDSTOSSER, K.K.: Polymorphe Symbionten in Blut und Körpergewebe als potentielle Kofaktoren des Krebsgeschehens. Semmelweis Verlag Hoya
• HÄRING, Ch.: Dunkelfeld Blutdiagnostik, Verlag Henrich, Wiesbaden
• weitere Literatur zur Dunkelfelddiagnostik siehe Kapitel 2

Ich kann Ihnen nicht sicher sagen, wie groß die Rolle dieser eiweißartigen Partikel für die Krebsentstehung wirklich ist. Eines steht aber fest: Je mehr davon im Blut vorhanden sind, umso schlechter geht es mir und meinen Abwehrkollegen. Dem entsprechend begrüße ich die Bemühungen von isopathisch arbeitenden Medizinern sehr, durch diese Form der Behandlung die Bedingungen in unserer Zellumgebung zu verbessern."

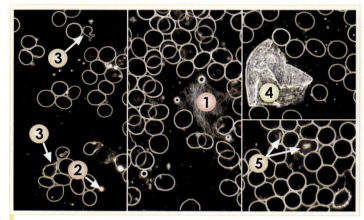

Abb. 6.**9.**
Blutbilder bei Krebs
Filite (1), Dunkelfeldkörperchen (2), befallene Blutzellen (3), große Eiweißverklumpung (Symplast, 4), Bakterienform im roten Blutkörperchen (5)

Biokatalysatoren und homotoxische Mittel

Energiegewinnung.

Zitratzyklus.

Biofermente.

Katalysator.

Homotoxische Mittel.

Nosodenpräparate.

Stoffwechsel und Energiegewinnung sind wie bei jedem chemischen Prozess durch Katalysatoren beeinflussbar. Beim kranken Menschen sind „Biokatalysatoren" in hohem Maße erforderlich, um Energie zu gewinnen und das Immunsystem zu stärken. Homotoxikologika: Homöopathische Potenzreihen und Arzneigemische regen nach gezielter Austestung Organe zur Ausscheidung an, bewirken eine Drainage von Blut und Lymphe. So genannte Nosodenpräparate führen zur spezifischen Ablösung von Giftstoffen aus Zellen und Gewebe.

Fakten & Hintergründe
⇨ In der homotoxischen Behandlung werden neben allgemeinen naturheilkundlichen Anwendungen spezielle homöopathisch hergestellte Stoffgemische zur Giftausleitung eingesetzt. Diese sind auf bestimmte Organe / Organsysteme abgestimmt.

„Dem aufmerksamen Leser unter Ihnen möchte ich jetzt noch kurz etwas über **Biokatalysatoren** *erzählen, welche eine Art Spezialgebiet der Homotoxikologie darstellen. Diese Stoffe setzen die Energiegewinnung der Körperzellen wieder in Gang. Man kann es mit einer Art Ölung unserer Minimotoren im Zellkraftwerk (den Mito-*

chondrien) vergleichen, welche dadurch wieder besser Sauerstoff verbrennen und damit Energie gewinnen können. Bei einer diesbezüglichen Behandlung können sich sogar krebsartig veränderte Zellen wieder zum Guten hin besinnen – zumindest haben mir das meine Abwehrkollegen öfters berichtet."

EIN BEISPIEL AUS DER PRAXIS

Am 14. 11. 1999 erfolgte der Anruf einer Hausärztin, welche um Rat anfragt für eine Krebspatientin, welche aufgrund eines fortgeschrittenen Brustkrebsleidens mit Tochtergeschwülsten in Lunge, Leber und Knochen faktisch im Sterben lag. Da die Patientin nicht transportfähig war, wurde die tägliche Gabe des oben genannten "4-Jahreszeiten"-Cocktails empfohlen. Zum Erstaunen aller Beteiligten verfiel die Kranke am 16. 11. 1999 in einen tiefen Schlaf, aus dem sie nach 14 Stunden erwachte, aufstand (!) und nach Essen verlangte. Sie erholte sich weiter, erlebte noch viele schöne Stunden im Kreise der Angehörigen und verstarb erst 4 Wochen später friedlich an der schweren Krankheit.

⇨ **Nosoden** sind nach homöopathischen Verfahren hergestellte Zubereitungen aus pathologisch veränderten Körperbestandteilen / Stoffwechselprodukten von Mensch oder Tier, von Mikroorganismen einschließlich Viren sowie deren Bestandteilen oder Stoffwechselprodukten, welche nicht mehr ansteckend oder krankheitsauslösend sind.

Weiterführende Literatur
• HEINE, H. et al.: Die Therapie mit intermediären Biokatalysatoren in der Praxis.
• RECKEWEG, K-H.: Das Krebsproblem.
• RECKEWEG, K-H.: Materia Medica Homotoxicologica. Alle: Aurelia, Baden Baden

Unser Tipp für Sie

Auch ohne spezielle homotoxikologische Kenntnisse kann Ihnen jeder Arzt die bewährte Kombination Ubichinon Comp, Hepar Comp, Coenzyme Comp und Solidago Comp spritzen, genannt "4 Jahreszeiten". Die Gabe verbietet sich bei laufender klassischer homöopathischer Behandlung.

Arzneimittel der anthroposophischen Medizin

Grundlage für die Arzneimittelfindung, die Entwicklung der Heilmittelkompositionen, sowie für das Verständnis der Anwendungsgebiete dieser Therapierichtung ist das durch STEINER erweiterte Menschen- und Naturverständnis. Gesundheit, Krankheit und Heilung werden unter besonderer Berücksichtigung höherer Organisationsformen, genannt Wesensglieder, verstanden. Die anthroposophische Medizin stellt ein eigenes und in sich geschlossenes Medizingebäude dar, welches zusätzlich zu den Arzneimitteln noch Elemente der Psychotherapie, Heileurythmie und Gestalttherapie sowie spezieller äußerer Anwendungen in sich vereinigt.

physischer Leib.
Ätherleib.
Astralleib.
Ich-Organisation.
Rhythmus.

"Die der anthroposophischen Medizin zugehörige Mistel als wichtiges, abwehrsteigerndes Heilmittel haben wir bereits kennengelernt. Wie viele von Ihnen vielleicht nicht wissen, gibt es in unseren Breiten sogar anthroposophische Kliniken und Praxen, welche oft auch Krebs behandeln mit weitaus mehr als nur Mistelgaben. 1920 wurde

Fakten & Hintergründe

⇨ STEINER hat die anthroposophische Medizin als Synthese natur- und geisteswissenschaftlicher Methodik beschrieben.
⇨ Innerhalb der anthroposophischen Medizin sind folgende Heilverfahren entstanden:
- *anthroposophische Arzneimittel* (minera-

lischer, pflanzlicher und tierischer Herkunft, werden nach speziellen pharmazeutischen Verfahren, u.a. Potenzierungsprozess, hergestellt)
- *Verfahren für äußere Anwendungen* (Metallsalben, rhythmische Einreibung und Massagen, Öldispersionsbäder)
- *Heileurhythmie und künstlerisches Gestalten* (Bewegungstherapie, Mal-, Musik- und plastische Gestalttherapie, Meditation)
- *anthroposophische Psychotherapie* (orientiert an anthroposophischen Menschenbild und geisteswissenschaftlicher Biographik).

⇨ Bei anthroposophischen Heilmittelkomposition handelt es sich um eine Vereinigung von Natursubstanzen, von denen jede einen der wichtigen krankmachenden Aspekte repräsentiert, die sich zu einem bestimmten Krankheitsbild zusammenfügen. Auf der pharmazeutischen Ebene verstärkt der Prozess des gemeinsamen Potenzierens den ganzheitlichen Charakter der neu geschaffenen Einheit.

⇨ Bewährte anthroposophische Mittel in der Krebsbehandlung:
- *Leukopenie*: Granulocyten Gl. D 6 tgl. 1 Amp. s.c. + Gl. Thymi D6 Glob. 1-2 x 5
- *Schwermut und Depression:* Hypericum Auro cult. D 3, 3 x 15 Tropfen
- *Schmerzhafte Knochenmetastasen:*
  * Apis D6 + Cerussit D8 tgl. 1 Amp. s.c.
  * Quarz D20 + Periosteum D8 tgl. je 1 Amp.
  * Solum uliginosum comp. Tgl. 10 ml i.v.

Weiterführende Literatur
- BERG, F.v.d. et al.: Angewandte Physiologie. Band 5, Thieme Verlag
- SCHMID, F.: Biologische Medizin. Aurelia Verlag Baden-Baden ,1990
- FINTELMANN, V.: Intuitive Medizin. Einführung in eine anthroposophisch ergänzte Medizin. 3. Aufl. Hippokrates 1994

Unser Tipp für Sie

Streben Sie in allen Bereichen, wo Unordnung und Chaos herrschten, wieder Rhythmus und Gleichgewicht an (z.B. Schlaf, Essenszeiten, Stuhlverrichtung, Bewegung usw.).

---

vom Österreicher STEINER in Zusammenarbeit mit der holländischen Ärztin WEGMANN die Anthroposophologie begründet. Der **physische Leib** *(unbelebt, stofflich, mineralisch) des Menschen bildet sein festes Gerüst, welches in realer Beziehung zu dem natürlichen Mineralreich steht. Die nächste Funktionsebene stellen Vorgänge der Ernährung, des Wachstums und der Reproduktion dar (=* **Ätherleib***, Lebensorganisation, Bildekräfte). Die Empfindungsorganisation ermöglicht innerseelische Qualitäten, die sich in Polaritäten wie Sympathie und Antipathie ausdrücken. Auf der organischen Ebene bewirkt diese Abbau und Ausscheidung (=* **Astralleib***). Spezifisch menschlich ist nur die* **Ich-Organisation***: Bei jedem Menschen individuell gibt sie die Grundlage für das Selbstbewusstsein ab. Der direkt wahrnehmbare physische Leib weist viele Gemeinsamkeiten mit Tieren, Pflanzen und der leblosen Materie auf. Der Ätherleib ermöglicht die organische Organisation durch Stoffwechsel, Wachstum, Regeneration und Fortpflanzung. Den Astralleib als der Träger von Trieben und Instinkten haben Mensch und Tier gemeinsam. Des Menschen Selbstbewusstsein und Selbstbeherrschung, die Möglichkeit, sich als Individualität zu begreifen, der Welt erkennend und verantwortlich handelnd gegenüber zu stehen, ist in seinem geistigen Wesenskern, dem ICH, begründet. Die meisten Krankheiten mit leiblicher Verände-*

Abb. 6.10.
Wesensglieder des Menschen und deren anthroposophische Beeinflussung

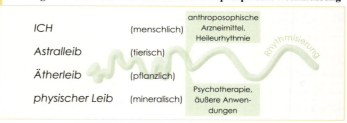

rung werden als Ausdruck der Seele und des Geistes verstanden, die sich in ihren Wechselbeziehungen durch Krankheit ebenso offenbaren können wie in den gesunden Äußerungen des Lebens und der Seele. Zwischen den einzelnen Wesen spielt Gleichgewicht und Rhythmik eine große Rolle. Durch die Krebserkrankung sind erhebliche Abweichungen von diesem System, welches in der Tumorregion sogar erstarren kann, vorhanden, um deren Auflösung es in der anthroposophischen Medizin geht."

Spagyrik

Spagyrische Heilmittel haben ihre Wurzeln in der Alchemie und werden in einem komplizierten Herstellungsprozess aus Pflanzen, Mineralien und Metallen gewonnen. Vor der in den meisten Fällen zur Anwendung kommenden Verdünnung und Potenzierung werden die für das jeweilige Heilmittel typischen Inhaltsstoffe durch Vergärung, Ultrafiltration oder Destillation und Veraschung zunächst extrahiert (abgetrennt = spao) und dann wieder in der Urtinktur vereinigt (= ageiro). Im Sinne einer anregenden und funktionsfördernden Wirkung auf innere Organe und Organsysteme können Spagyrika eine ideale Ergänzung im Rahmen eines biologischen Gesamtkonzeptes bei chronisch Krankheiten und Krebs darstellen.

Spagyrische Arznei.

Entgiftung.

Vitalisierung.

„Die Spagyrik weißt ebenso wie die schon genannte Isopathie und Homotoxikologie einige Querverbindungen zur geliebten Homöopathie auf. Ihr Begründer war der im 16. Jahrhundert praktizierende Arzt PARACELSUS von Hohenheim. Er sah einerseits in jeder Krankheit eine höchst individuelle Erscheinung, die auch die Suche nach einem genau angepassten Arzneimittel erfordere. Daneben schreibt er andererseits der Arzneiwirkung jeweils eine Kraft zu, weniger der

Fakten & Hintergründe

⇨ Spagyrische Heilmittel führen zum Energieausgleich und heben die Bilanz der Vitalenergie, wodurch eine an den Ursachen eingreifende Therapie mit Anregung der Selbstheilung resultiert.

⇨ Spagyrischer Heilmittel werden neben dem Indikationsprinzip immer mehr auch über ganzheitliche Testverfahren (z.B. EAV, Kinesiologie, Physioenergetik usw.) selektiert.

⇨ Beispiele für bewährte Spagyrika in der biologischen Krebstherapie:
- *Ausscheidungsförderung, Entgiftung, Entschlackung*: Apo-HEPAT spag., RENELIX spag., MUNDIPUR spag., TOXEX spag., Phönix Hepar und Solidago
- *Lymphmittel*: ITIRES spag., Lympho-Phön
- *Schmerzen aller Art:* Apo-DOLOR spag., Phönix Hydargyrum

Weiterführende Literatur
• HELMRICH, H.E.: Spagyrik. Haug Verlag

Schritt	Methodik	Ziel
Trennung (Separatio)	Faustoffzersetzung, Vergärung	schonende Aufbereitung der zerkleinerten Heilpflanzen zur Gewinnung der Vitalenergie
Reinigung (Purificatio)	Destillation, Filtration	Extraktion der Vitalstoffe, Alkaloide und Fermente (nur bei Filtration)
Veraschung (Calcificacio)	Verbrennung des Pflanzenkörpers	Gewinnung der arteigenen Mineralien (Einsatz hoher Temperaturen)
Vereinigung (Conjugatio)	Verbindung von Gärflüssigkeit und Mineralstoffasche	Gewährleistung der Ganzheit des Heilprinzips der Pflanze

materiellen Substanz allein. Die Herstellung der Mittel vereint mehrere Energiequellen und führt hierdurch zur besonders anregenden Wirkung auf meine Zellkollegen, besonders der inneren Organe. Allen Präparaten liegen Pflanzen, Mineralstoffe und Metalle zu Grunde, welche auf Organe und Organsysteme eine stärkende, ausgleichende und anregende Funktion ausüben."

Hormone ausgleichen - Blockaden lösen

Die Funktion der Geschlechtsorgane und deren Drüsen werden von Hormonen gesteuert, welche sich bei beiden Geschlechtern in einem bestimmten Mengenver-

Phytoöstrogene.

natürliches Progesteron.

hormoneller Ausgleich.

Unser Tipp für Sie

Rezeptur für Phytoöstrogene
100 g Sojajoghurt, 1 - 2 EL kaltgepresstes Leinöl und Leinsamenschrot, 30 ml geschlagene Sahne, Agavensaft oder Ahorngsirup zum Süßen, Obst der Saison.

Möglicher Ablauf des Handelns

1. Speicheltest auf Geschlechtshormone durchführen
2. Gezielte Austestung geeigneter Präparate (Kapseln, Salben)
3. Kontrollen zur Vermeidung von neuen Ungleichgewichten.

Fakten & Hintergründe

⇨ Erst ein starkes Ungleichgewicht mit relativen Überschuss von Östrogen bei der Frau und Mangel an Testosteron und Progesteron beim Mann fördern Krebswachstum, führen aber auch zum Blutdruck- und Cholesterinanstieg, Thrombosen, Libidoverlust, Knochenschwund und Stimmungsschwankungen.

⇨ Viele Lebensmittel (Kuhmilch), Kosmetika und natürlich die Anti-Baby-Pille enthalten Fremd-Östrogene (sog. Xenoöstrogene), welche das Hormonungleichgewicht fördern.

⇨ Phytohormone greifen im Gegensatz zu künstlichen Hormonen sanft und regulierend in diesen sensiblen Haushalt ein.

⇨ Das bekannteste natürliche Progesteron kommt aus der Jamswurzel (Diasgenin).

⇨ Östrogenähnliche Wirkungen sind mit Pflanzenstoffen aus Soja, Hopfen, Kressesamen oder Lilien möglich, was die Brustkrebsrate signifikant senken kann.

Weiterführende Literatur

• RUSHTON, A., BOND, S.A.: Natürliches Progesteron. Goldmann Verlag München
• LEE, J.: Was Männer stark macht. FVB Verlag Kleinsendelbach

hältnis befinden. Deutliche Ungleichgewichte führen zu vielfältigen Beschwerden und können Tumorwachstum fördern. Im Rahmen der biologischen Behandlung, insbesondere von Brust-, Unterleibs- und Vorsteherdrüsenkrebs steht nach exakter Testung der hormonelle Ausgleich im Mittelpunkt.

„Es kräuselt mir meine Nervenfasern, wenn ich von Männern oder Frauen hören muss, welchen man aufgrund von Brust- oder Vorsteherdrüsenkrebs im jungen Alter die Eierstöcke verödet oder die Hoden entfernt hat. Nicht etwa, weil diese Organe krank wären, nein, es ist wegen der Ausschaltung der angeblich so krebsfördernden Geschlechtshormone. Das Östrogen der Frau und das Testosteron des Mannes sollen Krebs auslösen? Gerade diese Hormone sind doch für unsere Fortpflanzungsfähigkeit verantwortlich. Sollen Sie etwa auch unserer Selbstvernichtung dienen? Viele verantwortungsvolle

Abb. 6.**11.**
Auswahl an Pflanzen mit natürlichem Östrogen- bzw. Progesteron-Gehalt

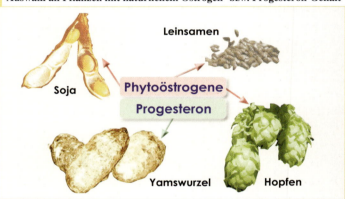

Ärzte und Wissenschaftler haben sich schon längere Zeit diese Fragen gestellt und haben herausgefunden, dass im Konzert der Hormone das aufbauende und heilungsfördernde natürliche Progesteron als auch die pflanzlichen Östrogene aus Leinsamen, Soja oder Cimicifuga der Schlüssel zur Antwort sind. Denn bei einem Gleichgewicht zwischen Progesteron und den aktiven Formen von Östrogens bzw. Testosterons kann man mindestens ebensoviel erreichen wie mit den Profit bringenden Antihormonen. Überlegen Sie bitte genau und lassen Sie sich beraten, ob Sie sich vorzeitig quasi hormonell ins Alter bringen lassen wollen. Die Entscheidung hat auch einen hohen psychischen Stellenwert, denn sexuelle Aktivität und die Ausdrucksformen des Geschlechts sind für viele wichtig und müssen entsprechend Berücksichtigung finden."

7 Innere Harmonie finden

*"Jetzt kommen wir zu einem Thema, dem ich als **Hirnzelle** besonders nahe stehe. Sicherlich haben Sie schon auf das Kapitel zu Psyche, Geist und Seele im Zusammenhang mit der Krebskankheit gewartet. Welche Stellung nimmt diese Körperebene in der Tumorbehandlung ein? Oder ist es nicht sogar das allerwichtigste, gerade hier Harmonie zu finden? Und brauchen Sie womöglich gerade in diesem Bereich die meisten Anstöße zur Veränderung?*

Sie werden erstaunt sein, wie konkret die Zusammenhänge zwischen Körper, Seele und Geist auch im Rahmen der Krebskrankheit schon bekannt sind. Und gerade wir als Nervenzellen können direkten Einfluß auf die „Abwehrkollegen" nehmen. Sie werden erkennen, wie wichtig doch eine innere Harmonie für Ihr Wohlbefinden ist."

Seele und Geist - die wichtigsten Behandlungsebenen?

Die direkte Einbeziehung von Geist und Seele in eine ursächliche Behandlung ist der entscheidende Punkt im Bemühen um eine Genesung. Auch wenn die Standardmedizin bisher diesen Ebenen nur geringen Wert beimißt, sind sie es doch, zu deren Harmonierung der Patient selbst am meisten beitragen kann und dabei einen großen Nutzen davonträgt.

Unter der Psychoimmunologie wird aus wissenschaftlicher Sicht die Beziehung von Geist, Seele und Abwehrsystem verstanden. Die aktive Psychotherapie beinhaltet Methoden, bei denen der Behandler und der Patient im gemeinsamen Bewusstsein der Heilung arbeiten und über diesen Weg Emotionen und im Unterbewusstsein versteckte Konflikte gemeinsam aktiv angehen. Methoden zur Beeinflussung des Unterbewussten lösen seelische Konflikte aus der Vergangenheit, die heute noch wirken können. Die „Programmierung" des Unterbewusstseins auf eine aktive Mitwirkung zur Heilung stellt die Hauptzielrichtung vieler wirksamer Suggestiv- und Visualisierungstechniken dar.

Geist und Seele.

Psychoimmunologie.

Bewusstsein.

Unterbewusstsein.

"Wenn man „wissenschaftlich", also betont rational über die physiologischen Vorgänge im Organismus denkt, kann man leicht vergessen, dass gerade eine enge Verbindung von der Psyche zum Körper, zu allen Zellen und den Zwischenräumen besteht. Man kann sagen, dass

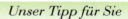

Unser Tipp für Sie

Die Psyche ist eine sehr wichtige Behandlungsebene. Lesen Sie dieses Kapitel deshalb genau und besprechen Sie psychische Probleme *mit Angehörigen und Ihrem Therapeuten. Oftmals muss eine aktive Psychotherapie mit Techniken zur Beeinflussung des Unbewussten kombiniert werden. Viele Informationen sind langjährige Erfahrungen von Therapeuten, die Sie in keinem Lehrbuch finden.*

die Vernetzung aller Zellen und die ihres eigenen Bewusstseins den Geist oder das Gesamtbewusstsein des Individuums ergibt. Die Seele, das Unterbewusstsein oder wie Sie diese Ebene auch bezeichnen wollen, verbindet den gesamten Körper mit seinen Zellen. Sie sehen: Alles ist mit allem verbunden. Deswegen kann Krebs keine Erkrankung eines einzelnen Organs sein. Eine Krankheit betrifft immer alle Ebenen, also Körper, Seele und Geist. Bereits bei alltäglichen Ereignissen kann man dies erkennen, wenn z.B. durch Ärger und Stress Magengeschwüre verursacht werden.

Besonders die Beziehungen zu anderen Menschen machen glücklich oder krank. Gefühle können sich, wie oben erwähnt, im körperlichen Befinden niederschlagen, auch und besonders bei Krebs. Wenn normale Körperzellen „sich verlassen fühlen", der Mensch „allein ist", sich isoliert fühlt, dann merken wir Nervenzellen an den zugeordneten Organabschnitten auch eine „Vereinsamung" von Zellen. Diese schalten dann wieder auf Ihr genetisches Urprogramm des

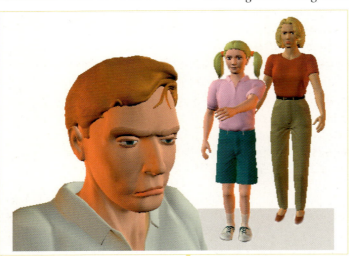

Abb. 7.1.
Seien Sie aktiv und vermeiden Sie eine Isolation von Freunden und Familie

Einzellers zurück und kämpfen allein ums Überleben - dann aber gegen den Gesamtorganismus.

Verlassen fühlen bedeutet auch in jeder Hinsicht Isolation durch überlagerte Gefühle und damit nervale Fehlsteuerung, Sauerstoff- und Nährstoffmangel, Übersäuerung, Vergiftung, Belastung mit Keimen und so weiter. Gefühle im Gefolge von seelischen Konflikten führen zu Spannungen in bestimmten Organsystemen, die wiederum bestimmten Hirnzonen zugeordnet sind. Es herrscht dann Alarmstimmung und damit wie im Krieg Minderversorgung und Überlastung. Wenn Sie sich an manche Beschreibung und die Interviews der betroffenen Zellen erinnern, die meist lange vor der Entartung von Zellen zu Krebs schlechte Bedingungen zum Leben hatten, dann verstehen Sie, dass weitere Belastungen durch zusätzlichen Gefühlsstress mit Alarmstimmung irgendwann eine gefährliche Veränderung hervorrufen müssen. Erst eine Lösung des Grundkonfliktes beendet den „Alarmzustand", die Stressphase (Sympathikusreaktion) geht in die Entspannungsphase (Parasympathikusreaktion) über. Erst jetzt gibt es „Entwarnung" und damit Normalisierung. Es ist nie zu spät für die Neuordnung und Regulierung im Körper. Sie müssen es nur wollen."

Fakten & Hintergründe

⇨ Der Körper ist Spiegel der Seele.
⇨ Der Körper ist direkt mit der seelisch-energetischen Ebene und der geistig-informativen Ebene verbunden.
⇨ Der Körper ist die „Bühne" des psychischen Geschehens.
⇨ Tabelle 7.1. zeigt Ihnen die Grundkonflikte der wichtigsten Krebsarten und deren Zuordnungen, wie es die tägliche Praxis immer wieder bestätigt.
⇨ Diese Konflikte treten in der seelisch-energetischen Ebene auf und lokalisieren sich in Bezug zu einem Organ oder Funktionskreis im Körper.
⇨ Zur Seitenbeziehung kann man sich vorstellen, dass die rechte Seite eher die Mannseite, die Seite für Konflikte ist; wo einem die „Galle hoch geht" oder die „Leber anschwillt". Die linke Seite hat besondere Beziehungen zu Fraulichkeit, Gefühlsdingen und Ereignissen, die einem „zu Herzen" ge-

Krebsort	Konfliktsituation	Beispiel
Bauchspeicheldrüse	Angst-Ärger-Konflikt mit Familienangehörigen	meist Erbschafts- und Grundstückskonflikte
Blase	hässlicher Konflikt "Schweinerei"	schwangere Frau wird vom Mann geschlagen
Bronchien	Revierangstkonflikt	Stellung in Familie oder bei der Arbeit wird bedroht
Brustkrebs rechts	• *Linkshänderin*: Mutter-Kind-Konflikt, Trennungskonflikt • *Rechtshänderin*: Partner-Konflikt (besonders Trennungskonflikt)	• Mutter macht sich Vorwürfe wegen Tod eines Kindes oder der Eltern, Kind zieht aus dem Haus • ernsthafte Eheprobleme, Trennung vom Partner
Brustkrebs links	• *Linkshänderin*: Partner-Konflikt (Trennungskonflikt) • *Rechtshänderin*: Mutter-Kind-Konflikt Trennungskonflikt	• ernsthafte Eheprobleme, Trennung vom Partner • Mutter macht sich Vorwürfe wegen Tod eines Kindes oder der Eltern, Kind zieht aus dem Haus
Dickdarm	hässlicher, unverdauter Ärger	jemand wird unberechtigt des Betruges bezichtigt
Eierstock/Hoden	schwerer Verlustkonflikt	Kind, bester Freund, auch Tier
Gebärmutter	hässlicher Konflikt mit Mann oder Verlust-Konflikt	Streit um Kinder, sexuelle Probleme, Verlust von Kind
Knochen (auch MTS)	Selbstwerteinbruch	Frau wird nach Brustamputation nicht mehr geliebt
Leber	Verhungerungskonflikt, Existenzangstkonflikt, Ärger	Ärger, Zorn (Jobverlust, verpasste Gelegenheit)
Lunge (auch MTS)	Todesangst, Konflikt „Es nimmt mir die Luft"	Äußerungen anderer Personen oder Ereignisse rufen Todesangst hervor
Magen	Konflikt, „Es liegt mir im Magen", den Brocken-Nicht-Verdauen können	Ärger mit Erben, mit Geschäftspartner, Gerichtsprozesse
Mastdarm	hässlicher, hinterhältiger, niederträchtiger Konflikt	unerträgliche Situation (Arbeit, Familie), Verleumdung
Melanom	Besudelungskonflikt, Verletzung der Integrität	katholischer Pfarrer hat Beziehung und wird durch Gemeinde verleumdet
Niere	Existenzkonflikt, alles verloren, Wie ausgebrannt sein	überraschend Arbeit verloren, laufender Kredit, Bankrott
Schilddrüse	nichts erreichen, weil man nicht schnell genug ist	Verkäuferin schnappt Kollegin fast alle Kunden weg
Vorsteherdrüse	hässlicher sexueller, genitaler Konflikt	Mann wird von Frau zugunsten eines anderen verlassen

Tabelle 7.1.
Die Grundkonflikte der wichtigsten Krebsarten mit Beispielen (n. HAMER)

EIN BEISPIEL AUS DER PRAXIS

Eine Frau hat den Tod der Großmutter, welche vor 15 Jahren verstorben war, bereits schwer verkraftet. Sechs Monate nach dem Tod der eigenen Mutter tritt ein Brusttumor links in Erscheinung (sie war Rechtshänderin).

hen. Die Konflikte sind von besonderer Tragweite, wenn sie einen schon geschwächten Körper plötzlich und unerwartet treffen. In deren Folge kommt es zu einer Art Schockreaktion mit Dominanz des sympathischen Nervensystems (Stressgefühl, Schlafprobleme, Gereiztheit, kalte Hände und Füße).

⇨ Der Tumor tritt erst nach einer bestimmten Zeitspanne (Latenzphase) zu dem Grundkonflikt auf.

⇨ Häufig wird Krebs erst in der Phase der Konfliktlösung und nach dem Abklingen der Stresszeichen entdeckt. In manchen Fällen tritt er gar erst nach Jahren und in Folge eines ähnlichen Konfliktes (dem sog. „Zweitschlag") auf.

⇨ Die Hypothesen nach HAMER sind bisher nach den üblichen Standards nicht belegt. Es fehlen Untersuchungsergebnisse und direkte Nachweise von weiteren Untersuchern. Die Praxis zeigt jedoch für erfahrene biologische Krebstherapeuten, dass nach Auflösung der Grundkonflikte im Rahmen von Techniken zur Beeinflussung des Unterbewusstseins (z.B. Psychoenergetische Techniken wie *Physio Emotional Energy Technique* s. dort) eine deutliche Verbesserung des Verlaufes möglich ist.

Weiterführende Literatur
• HAMER, R.: KREBS – Krankheit der Seele. Köln
• BERGE-LENZ, M., RAY, C.: Faktor – L Neue Medizin. FAKTuell Verlag 2004

Möglicher Ablauf des Handelns

1. *keinen unnötigen negativen Stress erzeugen, Ruhe bewahren*
2. *auf Ihre innere Stimme hören und selbst entscheiden, was Sie anspricht*
3. *wehren Sie sich nicht gegen mögliche psychische Ursachen Ihrer Erkrankung, sondern lassen Sie eine Therapie dieser zu. Jede Abwehr braucht Kraft*
4. *Schauen Sie sich alle folgenden Methoden genau an und entscheiden Sie sich für eine oder mehrere, die Ihnen gefallen.*

Seele und Geist im Mittelpunkt alter Heilweisen

seeliche Harmonisierung.

positive Vorsatzbildungen.

Selbstmotivation.

In der fernöstlichen Medizin, dem Schamanismus und bei den alten Heilern hat man schon immer um die direkten Zusammenhänge zwischen Körper, Seele und Geist gewusst und diese außerordentlich genau beobachtet. Diese Erkenntnisse wurden weiterentwickelt und lassen sich vielfach in unsere Denkweise einordnen, sowie für Methoden der seelischen Harmonisierung verwenden. So lassen sich die jeweils zutreffenden Glaubenssätze, positive Vorsatzbildungen oder Lernaufgaben sehr wirksam in tägliche Übungen der Selbstmotivation integrieren.

Fakten & Hintergründe

⇨ Chakren sind als Energiezentren im Sinne von horizontalen Schwingungsebenen zu verstehen.

⇨ Die so genannten Meridiane der chinesischen Medizin sind als vertikale Energiekanäle anzusehen. (Grundlagen der Funktionskreise)

⇨ Einer der Pioniere der deutschen Reflexmedizin, Sanitätsrat Dr. med. PERSCHKE hat seinen Schülern vermittelt und vorgelebt, alte Weisheiten, wie die chinesische Medizin, die Chakrenlehre u.a., in die Ganzheitsmedizin durch Übersetzung und Anwendung zu integrieren.

„Als sehr hilfreich für das Auffinden der eigenen Hauptbelastungsthemen, welche wiederum eine Störung bestimmter Organe und später die Krankheit nach sich ziehen, haben sich neben der bereits beschriebenen Psychosomatik die Erfahrungen aus anderen Kulturkreisen erwiesen. Von der asiatischen Medizin habe auch ich gelernt, dass alle Körperorgane und Systeme eine besondere Beziehung zu bestimmten psychischen Inhalten haben. Beim Blick in die Tabellen der indischen Chakrenlehre oder auch traditionell chinesischen Medizin werden Sie über den hohen Grad an Übereinstimmung zu Ihren eigenen Gegebenheiten erstaunt sein. Des weiteren können Sie sehr schön die zutreffenden Glaubenssätze oder Lernaufgaben in Ihre täglichen Heilsuggestion einbauen. Auch Ihr Therapeut freut sich über eine aktive Mitarbeit Ihrerseits. Denn es ist **Ihre** seelische Verstimmung und nur Sie allein können diese wieder in eine dauerhafte Harmonie versetzen.

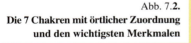

Abb. 7.**2.**
Die 7 Chakren mit örtlicher Zuordnung und den wichtigsten Merkmalen

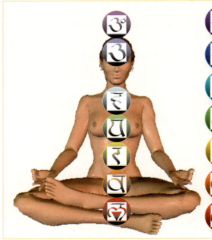

Siebtes Chakra, auch Kronenchakra
• *Grundprinzip*: spirituelles Sein • *Körperliche Zuordnung*: Großhirn

Sechstes Chakra, auch Stirnchakra
• Seinserkenntnis • Gesicht, Augen, Ohren, Nasen, Kleinhirn

Fünftes Chakra, auch Hals- oder Kehlchakra
• Seinsresonanz • Halsbereich, Stimme, Bronchien, Arme

Viertes Chakra, auch Herzchakra
• Seinshingabe • Herz, unterer Lungenbereich, Blut, Haut

Drittes Chakra, auch Manipura-Chakra
• Gestaltung des Seins • Verdauung, vegetatives NS

Zweites Chakra, auch Sakralchakra
• schöpferische Fortpflanzung des Seins • Fortpflanzung, Körpersäfte

Erstes Chakra, auch Wurzelchakra
• körperliches Sein • Wirbelsäule, Knochen, Zähne, Zellaufbau

Chakrenfunktion	psychische Inhalte	Lernaufgaben
1. Chakra Entgiftung, Reproduktion, Kreativität	Urangst, Übervorsichtigkeit, Minderwertigkeit, rasche Erschöpfbarkeit, Depression, Zerstreutheit, unerklärliche Aggressivität	Urvertrauen, Erdung, Stabilität, Durchsetzungskraft, Urenergie, Erbenergie, ursprüngliche Lebensenergie
2. Chakra Fortpflanzung, Verdauung, Blut-Lymph-Strom	Ungeduld, Trotz, Neid, Wutausbrüche, Gefühlsblockaden, Erschöpfung, konstanter Stress, erregtes Gefühl, unkontrollierte Emotionen	ursprüngliche Gefühle, mit dem Leben fließen, Sinnlichkeit, Erotik, Kreativität, Staunen und Begeisterung
3. Chakra Verdauung, Steuerung des Sonnengeflechtes	Antriebsschwäche, Sucht, Lethargie, Jähzorn, Machthunger, Nervosität, Gier, Rücksichtslosigkeit, Depression, Tobsucht, Ohnmacht	Entfaltung der Persönlichkeit, Gestaltung des Seins, Einfluss und Macht, Kraft und Fülle, Weisheit, Liebe
4. Chakra Abwehrsystem, Thymus, Herz, Außen-/Innenwelt	Legasthenie, Autismus, Zwangserkrankungen, Liebeskummer, Ängste, Depressionen, Panik, Herzneurose	Liebe, Mitgefühl, miteinander teilen, mit dem Herzen dabei sein, Hingabe, Vergebung, Versöhnung, Selbstlosigkeit
5. Chakra Kommunikation, Ausdruck nach Außen	Stottern, Versprecher, Sprachstörungen, Halsenge, Kloßgefühl, Atembeschwerden, unüberlegte Worte	Kommunikation, kreativer Selbstausdruck, Offenheit, Weite, Unabhängigkeit, Inspiration
6. Chakra Hormonsystem, Nervensystem, „3. Auge"	Schlafstörungen, Reizbarkeit, psychische Erschöpfung, Leere im Kopf, Perfektionismus, Konzentrationsstörungen, Kopfschmerz	Erkenntnisfunktionen, Intuition, Entwicklung der inneren Sinne, Geisteskraft, Willensprojektion, Manifestation
7. Chakra Biorhythmus, sinnvolle Ordnung, Gleichgewicht	Misstrauen, Hypochondrie, viele Einbildungen, Habgier, Egoismus, Psychosen, Nervosität, Lernstörungen, Neurosen, Depression, Dogmen	Vollendung, Familienharmonie, universales Bewusstsein, Vereinigung mit dem Allseienden, Rückführung zu Gott

Tabelle 7.**2.**
Psychische Inhalte der Chakrenlehre

Die moderne und innovative Medizin, besonders in Deutschland, integriert alte Erfahrungen von Heilweisen aus der ganzen Welt, weil sie seit Jahrhunderten erprobt und bewährt sind und vor allem in der Praxis dem Patienten helfen. Die Naturheilkunde zeigt sich offen für alle traditionellen Erfahrungen, entwickelt diese weiter oder versucht altes östliches Wissen mit aktuellen westlichen Erkenntnissen der Ganzheitsmedizin zu einer neuen Medizin zu vereinigen. Gut gefallen mir besonders die Therapeuten, die „übersetzen und integrieren", so dass Patienten und Therapeuten mit fremdem Wissensgut eigene Erfahrungen sammeln und diese in der Praxis am Einzelfall bestätigen können. Dies hat insbesondere Bedeutung für Sie, weil Sie Jahrhunderte, teilweise Jahrtausende altes Wissen mit neuen Erkenntnissen nutzen können."

Fakten & Hintergründe

⇨ Dr. KLINGHARDT hat im Rahmen der Entwicklung der Psychokinesiologie (PK) gezeigt, wie viele Erkenntnisse der „alten" Medizin in neueste Therapieverfahren integriert werden können.

⇨ Raphael van ASSCHE hat mit der Physioenergetik ein offenes System für die Einbeziehung alter und neuer Therapieverfahren geschaffen.

⇨ Es gibt weitere sehr gute Therapiesysteme, die altes Wissen integrieren und so die Vorteile bewährter Methoden nutzen.

Meridian/Organ	Gefühlsatlas	Glaubenssätze
Lunge	Kummer, Vorurteile, Trauer, Intoleranz, „ich gehöre nicht hierher", „alles ist verboten", Depression, Reue, Sehnsucht, Hohn, Spott, Verachtung, keine Lebenslust, keine Daseinsberechtigung	Ich bin in Demut, Ich bin tolerant, Ich bin kreativ, Ich bin bescheiden.
Dickdarm	Schuld, Dogmatismus, Bedauern, Neid, Zweifel, Pedantismus, Überlebensangst, Barriere, Rastlosigkeit, Zynismus	Ich bin im Reinen, Ich bin liebenswert, Ich lasse los.
Magen	Nicht-Mögen, Entbehrung, Mangel an Sicherheit, Hass, Verbitterung, Machtlosigkeit, Gier, innere Leere, gebrochener Wille, Besessenheit, Abneigung	Ich bin zufrieden, Ich bin ruhig, Ich sage JA zum Leben.
Milz/Pankreas	Ablehnung, niederes Selbstwertgefühl, Neid, Zukunftsangst, Freudlosigkeit, Selbstbestrafung, „nicht gut genug", Wertlosigkeit, Verrat, Ungeduld	Ich bin sicher im Hier und Jetzt, Ich lebe in gesicherter Zukunft, Ich sage JA zum Leben.
Herz	Schock, Zorn, Ärger, Stursinn, Hysterie, Eifersucht, Liebesmangel, Gewissensbisse, Reue, enttäuschte Liebe, sexuelle Spannungen, Verletztheit, Schwermut, Liebessehnsucht, Trauer	Mein Herz ist voller Liebe, voller Vergebung, Ich bin ausgesöhnt, Ich wende mich liebevoll zu.
Dünndarm	Einsam fühlen, Mangel an Nähe, Liebesentzug, Trauer, Leid, nicht geschätzt werden, dunkles Geheimnis, Mangel an Geborgenheit, nicht gebend, Selbstsucht, überdreht	Ich bin voller Freude, Ich hüpfe vor Freude, Ich denke wahrhaft positiv.
Blase	Sich schämen, Erschrecken, Panik, Frust, Ungeduld, unerfüllte Liebessehnsucht, Selbstmitleid, gelähmter Wille, Lüge, Betrug, Befangenheit	Ich bin ausgeglichen, Ich bin friedlich, Ich bin in Harmonie.
Niere	Angst, Schuldgefühl, Hass, Zorn, Richtungslosigkeit, Unsicherheit, gelähmter Wille, Rücksichtslosigkeit, Partnerkonflikt, Egoismus, Enttäuschung, ohne Mitleid, Ungerechtigkeit	Meine sexuellen Energien sind in Harmonie, Ich nehme meinen Partner liebevoll an.
Leber	Wut, Selbsthaß, Ärger, Verzweiflung, Unglück, Unzufriedenheit, Frust, mangelnde Anerkennung, Nörgeln, Handlungsunfähigkeit, Hilflosigkeit, Unnachgiebigkeit	Ich bin glücklich, Ich habe Glück, Ich bin fröhlich, Ich löse mich von Wut, Zorn und Haß.
Gallenblase	Ablehnung, Verschlossenheit, Nachtragen, Selbstmitleid, Verbitterung, Zorn, Stolz, Wut, Jähzorn, Ärger, Aggressivität, andere verurteilen, falscher Stolz, Opferhaltung, Manipulation, Arroganz	Ich wende mich mir und anderen voller Liebe zu, Ich verzeihe Dir, Ich löse mich von Wut und Zorn.
Kreislauf-Sexualität	Eifersucht, Bedauern, Reue, Geldgier, Machtgier, Ärger, Zorn, Betrogen werden, Verbitterung, Griesgrämigkeit, Stursinn, Härte, Selbstschutz	Ich lasse die Vergangenheit liebevoll zu, Ich bin großzügig, Ich bin entspannt.
3 Erwärmer (Körperhöhlen)	Erniedrigung, verleugnen, Unentschlossenheit, dumm, Depression, Verzweiflung, Trauer, Hoffnungslosigkeit, ohne Hoffnung, angstvoll, lächerlich, Niedergeschlagenheit, Einsamkeit, Schrecken	Ich bin hoffnungsfroh, Ich bin leicht und beschwingt.

Die Seele wieder in Harmonie bringen, Ängste durch Vertrauen ersetzen und loslassen können

Eine Überforderung der individuellen Leistungsgrenzen führt auch im geistig-seelischen Bereich zu einer Anspannung, die man als Stress bezeichnet. Hält dieser Stress an, werden die Anpassungsmöglichkeiten immer mehr eingeschränkt und es kommt zu Störungen auf allen Körperebenen. Konflikte binden bis zu deren Lösung wertvolle Lebensenergie. Besonders Ängste sind lebensfeindlich und sollten durch Vertrauen ersetzt werden. Das Loslassen von festgehaltenen Konflikten hingegen setzt Energie für eine Gesundung frei.

seelischer Stress.

Dauerstress.

Ordnung der Gedanken.

Festhalten und Loslassen.

„Wenn Sie verstanden haben, dass Körper, Geist und Seele (oder Ihr Unterbewusstsein) sehr eng verwoben sind, dann ist Ihnen auch klar, dass nur eine Behandlung im Sinne einer Harmonisierung aller Ebenen zum Erfolg führen kann. Dabei spielt die Seele als „Verbindungseinrichtung" aller Zellen und Gewebe die entscheidende Rolle. Die Informationsübertragung erfolgt nämlich über elektromagnetische Schwingungen oder Photonen (Lichtquanten) und andere Energiesysteme, die sehr empfindlich reagieren und durch alle möglichen äußeren (Gifte, Viren usw.), aber auch durch innere Einflussgrößen (ungelöste Emotionen und Gefühlskonflikte) gestört werden. Hierin liegt auch die Ursache für die negative Wirkung der vom Geist erzeugten Spannungszustände, geläufig unter dem Begriff „Stress".

Das Bewusstsein erstellt ein Programm, wie „Ich muss 12.00 Uhr am Bahnhof sein, um den Zug zu erreichen". Es ist aber bereits 11.50 Uhr und für den Weg braucht man 20 Minuten. Das Unterbewusste als Verbindung aller Zellen und Koordinator der Erhaltung des Gesamtsystems weiß, dass dies nicht zu schaffen ist. Es treffen zwei unterschiedliche Programme aufeinander und das erzeugt Spannung. Diese kurzzeitigen Stresssituationen werden schnell wieder adaptiert, also angepasst. Der Mensch als Gesamtsystem paßt sich somit gut an - aber nicht bei Dauerstress. Stellen Sie sich vor, Ihr Auto

Unser Tipp für Sie

Lassen Sie sich von anderen Personen keine Angst machen. Auch Ärzte neigen leider zu dieser Eigenschaft, besonders beim Thema Krebs und verschleiern dabei nur ihre eigene Unsicherheit. Denken Sie immer daran: Angst blockiert, Angst schwächt, Angst ist ein Feind für Heilung und Leben!

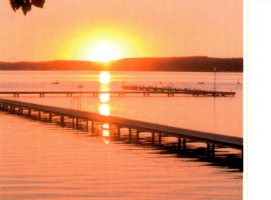

Abb. 7.3.
Finden Sie Ihren inneren Hafen der Ruhe. Dann kann Sie so schnell nichts „stressen".

Fakten & Hintergründe

⇨ Jeder sollte für sich selbst einen passenden Weg zur Harmonisierung von Seele und Geist finden.

⇨ Harmonie bedeutet Gleichgewicht, welches aber nicht starr, sondern wie eine Waage oder ein Pendel, sich in leichter Bewegung befindet. Harmonie bedeutet das Empfinden, Menschen, Tiere und Pflanzen und die Natur überhaupt wahrzunehmen. Harmonie kann auch Stille bedeuten; Stille fernab von der Hektik und Hast des Alltages.

Weiterführende Literatur

- HAY, L.: Gesundheit für Körper und Seele. Heyne Bücher, München
- HAARBOSCH, P.: Ich habe meinen Krebs nicht mehr nötig. Goldmann, München
- DAHLKE, R.: Krankheit als Sprache der Seele. Goldmann, München
- DETHLEFSEN, T/ DAHLKE, R..: Krankheit als Weg. Goldmann, München

Unser Tipp für Sie

Besonders nach den aufregenden Tagen und Wochen nach anstrengenden Behandlungen sollten Sie nach Harmonie suchen. Dies kann eine Reise oder ein Besuch bei lieben Freunden oder einfach täglich ein längerer Spaziergang in der Natur sein, wo Sie sich auf eine einsame Bank setzen, den Vögeln lauschen und über das Leben nachdenken. Mit zunehmender Harmonie fließt in Ihnen auch wieder mehr Energie. Sie spüren wieder mehr Wärme. Sie spüren mehr Kraft und Zuversicht. Und je mehr Sie dies spüren, um so mehr kommen auch die Körperprozesse in Gang, das Abwehrsystem wird aktiver und jede einzelne Zelle möchte Anteil haben an dieser schon lange ersehnten Harmonie.

Suchen Sie die Harmonie, spüren Sie die Harmonie und Sie werden wieder leben!

fährt mit Geschwindigkeit 200 km/h. Dauerstress bedeutet, dass der Körper immer mit 200 km/h unterwegs ist. Das heißt ständige Alarmstimmung...! Und eine solche permanente Alarmstimmung kann sich besonders bei ungelösten seelischen Konflikten aufrecht erhalten. Dafür wird außerdem ständig zusätzlich Energie verbraucht, die nicht für andere erforderliche Maßnahmen im Körper zur Verfügung steht!

Chronischer Stress besteht z.B. in einer Partnerschaft, in der es täglich mehrfach zu Auseinandersetzungen kommt und ein Ehepartner keine Entscheidung hinsichtlich der Trennung und damit einer Lösung des Konfliktes aus Angst vor dem Alleinsein oder aus materiellen Gründen herbeiführt. Diese ständige „Terrorstimmung der Seele" führt langfristig dazu, dass einige meiner Kollegen sich nicht mehr zugehörig fühlen und zu Krebszellen entarten. Wir Körperzellen erleben Harmonie, wenn Körper, Seele und Geist im Gleichklang sind. Das sagt sich so einfach, werden Sie denken. Es ist aber auch ganz einfach, wenn der Geist immer im **„Hier und Jetzt"** *ist, positiv denkt, Vertrauen in das* LEBEN *hat, Sorgen ein Fremdwort sind oder schnell wieder „losgelassen" werden können. Tägliche Zuwendungen zum Unterbewussten (z.B. Meditation) bzw. zur Seele, Lachen und Fröhlichsein, verbunden mit Dankbarkeit an das* LEBEN*, das sind die Grundlagen für eine vollkommene Wiederherstellung der Gesundheit. Wie für uns Zellen der Schlaf zur Erholung führt, ist das tägliche herzhafte Lachen und Fröhlichsein Entspannung für die Seele. So beugt man Angst und dem „Nicht-loslassen-können" effektiv vor. Denn das ist Dauerstress für uns Zellen, den wir vom Unterbewussten übertragen bekommen.*

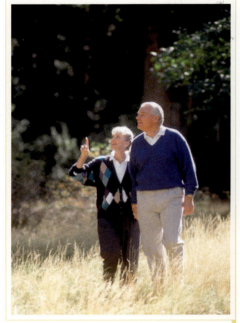

Abb. 7.4.
Freude und Harmonie finden Sie in der Natur

Angst hat zur Folge, dass sich bestimmte Zellen aus „Schutzgründen" absondern können und, wie ich Ihnen schon erzählt habe, erst recht, wenn im Körper dann noch schlechte Bedingungen herrschen (zu viel Säure, zu wenig Sauerstoff, keine Vitalstoffe).
Also trainieren Sie Ihren Geist, Gedankenordnung zu halten. Der Geist, der in allen Zellen sitzt, hat den entscheidenden Einfluss auf alles, denn Seele und Körper lassen sich positiv oder negativ beeinflussen. Hier nur eine Beispielsituation, die ich selbst ständig erlebe und deren Folgen mit ansehen muss. Man kann den gleichen Regentag auf verschiedene Art begrüßen. Einmal sagt Ihr Verstand: „Oh, ein wunderschöner Morgen, endlich regnet es wieder, die Erde wird gereinigt, die Pflanzen bekommen zu trinken. LEBEN, ich danke dir für diesen Tag."
Ein solcher Tag wird fröhlich und dankbar begonnen. Anders ist es, wenn etwa folgende Gedanken aufkommen und nicht positiv verändert werden: „Was? Das regnet schon wieder? So ein Mistwetter, so ein schlechter Morgen! Der ganze Tag ist versaut!" Dann freilich sagt das Unterbewusste: „O.k., wenn Du das willst, dann machen wir einen schlechten Tag ... ." Und man fühlt sich schlecht... .

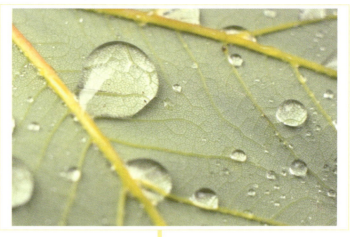

Abb. 7.**5.**
Lassen Sie sich vom Anblick der Natur erfrischen ...

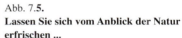

Fakten & Hintergründe

⇨ Was ist überhaupt Angst? Angst ist ein Verlust an Urvertrauen in das Leben, die Abtrennung vom „Hier und Jetzt" und ein Vorausleben in der Zukunft „was alles passieren könnte".

⇨ Angst ist also nur die Summe negativer Gedanken bei fehlender „Gedankenhygiene".

⇨ Schützen sie sich vor angstmachenden Sachverhalten, insbesondere vor:
- der Verbreitung negativer Gedanken und bewusstes Angstmachen durch die Umwelt
- medienbedingt sensationell Negativem, was man über Krebs hört und liest
- negativen Erinnerungen an das Krankenhaus, die vielen Krebskranken ...
- schicksalhaften Bemerkungen der Ärzte.

⇨ Angst ist eine große Bürde, eine Last, eine Bremse.

⇨ Angst lähmt und ist so unnütz.

Weiterführende Literatur
- TAUSCH, A.M.: Gespräche gegen die Angst. Reinbek Verlag
- SCHMIDT, H.G.: Sorgen, Ängste, Depressionen. W. Hädecke, Weil der Stadt
- BO YIN RA: Das Buch des Trostes. Kober Bern

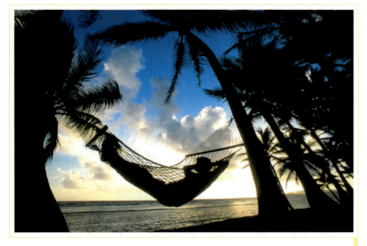

Abb. 7.**6.**
Die Seele baumeln lassen. So ordnen Sie Ihre Gedanken und finden innere Harmonie

Unser Tipp für Sie

Wie kann man die Angst besiegen? Angst bedeutet fehlendes Vertrauen. Haben Sie Vertrauen, und die Angst wird schmelzen wie Eis in der Sonne. Entwickeln Sie Vertrauen in das Leben, welches Ihnen gegeben wurde und welches Ihnen viele schöne Dinge geschenkt hat. Denken Sie an Ihre Kinder, Ihren Partner, Ihr Haustier ... Ersetzen Sie Angst durch Vertrauen: Vertrauen in die universellen, die himmlischen, die göttlichen Heilkräfte. Diese Kräfte sind ein unendlicher Quell der Liebe und der Heilung. Irgendwann im Leben haben Sie einen Teil von diesen Vertrauen verloren. Gehen Sie jetzt los und finden sie es wieder!

Fakten & Hintergründe

⇨ Das Gegenteil von Festhalten ist Loslassen. Sie können es täglich überprüfen. Die Feststellung stimmt tatsächlich: Halten Sie an Ihrer Angst fest, bleibt die Angst und macht krank. Halten Sie Ärger fest, bleibt der Ärger und frisst in Ihnen. Halten Sie an vergangenen Ereignissen fest, fehlt Ihnen die Aufmerksamkeit für das Hier und Jetzt. Halten Sie an hinderlichen Prinzipien fest, werden Sie gute Gelegenheiten verpassen.

⇨ Und auch Ihre Geschwulst, Ihr Tumor kann ein Produkt von Festhalten gewesen sein, das Festhalten an einer Konfliktsituation.

⇨ Lassen Sie los und spüren Sie, wie die Energie wieder fließen kann.

Weiterführende Literatur
- EGLI, R.: Das LOL^{2}A-Prinzip. Verlag Edition d#Ólt, Oetwil
- EGLI, R.: Die Geschichte vom Großen und Kleinen Ich, Verlag Edition d#Ólt
- EGLI, R.: Illusion oder Realität?. Verlag Edition d#Ólt, Oetwil
- MÜLLER-KAINZ, E.: Die Macht der Konzentration. Wirtschaftsverlag Langen-Müller/Herbig, München
- LEJEUNE, E.J.: Lebe ehrlich - werde reich. MVG Verlag Landsberg

Oder ein anderes Beispiel zum Thema „Festhalten". Warum wegen eines Streites mit einer nahe stehenden Person nicht mehr mit dieser sprechen? Warum dieses Festhalten? Keinem nützt es und Ihnen schadet es sicher nur. Beginnen Sie mit kleinen Dingen, das Loslassen zu üben. Und täglich fällt es Ihnen leichter, auch von größeren seelischen Brocken loszulassen. Staunen Sie über die freigesetzten Energien, welche Sie spüren und welche Ihnen die Kraft zur Heilung der Krebskrankheit geben.

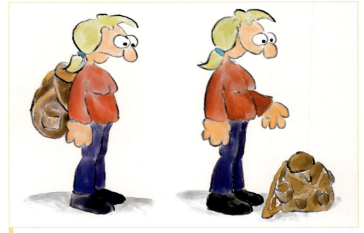

Abb. 7.**7.**
Befreien Sie sich von „Altlasten" und zurückliegenden Problemen

Wenn Sie bisher aufmerksam gelesen haben, wissen Sie, daß Sie sich jeden Wunsch erfüllen können, wenn Sie in guter Stimmung Ihre Gedanken dem Unterbewußtsein übermittelt haben und LOSLASSEN. So als hätten Sie einen Brief oder ein Paket auf die Post gebracht und überlassen es jetzt anderen, die sich darum kümmern. Genauso funktionieren die Naturgesetze. Dieses Wunschtraining lehrt Sie auch alte Probleme wie einen Rucksack „abzuwerfen", einfach abzugeben und dann leichter dahin zu schreiten. Die Lösung Ihrer Probleme kann nur im HIER und JETZT erfolgen, wenn es an der Zeit ist! Dann ist volle Konzentration gefragt und die Lösung kann folgen. Sich Sorgen zu machen, wenn das Problem in der Zukunft liegt oder Vergangenes ständig in Ihrem Kopf „herum geistert", führt unweigerlich zu Energieverlust und es geht Ihnen schlechter. Konkret heißt das, dass Sie sich mit Hilfe von Selbstdisziplin nicht von minderen Sorgen zu unrechter Zeit ablenken lassen. Das ist Ihre Aktivität - sich täglich, stündlich, minütlich und in jeder Sekunde selbst zu disziplinieren.

Sie haben es in der Hand, sich zu „lösen" und somit befreit und selbstbewußt das Krebsproblem anzugehen."

Wichtige Behandlungsverfahren für Seele und Geist

Bei tiefen, chronischen Krankheiten und Krebs sind übliche psychologische Gespräche und Analysen häufig wenig hilfreich. Als sehr viel wirksamer haben sich Verfahren erwiesen, die indirekt im seelischen Bereich und direkt im geistigen Bereich wirken.

Verfahren für Seele und Geist.

Psychotherapie.

„Bestimmte Behandlungsverfahren tun der Seele richtig gut, was man bei Psychoanalyse und so mancher Art von herkömmlicher Psychotherapie nicht sagen kann. Immer wieder nur noch mehr „Alarmstimmung" zu machen, zu analysieren, zu zerteilen, zu verurteilen, und alles ohne Auswege zu zeigen ... nein, das ist nichts für uns Nervenzellen. Damit wird die Dauerstresssituation noch mehr angeheizt. Wenn Gesprächstherapie, dann bitte auch mit Lösung der angestauten Gefühle, also aktive Arbeit an Lösungswegen. Wenn Sie eine psychologische Behandlung bekommen haben, bedeutet dies nicht, dass jetzt alles wieder in bester Ordnung ist. Nein, auch zu Hause und im Alltag sollten Sie immer wieder das Unterbewusstsein auf die Aufgabe der Gesundung und inneren Harmoniefindung hinweisen."

⇨ Psychoenergetische Verfahren

Über Bio-Feed-Back-Tests (Körper–Antwort–Verfahren), wie z.B. die Kinesiologie, können problematische Gefühlsbereiche erkannt und durch gezielte Behandlung diese ungelösten seelischen Konflikte (USK) gelöst bzw. harmonisiert werden.

„Im Kapitel 2 habe ich Ihnen schon einiges über die so genannten "Bio-Feed-Back-Tests"(Körper-Antwort–Verfahren) erzählt. So kann über einen Funktionstest (z.B. Armkraft– oder Längenmessung, Pulswellenänderung) eine Reaktion des Körpers auf ein provozierendes Signal ermittelt werden. Dadurch können Gefühle, die sich als emotionale Konflikte (sog. ungelöste seelische Konflikte) im Unterbewusstsein manifestiert haben, aufgespürt und gelöst werden. Mit welchem Verfahren die seelischen Grundkonflikte behandelt werden, lässt sich optimal durch Ihr Gefühl ergründen. Sicher ist die Wahl auch abhängig davon, welche Methoden der in Ihrer Nähe praktizierende Therapeut durchführt und wie Sie mit ihm arbeiten können."

Unser Tipp für Sie

Gehen sie nach Ihrem inneren Gefühl, welches oder auch welche Behandlungsverfahren für Sie am besten geeignet sind. Hier kommt es besonders auf Sie an, denn Sie müssen die Empfindungen, Gefühle, aber auch die Aktivität für sich selbst empfinden. Hier sind Probebehandlungen als Entscheidungshilfe anzuraten.
Lassen Sie sich auch beraten, aber entscheiden Sie letztendlich nach Ihrem Gefühl.

Fakten und Hintergründe Psychoenergetische Verfahren

⇨ Durch gezieltes Abfragen und Testen der unterbewussten Antwortreaktion oder der energetischen Veränderung des Körpers mittels „Körper–Antwort–Verfahren" (Bio-Feed-Back-Verfahren) kann man schnell zu wesentlichen und vielfach noch unbekannten seelischen Konflikten vordringen, diese heben bzw. deren Beseitigungsmöglichkeiten mit verschiedenen Verfahren austesten. Die Antwortreaktion des Körpers kann z.B. über den Muskeltest oder Armlängenreflextest (Kinesiologie), eine energetische Beurteilung der Akupunkturmediane und -punkte oder den Pulsreflextest erfolgen.

⇨ Einzelne Verfahren verwenden Farbfrequenzen, Laser und Biophysikalische Informationssignale, sowie spezielle Zusatzreize (Augenbewegungen, Akupunkt-Massage, gesprochene Worte etc.) zur besseren Auffindung der ungelösten seelischen Konflikte, wie sie Dr. KLINGHARDT definierte.

⇨ Nach Auflösen des Konfliktes kann eine sofortige positive Affirmation den Har-

monisierungsprozess stabilisieren.
⇨ Folgende Methoden sind seit einigen Jahren in der Praxis erprobt und erfolgreich:
• Die Psychokinesiologie als bekannteste Methode wurde von Dr. KLINGHARDT entwickelt, basiert auf dem kinesiologischen Testverfahren und ist die ausgereifteste Methode, die häufig Anwendung findet.
• Die Psychoenergetische Informationstherapie (PEIT) nach HEYDENREICH kombiniert verschiedenste Verfahren unter Einbeziehung des Armlängenreflexes, dem gesprochenen Wort und der Verwendung von Laser und Positivprogrammierungen.
• Die Physio Emotional Energetic Therapy nach NAND V. OYTSEL ist eine Spezialtechnik mit kinesiologischem Test, die tiefste Grundstörungen lösen kann.
• Die EFT (Emotional Freedom Technique) nach GARY CRAIG ("Gefühlsbefreiungstechnik") ist in den USA weit verbreitet.
• Die TFT (Thought Field Therapy) nach ROGER J. CALLAHAN ("Gedankenfeldtherapie") arbeitet auf der Grundlage von Energieveränderungen und der Beeinflussung der Akupunkturmeridiane und -punkte.
• Die Physioenergetik nach RAPHAEL VAN ASSCHE bezieht als differenzierte ganzheitliche Methode neben den o.g. weitere Verfahren im Rahmen der Therapie der psychischen Ebene ein und hilft je nach Priorität(Wichtigkeit) den jeweilig nächsten Therapieschritt auch in anderen Ebenen zu finden.

Weiterführende Literatur
• KLINGHARDT, D.: Lehrbuch der Psychokinesiologie. Herm. Bauer, Freiburg
• VAN ASSCHE, R.: Physioenergetik. Skripte des Institutes für Physioenergetik Wien

Fakten & Hintergründe
Autosuggestion/Affirmation und NLP

⇨ Eine Affirmation ist ein Glaubenssatz, welcher in einer Art Eigensuggestion dem Körper immer wieder angeboten wird und zunehmend zum Unterbewusstsein vordringt. Therapeutische Glaubenssätze haben stets einen positiven Inhalt und richten sich nach dem ggf. zuvor ausgetesteten krankmachenden Grundkonflikt. Beispielsweise kann bei übermäßiger Angst der Glaubenssatz "Ich wende mich mir und dem Leben vertrauensvoll zu" eine enorme Kraft entwickeln. Schon der kurze Glaubenssatz „Ich

EIN BEISPIEL AUS DER PRAXIS

Eine 45 jährige Patientin mit beidseitigem Mammakarzinom und ständigen Rückfällen hatte nach erfolgloser Standardmedizin (Operationen, Bestrahlung und Chemotherapie) versucht, mit zusätzlichen stimulierenden Therapieverfahren (aktive Fiebertherapie, Hyperthermie, Antikörperbehandlungen, Sauerstofftherapie u.v.m.) die Tumorausbreitung zu verhindern. Aber leider ohne Erfolg. Erst durch die Löschung ungelöster seelischer Konflikte (USK) mit Hilfe der Psychokinesiologie nach KLINGHARDT und die Psychoenergetischen Informationstherapie nach HEYDENREICH konnte eine Stabilität erreicht werden. Die Auflösung von Konflikten mit der Mutter und der Tochter (linke Brust – Rechtshänderin) sowie Problemlösungen mit dem Ehepartner (rechte Brust) durch kinesiologische Familienarbeit und der konsequente Einsatz von positiven Glaubenssätzen und Gedankenprogrammierungen führten zu einem bisher rezidivfreien Leben.

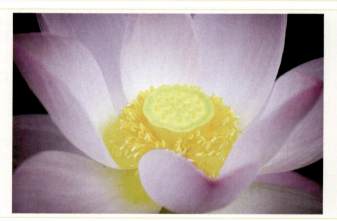

Abb. 7.**8.**
Öffnen Sie Seele und Geist für psychoenergetische Verfahren

⇨ **Autosuggestion/Affirmation und NLP**
Durch bewusste Selbstbeeinflussung mit Worten und heilungsfördernden Formeln (Autosuggestion) oder positiven Glaubenssätzen (Affirmationen), von deren Inhalt man fest überzeugt ist, kann man gezielte Harmonie für Körper und Geist herbeiführen. In der Neurolinguistischen Programmierung (NLP) werden suggestive Inhalte selbst oder durch den Therapeuten ausgesprochen und lenken die Gedanken in eine heilungsfördernde Richtung.

„Worte haben für das Unterbewusstsein und den Geist eine hochgradige Bedeutung, denn nach einem Gedanken kommt das Wort und dann die Tat. Vielleicht kennen Sie den Bibelspruch „Am Anfang war das Wort". Sie können sich Worte zunutze machen, indem Sie positive Wortkombinationen, so genannte positive Glaubenssätze oder positive Formelvorsatzbildungen sprechen und denken. Besonders in Negativsituationen wie Angst, Verlust des Glaubens an das LEBEN oder sich wiederholenden negativen Gefühlsreaktionen können Sie die Krise auf diese Art und Weise meistern."

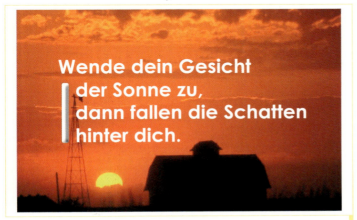

Abb. 7.**9.**
Ein möglicher Glaubenssatz

⇨ **Visualisieren/Imagination**

Da Bilder eine vielfach höhere Beeinflussung des Unterbewusstseins ermöglichen, haben besonders durch SIMONTON Techniken der Visualisierung bzw. Imagination im Rahmen der Krebsbehandlung Bedeutung gewonnen. Auch diese Techniken sind mittels Kursen und Fachliteratur für Jeden erlernbar.

 „Bilder haben eine besondere Wirkung auf Menschen. Innere Bilder, die vor dem geistigen Auge entstehen (Visualisieren), können das Unterbewusstsein günstig programmieren und den Heilungsprozess in Gang setzen. Dabei ist es besonders wichtig, zu begreifen, dass Sie sich bei einer solchen Behandlung niemandem ausliefern (Psychotherapeut), oder Ihre Verantwortung für sich selbst weiter delegieren. Hier sind Sie selbst ganz aktiv gefragt!"

liebe mich" entwickelt insbesondere für Menschen, welche sich zeitlebens um andere gekümmert haben und kaum Zeit für sich und Ihren Körper hatten, starke heilende Kräfte. Für viele ist das alleinige Denken an den heilenden Glaubenssatz, wie es im Autogenen Training geschult wird, nicht ausreichend. Bewährt haben sich verstärkende Elemente aus der Neurolinguistischen Programmierung (NLP). Hierbei wird der Glaubenssatz mehrfach hörbar hintereinander ausgesprochen und dazu z.B. sanft die Stirn, das Brustbein (dahinter liegt der Thymus) oder die Herzgegend beklopft. Sprechen, Hören und Klopfen dienen dabei als Verstärker und verhindern ein überschnelles Abschweifen der Gedanken. Die Verbindung zu positiven Ereignissen kann als sog. Ankerung negative Gefühle beseitigen.

Weiterführende Literatur
• DOSSEY, L.: Heilende Worte. Bruno Martin Verlag
• GALLO, F.P.: Energetische Psychologie. Vak Verlags GmbH
• MURPHY, J.: Die Macht Ihres Unterbewusstseins. Ariston Verlag Genf
• MURPHY, J.: Die Gesetze des Denkens und Glaubens. Ariston Verlag Genf
• DILTS, R.: Identität, Glaubenssysteme und Gesundheit. Junfermann, Paderborn

Fakten & Hintergründe
Visualieren/Imagination

⇨ Für die Krebsbehandlung sind besonders die Empfehlungen von SIMONTON bekannt geworden. Da Bilder eine tausendfach höhere Kraft zur Beeinflussung unseres Unterbewusstseins im Vergleich zu Gedanken und Worten haben, wird bei dieser Technik das „innere Sehen" gelernt. Die Inhalte werden gezielt auf die persönlichen Problemstellungen zugeschnitten. Das Visualisieren kann unter Anleitung erlernt und dann selbstständig durchgeführt werden.

Weiterführende Literatur
• SIMONTON, O.C.: Auf dem Wege der Besserung. Rowohlt Taschenbuch-Verlag
• SIMONTON, O.C : Wieder gesund werden. Rowohlt Taschenbuch-Verlag
• RAUCH, E: Sieben Heilwege für Körper und Seele. Haug-Verlag, Heidelberg

Fakten & Hintergründe
Gedankenlenkung

⇨ Gedankenlenkung stellt die aktive Eigensteuerung und Gedankenhygiene dar, die jeder selbst umsetzen kann.

⇨ Nach genauen Statistiken denken wir täglich 38.800 Gedanken.

⇨ Grundvoraussetzung für die Gedankenlenkung ist, den JETZT–Zustand zu akzeptieren, die Krankheit anzunehmen.

⇨ Nach den universellen Erwerbsregeln sollten Sie sofort beginnen, sich zu programmieren: Nach dem ersten Entschluss innerhalb von 72 Stunden und dann täglich mindestens 21 Tage diese Programmierung fortsetzen, besser 30, 60 oder 90 Tage je nach Wichtigkeit Ihres Wunsches.

⇨ Die Programmierung mit positiven Glaubenssätzen und Gedanken wie z.B. „Mir geht es jeden Tag besser und besser" ist auf ein bestimmtes Trägermedium angewiesen und das sind positive Gefühle.

⇨ Nur wenn Sie Vertrauen zum Leben haben und in guter Stimmung Ihre Wünsche dem Unterbewusstsein mitteilen, haben Sie Erfolg.

⇨ Ausdauer und Geduld, Demut und Konzentration auf die Sache sind Grundvoraussetzungen einer optimalen Umsetzung.

⇨ Sie brauchen volle Konzentration auf den Augenblick, alle Gedanken sind nur in der Gegenwart und sollten keine Ablenkungen durch Schuldgefühle (Vergangenheit) oder Sorgen und Angst (Zukunft) zulassen.

⇨ Nach Abschluß der Programmierungszeit, also entweder mindestens 21, besser 30, 60 oder 90 Tage lassen Sie los, d.h. Ihr Unterbewußtsein agiert jetzt von allein. Sie können neue Zielrichtungen und Programmierungen angehen.

Weiterführende Literatur
• SEVIGNYę, D.: Denken, umsetzen, gewinnen. Logophon Lehrmittel-Verlag Mainz
• MOHR, B.: Bestellungen beim Universum. Omega-Verlag Düsseldorf
• Müller-Kainz,E.:Die Macht der Konzentration,Wirtschaftsverlag Langen-Müller/Herbig München
• BUCHHOLZ, M.H.: Alles was Du willst. Omega-Verlag Düsseldorf
• TOLLE, E.: Jetzt! Die Kraft der Gegenwart. Kamphausen Verlag Bielefeld
• GRABHORN, L.: Aufwachen, dein Leben warte. Bauer-Verlag Freiburg i. Breisgau

⇨ **Gedankenlenkung**

Die Gedankenlenkung bezieht sich auf die tägliche Programmierung des Unterbewusstseins mit dem Ziel, neue Gedankeninhalte stabil zu manifestieren und im HIER und JETZT zu sein . Für den Krebskranken heißt die Programmierung LEBEN.

„Eine besondere Form der Gedankenhygiene stellt die Gedankenlenkung dar. Gedankenlenkung ist die Fähigkeit, seine Gedanken zu steuern. Sie denken fast 40.000 Gedanken pro Tag. Gedanken sind die Grundlage für alles, was entsteht. Diese überdimensionale Aussage verdeutlicht uns die Macht, die hinter Gedanken steht. Dabei kann man positive und negative Gedanken „denken". Wenn ich Ihnen sage, dass viele Menschen über 80% negative Gedanken produzieren oder auch einfach übernehmen, wissen Sie, warum es so viel Leid in der Welt gibt. Wer seinen Denkmechanismus ständig kontrolliert und bewusst freundliche Gedanken hervorbringt, sendet positive Energien aus. Aber auch Wünsche und Veränderungen lassen sich über Gedanken realisieren.

Sie können Ihr Unterbewusstsein so programmieren, dass Sie unbewusst bestimmte Wünsche, wie z.B. „Gesundheit", ansteuern und verwirklichen. Dabei gibt es allerdings einiges zu beachten. Zuerst müssen Sie den jetzigen Zustand akzeptieren, Ihre Krankheit annehmen. Das klingt am Schwersten von allen Forderungen. Wenn Sie aber nicht im HIER und JETZT sind und Ihren augenblicklichen Zustand annehmen, hilft es Ihnen wenig, sich Gesundheit zu wünschen. Das Unterbewusstsein kennt nur das Jetzt, keine Zukunft. Wünsche für Gesundheit aus dem akzeptierten Jetzt-Zustand heraus haben nur eine Chance als Gedanken Realität zu werden, wenn das Unterbewusstsein tagelang programmiert wird und dies immer in guter Stimmung. Mittels täglich gesprochener Glaubenssätze und Handlungsanweisungen nehmen Sie mit der Zeit direkt Einfluss auf Ihr Unterbewusstsein. Und dieses wird die gestellte Aufgabe dann konsequent angehen und umsetzen. Dies nennt man „Programmierung". Sie müssen bei der eigenen Arbeit mit der Gedankenlenkung, aber auch bei Autosuggestion, Imagination, Visualisierung u.a.m. Geduld haben, es Wochen und Monate im festen Vertrauen und voller Überzeugung fortsetzen. Mit wenigen Tagen und schnellen Ergebnissen ist da wenig getan. Nehmen Sie mit dem Unterbewusstsein Kontakt auf und Sie werden über die kleinen und manchmal auch großen Wunder erstaunt und stolz sein. Also, beginnen Sie sofort!"

⇨ **Time Line – Stammbaumheilung nach HACKL**
Von der Zeugung an werden angenehme, wie auch unangenehme Erlebnisse gemeinsam mit den dazugehörigen Gefühlen von unserem Unterbewusstsein abgespeichert. Die Time Line Behandlung bewirkt ein Vergessen im seelischen Bereich und kann festes Vertrauen für die Zukunft aufbauen.

Unser Tipp für Sie

Wenn Sie sich gut Bilder vorstellen können und sich teilweise selbst in die von Therapeuten geführte Zeitreise einbringen wollen, probieren Sie diese Methode aus, Sie wird Ihnen gefallen.

„Ich könnte noch so manche wirksame Behandlungsmethode für Ihre seelische Gleichgewichtsfindung aufzählen. Empfehlen kann ich z.B. eine Behandlung auf der Zeit- oder Lebensweglinie (Time Line Therapy), deren Wirkung das aufgeführte Beispiel unterstreicht. Auch bei diesem Verfahren gestalten Sie Ihre seelische Harmonisierung selbst unter Begleitung Ihres Therapeuten. Sie werden nach Time-Line-Behandlungen in die Lage versetzt, sich auch im seelischen Bereich zu helfen und vor neuen Verletzungen zu schützen. Sie werden danach mit Ihren seelischen Kräften besser haushalten und immer wieder Harmonie schaffen können."

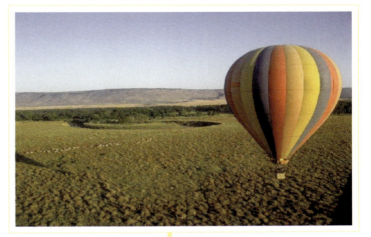

Abb. 7.**10.**
Time Line - Im „Ballon" können Sie Ihre Lebensprobleme von oben betrachten und alte Konflikte lösen

EIN BEISPIEL AUS DER PRAXIS

Patientin A.S., 66 Jahre, mit Eierstockkrebs links 1999 und erneutem Auftreten mit Leberherden nach einem Jahr (nach zweifacher Operation und Chemotherapie).
Vorliegende Problemstellung: Angst, Selbstvorwürfe und Unsicherheit
Beginn der Time Line mit verbaler Beschreibung einer Wiese, wo ein Fesselballon steht, in den man einsteigt, vom Boden abhebt und in Richtung der Vergangenheit fliegt; dann kurze Kontaktaufnahme mit der Zeit des ersten Auftretens der Krebserkrankung; hier tritt etwas Weinen auf, begleitet von einem stark ängstlichen und traurigen Gesicht sowie Herzklopfen; bei weiterem Flug in die Vergangenheit leichte Besserung; aber über Sterbejahr der Mutter entwickelt sich Gefühl von Selbstvorwürfen: hatte wegen eigenem Urlaub die Mutter einige Tage zu Verwandten gegeben, in dieser Zeit wurde

Fakten & Hintergründe
Time Line Therapy

⇨ Die Zeitlinienbehandlung (Time Line Therapy) verbindet Elemente aus der NLP mit den uralten Erfahrungen des Schamanismus.
⇨ Hierbei schließt der Patient die Augen und fliegt gedacht auf seiner persönlichen Zeitlinie, worauf alle angenehmen und unangenehmen Erinnerungen abgelegt sind, in die Vergangenheit bis hin zum Zeitpunkt des Grundkonfliktes. Ohne in diesem Zeitraum lange zu verweilen, spürt man sehr schnell die körperlichen Regungen als Zeichen der noch nicht verarbeiteten Situation.
⇨ Ein Entfernen von diesen Erinnerungen durch weiteres Rückführen in die Zeit vor dem Grundkonflikt lässt die unterbewussten Erinnerungen schnell wieder verblassen.
⇨ Eine tatsächliche Löschung der negativen Inhalte des Grundkonfliktes gelingt

meist durch eine anschließende Heilsuggestion. Dies kann beispielsweise mittels eines Kometenschweifes erfolgen, welcher beladen mit einem sehr schönen Bild eines persönlichen Erlebnisses die persönliche Zeitlinie auf dem „Rückflug" in die Gegenwart begleitet.

Weiterführende Literatur
• HACKL, M.: Time Line – die neue Therapie. Irisiana (Hugendubel) München
• JAMES, T.: Time Coaching. Paderborn Junfermann, Paderborn

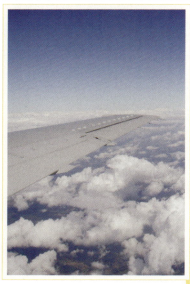

Abb. 7.**11.**
„Über den Wolken"
Die Time Line Therapy nutzt die positiven und befreienden Gefühle bei weitem Abstand von den „irdischen" Problemen

---

Fakten & Hintergründe
Blütentherapie

⇨ Der englische Naturarzt BACH fand Blütenessenzen, welche seelische Verstimmungszustände harmonisieren helfen. Dabei wird anhand von Fragebögen und der psychischen Verfassung zugeordnet und ausgewählt oder m.H. von Testverfahren bestimmt.

Weiterführende Literatur
• SCHEFFER, M./STORL, W.-D.: Die Seelenpflanzen des Edward Bach Irisiana Verlag, München
• KAMINSKI, P./KATZ, R.: Blütenessenzen, Repertorium ihrer Wirkweisen. Laredo Verlag, Chieming

---

Mutter krank und starb nach kurzer Zeit; Mutter hatte aber keine Vorwürfe gemacht; an dieser Stelle Suggestion (Tod ist normaler Bestandteil des Lebens, jeder muss einmal sterben); jetzt Besserung, kein Weinen mehr; weiterer Flug in die Vergangenheit, soll selbst eine schöne Lebensszene suchen; gelangt zum Jahr 1946 (war Zeit mit viel Armut, hat gemeinsam mit dem Bruder der Mutter eine Freude bereitet); jetzt etwas Lachen; Frage: „Wird es noch weiter in der Vergangenheit vom Gefühl eher besser oder schlechter?" Antwort: „Wird wieder eher schlechter, noch viele sorgenvolle Gedanken und wieder mehr Angst"; fühlt Kälte und Unruhe; jetzt „Reise" in die Zeit des eigenen Embryonalstadiums; fühlt sich zunächst noch ängstlich und schwer (Mutter war von Jugend an schon schwach, ängstlich und kränklich, offensichtliche Übertragung der Gefühle); jetzt Suggestion der frühesten Schwangerschaft, als Mutter noch nichts vom Kind wußte; Patientin wird jetzt deutlich ruhiger und gelassener; nun Suggestion des Zeitpunktes der eigentlichen Befruchtung, Patientin erkennt helles, gelbliches Licht, spürt unendliche Stille und Wärme, fühlt sich schläfrig und total entspannt; das Gesicht wird rosig und strafft sich; abschließende Heilsuggestion und problemloser Rückflug mit einem „Heilkomet", dessen Schweif alle unangenehmen Gefühle auf der Zeitlinie auslöscht bzw. wegwischt und alle schönen Erinnerungen erhebt; problemlose Landung; nach Öffnen der Augen fühlt sich Patientin wohl und vertrauensvoll. Die gefundene Ruhe setzt sich über Monate fort. Die zum Behandlungszeitpunkt im Blut nachgewiesenen erhöhten Tumormarker normalisieren sich.

6 Monate danach ergibt die Kontrolle im Krankenhaus keine Hinweise mehr auf ein neues Tumorwachstum.

⇨ **Blütenessenzen**
Blütenessenzen können zur geistig-seelischen Harmonisierung beitragen.

*„Blütenessenzen sind Träger biologischer Energien blühender Pflanzen und besitzen ein hohes pflanzlich-biologisches Potential. Am Bekanntesten sind die BACH-blüten. Ihr Einsatzgebiet sind besonders psychovegetativen Störungen zur Seelischen Gesundheitsvorsorge, Akutbehandlung psychischer Stress-Situationen und Lebenskrisen (z.B. Diagnosestellung Krebs) und Begleitbehandlung akuter und chronischer Krankheiten. Für die **Selbstanwendung in Schocksituationen** sind die „Rescue-Tropfen" geeignet."*

Lachtherapie – denn Lachen ist gesund!

Und hier etwas für die Sofortanwendung. Denn Sie brauchen das Lachen nicht erst zu erlernen. Lachen ist gesund! Wenigstens 7 Minuten pro Tag „ausgelassen Fröhlichsein" – versuchen Sie es!

„Lachen ist gesund und gerade Psychotherapie kann auch Spaß machen. Durch die Vibration aller Zellen fühlen wir uns besser. Alle möglichen Hormone werden ausgeschüttet, der Stoffwechsel normalisiert sich, das vegetative Nervensystem kommt in eine Eutonie (harmonisches Verhältnis von Sympathikus und Parasympathikus), die Durchblutung wird verbessert, mehr Sauerstoff wird aufgenommen. Ja, wir Zellen mögen dieses „ausgelassene Glücklichsein". Besonders die Seele und der Geist brauchen diese Entspannung, so wie der Körper den Schlaf.

Nehmen Sie es locker wie der Patient, von dem ich Ihnen jetzt erzähle. Sitzt ein Patient auf der Couch. Psychologe: „Was führt Sie zu mir?" - Patient: „Herr Doktor, Herr Doktor. Um meinen Kopf schwirren lauter Schmetterlinge!" (wedelt dabei fürchterlich mit den Armen) - Psychologe (ärgerlich mit abwehrenden Bewegungen): „... Na und? ... Aber doch nicht alle zu mir!"

Vielleicht haben auch Sie das Gefühl, dass Sie bei so einem „normalen" Psychotherapeuten an der falschen Adresse sind?!

Humor-Generator am Beispiel von Witzen durch Bildung von Verbindungen und Einteilung in Kategorien nach V. F. BIRKENBIHL:

1. unerwartet: Gegenteil / Gegenpol:
Patient: „Guten Tag, Herr Doktor, mein Problem ist, dass ich ständig ignoriert werde." - Doktor: „Der nächste, bitte."

2. Übertreibung / Untertreibung:
Zwei Psychologen finden am Straßenrand einen bewußtlosen, aus schweren Verletzungen blutenden Menschen nach einer Gewalttat. Sagt der eine zum anderen: „Du, dem, der das getan hat, dem müssen wir helfen."

3. völlig absurd:
Ein Gast steigt in eine Wiener Fiaker, als das Pferd sich plötzlich zu ihm umdreht und sagt: „Ich war früher ein Rennpferd und bin über 100 mal erster geworden!" Der Gast völlig entsetzt zum Kutscher: „Haben Sie das gehört, Mann?" Dieser: „Er lügt wieder! Er ist nur viermal erster gewesen."

Unser Tipp für Sie

Wenn Sie das Lachen „verlernt" haben, können sie es neu „erlernen". Es lohnt sich, wie sie im Folgenden lesen werden.

Fakten & Hintergründe
Lachtherapie

⇨ Selbst die moderne Forschung hat es bestätigt: Lachen verbessert die Gesundheit (Gelotologie - Wissenschaft vom Gelächter). Die Atemwege werden trainiert, Glückshormone ausgeschüttet, die z.B. Ihre Abwehrsoldaten aktivieren

⇨ Lachen fördert positives Denken, lenkt ab von Trübsal und Kummer und macht einfach vieles leichter.

⇨ Alles was Sie belustigt ist gut: Witze, Komödie in Filmen und auf der Bühne, Karikaturen

⇨ Humor läßt sich lernen. Im Folgenden einige Beispiele:
- Sammeln Sie Witze und bewerten Sie sie nach einer Skala 0 (blöd) bis 100 (super).
- Geben Sie dem Lachen eine hohe Wichtigkeit (Priorität) und befassen Sie sich 3 mal täglich damit (z.B. Witze der o.g. Skala über 80).
- finden Sie die Katergorien der Witze/ Kuriositäten heraus, über die Sie am meisten Lachen können.
- Vermeiden Sie das „Lachen gegen die Welt" (Gemeinheiten, Schadenfreude, Sarkasmus, schleichende Ironie) und wenden Sie sich dem „Lachen mit der Welt zu" (Freude, Verblüffung, Lachen mit anderen).

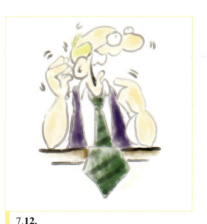

7.**12.**
Lachen verbessert die Gesundheit

⇨ Bestimmen Sie die Stufe Ihrer Humorfähigkeit und erhöhen Sie diese: (0) - Sie können über nichts lachen; (1) - Sie lachen selten (2) - Sie können über Ereignisse lachen, die Ihnen vorher Ärger bereitet haben; (3) - Sie lachen, wenn andere über Sie lachen.

Weiterführende Informationen
- z.B. www .witze-welt.de, www.witze.de
- Film: PATCH ADAMS – der Erfinder der Lachtherapie. Universal Studios
- WIPPICH, J./WIPPICH, I.-D.: Lachen lernen. Jungferman–Verlag Paderborn
- GAWLIK, W.: Heiteres für Ärzte und Patienten. Haug-Verlag Heidelberg
- BIRKENBIHL,V.F.:Humor: An Ihrem Lachen soll man Sie erkennen. MVG-Verlag Landsberg am Lech
- BIRKENBIHL,,V.F.:Humor in unserem Leben. Video - Vortrag, add brain! Bergisch-Gladbach
- HÖFNER, E./ SCHACHTNER, H.U.: Das wäre doch gelacht. Rohwolt-V., Reinbeck

Vielleicht können Sie jetzt einmal herzhaft lachen, denn lachen ist sehr gesund – gesund für Seele und Geist."

EIN BEISPIEL AUS DER PRAXIS

Ein Verleger erkrankte schwer an einem Bauchspeicheldrüsenkrebs und war von der Standardmedizin aufgegeben worden. Bereits an das Krankenhausbett gefesselt, bekam er ein Buch über das Lachen in die Hand. Er fühlte sich so gut dabei, dass er sofort sich alle mögliche Literatur, lustige Bilder und Karrikaturen, lustige Filme an sein Bett bringen ließ. Jeden Besuch, der keinen Witz erzählen konnte, schickte er weg und auch alle jammernden, mitleidigen und traurigen Angehörigen und Besucher wurden nicht mehr vorgelassen, wenn sie nicht sofort auf Spaß umschalten konnten. Mit nahezu 24 Stunden Spaß und Freude schaffte dieser Mensch es aufrecht laufend das Krankenhaus zu verlassen und wieder völlig gesund zu werden.

Die besondere Rolle der Familie

Familienkonflikte.

systemische Familientherapie.

HELLINGER-Familienaufstellung.

Stammbaumheilung nach HACKL.

Obgleich unsere moderne Gesellschaft größten Wert auf Unabhängigkeit legt, Singles immer häufiger und die Familien immer kleiner werden, haben familiäre Kräfte doch eine ungewöhnlich hohe Wertigkeit im Rahmen von Krankheitsentwicklung und -überwindung. Insofern Sie in Ihrer Familiensituation (insbesondere Kinder, Eltern, Großeltern) deutliche Schwachpunkte finden, so wird auch hier eine Harmonisierung unbedingt angeraten. Harmonisierung bedeutet Liebe zu geben, die Stellung in der Familie anzuerkennen, aufeinander zugehen zu können, sich aussprechen und zu verzeihen. In scheinbar unlösbaren Konfliktsituationen empfiehlt sich eine systemische Familientherapie, die oft auch ohne die betreffenden Familienangehörigen ausgesprochene Wirksamkeit entfaltet.

Unser Tipp für Sie

Sollten Sie zur systemischen Familientherapie noch mangelndes Vertrauen haben, so empfiehlt sich die Teilnahme an einem HELLINGER-Seminar als Zu-

"In Situationen, in denen man Hilfe braucht, wird die besondere Kraft einer ausgeglichenen Familie deutlich. Leider fehlt vielen von uns diese Harmonie in der Familie, wo doch familiäre Bindungen Kräfte mit schicksalhafter Wirkung freisetzen können. Es macht mich traurig, wenn ich immer wieder zu hören bekomme, dass selbst

nach bekannt werden der Krebserkrankung familiäre Streitigkeiten weder beigelegt noch gelöst werden. Viele Krebspatienten finden bei Freunden und Bekannten eher Trost als bei Ihren eigenen Eltern und Kindern. Und dabei ist die Liebe gerade zu Eltern und Kindern etwas ganz besonderes. Bei dem Gedanken daran, bekommen selbst meine kleinen Nervenfortsätze etwas „Gänsehaut". Sie haben einen wesentlichen Abschnitt Ihres Lebens im Mutterleib verbracht. Und eine weitere lange Zeitspanne wuchsen Sie im Schoße der Eltern und vielleicht auch Geschwister und Großeltern auf. Diese Zeiten haben Sie nicht nur geprägt, sondern haben sich auch stark in der Gefühlsebene verankert. Und wenn wir nun gerade diese Ebene in Harmonie bringen möchten, dann können ungelöste Konflikte in der Familie nicht unberücksichtigt bleiben. Durch Ihren hohen Grad an Übereinstimmung im Erbgut bekommen besonders unter eng verwandten Menschen angenehme wie auch unangenehme Dinge eine unglaubliche Kraft, man spricht von hoher Resonanz. Nun, Sie haben mich verstanden, die Familie spielt im Rahmen Ihrer Harmoniefindung eine besondere, eine wichtige Rolle."

EIN BEISPIEL AUS DER PRAXIS

Eine 43-jährige Patientin mit einem Brusttumor links und ständigen lokalen Rückfällen war nach erfolgloser Standardmedizin im Rahmen einer Familienaufstellung nach HELLINGER zu dem Bewusstsein und der Erkenntnis gekommen, dass die Konflikte mit Ihrer Tochter ähnlich verliefen, wie mit der eigenen Mutter und ähnlich auch bei Mutter und Großmutter vorzufinden waren. Die Auflösung der vorhandenen Konflikte nach mehreren therapeutischen Aufstellungen führte zu einem Stillstand des Tumorwachstums.

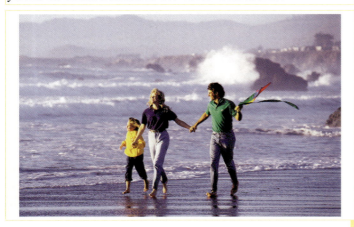

Abb. 7.**13.**
Eine intakte Familie bietet Rückhalt und Liebe

hörer und Statist oder lassen sie eine kinesiologische Aufstellung als Vortherapie durchführen, damit Sie Vertrauen erhalten. Sie werden erstaunt sein, wie auch Sie die Gefühle stellvertretend für andere Personen spüren werden.

Fakten und Hintergründe

⇨ Die Arbeit der Familienpsychologen um HELLINGER, PREKOP und SATIR konnte die Kräfte, welche in einer Beziehung zwischen Eltern, Großeltern und Geschwistern steckt, offen legen und spürbar machen.

⇨ Dabei scheinen weder Zeit, noch Ort der Geschehnisse eine Rolle zu spielen. Selbst bereits verstorbene oder nie gekannte Personen (z.B. die wirklichen Eltern nach einer Adoption) können gespürt werden.

⇨ Der so genannten systemischen Familientherapie liegen biomorphogenetische Felder zu Grunde, welche gegenwärtig von Verhaltensbiologen um Dr. R. SHELDRAKE untersucht werden. Die Behandlung empfiehlt sich insbesondere in Fällen, wo deutliche Zerwürfnisse in der Familie vorliegen, wo vorzeitige Todesfälle oder Abtreibungen die Rangordnung unter Geschwistern gestört und wo durch Scheidung vielfältige Spannungen entstanden sind.

⇨ Kinesiologische Familienaufstellungen können durch den Muskeltest und durch Figuren als Vertreter der Familienangehörigen eine optimale Stellung der Familie austesten.

⇨ In der Stammbaumheilung nach M. HACKL erfolgt in Einzelsitzungen die gezielte suggestive Löschung bzw. Umprogrammierung von unterbewussten familiären Inhalten und Ereignissen (z.B. schwerwiegende Streitigkeiten / ungelöste Konflikte).

Weiterführende Literatur

• HELLINGER, B.: Schicksalsbindungen bei Krebs. Carl-Auer-Systeme Verlag Heidelberg
• HELLINGER, B.: Wo Schicksal wirkt und Demut heilt. Carl-Auer-Systeme Verlag Heidelberg
• SCHÄFER, T.: Was die Seele krank macht und was sie heilt. Droemer Knaur Verlag
• SHELDRAKE, R.: Das schöpferische Universum. Berlin

Von denen lernen, die wieder gesund wurden

Spontanheilung.

Gesund aus eigener Kraft.

Dass Menschen ohne Hilfe von Medizinern auch von Krebsleiden gesund werden, kommt zwar relativ selten vor, ist aber nicht unmöglich. Sie können von diesen Menschen und deren Büchern sehr viel lernen. Grundsätzlich finden diese Menschen ihre eigene Selbstkontrolle wieder, vollziehen eine konsequente Veränderung in Lebens- und Ernährungsweise und finden Halt in einem festen Glauben zum LEBEN. Die Krebskrankheit verliert bei diesen Menschen jeglichen Nährboden. Auch Sie können es schaffen.

Unser Tipp für Sie

Fragen Sie Ihren Arzt nach einem ihm bekannten Patienten, welcher Krebs hatte und gesund wurde. Suchen Sie diesen Menschen auf und fragen Sie ihn nach seinem persönlichen Weg zur Heilung. Manchmal finden Sie solche Menschen auch in Selbsthilfegruppen.

Fakten & Hintergründe

⇨ Die amerikanische Ärztin C. HIRSHBERG hat mit ihrem Team weltweit über 4000 Fälle von Krebskranken untersucht, welche entgegen der ärztlichen Erwartung genesen sind. Dabei wurden folgende Handlungsweisen als besonders häufig und damit heilungsfördernd beobachtet:
- Besinnung auf sich selbst,
- visualisieren, Selbstentspannung,
- Freude an liebgewordenen Dingen,
- konsequente Ernährungskonzepte,
- starke Bindung zu liebevollen Therapeuten.

⇨ Der erfahrene Krebsarzt WEBER hebt nachfolgende Metaphern besonders hervor, welche auch teilweise als Glaubenssätze geeignet sind:
- Ich bin der Boss im Leben!
- Heilung ist immer möglich!
- Ich finde und gehe meinen Weg!
- Was entspannt mich? (fördern)
- Was spannt mich an? (abbauen)
- Ich höre auf die Sprache meines Körpers!

⇨ Die grundlegende Zielstellung aller Bemühungen besteht immer wieder in der körperlichen und seelischen Harmonisierung und damit im Anstoß der körperlichen und

„Sie haben sich beim Lesen des Buches sicher schon mehrmals gefragt: Woher weiß die Hirnzelle all die Dinge zum Thema Krebs und dessen Behandlung? Woher nimmt sie die Gewissheit, dass auch der aktive, eigene Weg zum Erfolg führen kann? Woher kommt das starke Vertrauen in die Selbstheilungskräfte? Die Antwort ist ganz einfach. Es sind die Erfahrungen aus dem Leben von einer Vielzahl von Menschen, welche den Weg bereits erfolgreich beschritten haben. Und da waren auch einige Menschen dabei, bei denen es für Angehörige und Mediziner wie ein Wunder erschien, was die Selbstheilung vermochte. Viele Fälle sind inzwischen auch publiziert worden, wo unheilbar Krebskranke, von den Ärzten aufgegebene Patienten, über kürzere oder längere Zeit wieder gesund wurden. Fragen Sie ruhig auch einmal Ihren Arzt nach solch einem Fall. Nach jahrelanger Praxiserfahrung wird er Ihnen mit Sicherheit Beispiele geben können. Und wieso sollen nicht auch Sie zu diesen Menschen gehören? Wenn Sie sich mit den Erfahrungen gerade dieser Menschen auseinandersetzen, die grundlegenden Denk- und Verhaltensweisen verinnerlichen, dann steigen Ihre Chancen zu einer vollständigen Selbstheilung beträchtlich.

Drei Grundsätze möchte ich Ihnen auf Basis der Aussagen von denen, die wieder gesund wurden, besonders ans Herz legen:

1. Finden Sie einen Glauben, eine positive innere Einstellung, eine Grundeinstellung zum Leben,

2. Entwickeln Sie engere Beziehungen zu anderen Menschen, zu Tieren, Pflanzen, zur Natur und zum Univerum oder Gott

*3. Werden Sie selbst zur Entscheidungsfigur in Ihrem Leben. Wählen sie selbst nach Ihrem inneren Gefühl den Weg der Heilung. Sie müssen es aber selbst tun und niemandem die Verantwortung für sich selbst übertragen. Sie sind Ihr Chef und es ist **IHR LEBEN**."*

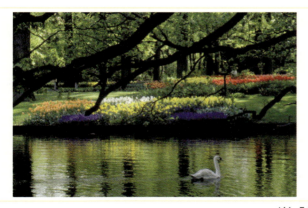

Abb. 7.**14.**
Die Natur erleben bedeutet LEBEN

seelischen Selbstregulation.

Weiterführende Literatur
- HIRSHBERG, C./ BARASCH, M.I.: Spontanheilungen - Wenn Krankheiten von allein verschwinden. Bechtermünz, Augsburg
- LÜCKHEIDE, E.: Ich habe mir einen Olivenbaum versprochen. Peter Erd Verlag
- SANDERS, E.: Leben! Ich hatte Krebs und wurde gesund. Heyne, München
- WEBER, W.: Hoffnung bei Krebs. Der Geist hilft dem Körper. Herbig, München
- GROSSARTH-MATICEK, R.: Autonomietraining. Gesundheit und Problemlösung durch Anregung der Selbstregulation. Walter de Verlag, 2000

Entspannung durch Eigenaktivität

Ein wichtiger Bestandteil des täglichen Seins besteht in einer Form der Selbstbesinnung, des „Abschaltens" von jeglichen Alltagsereignissen, der Vergangenheit und der Zukunft, einfach nur das Dasein zu empfinden im Hier und Jetzt.

Meditation.

Entspannung.

Abschalten.

„Nun möchte ich Ihnen einiges zu dem Thema der Entspannung, wenn Sie wollen, meiner Entspannung erzählen. Das macht mir selbst auch großen Spaß, denn hier geht es um mich und meine Nervenzellfreunde. Es handelt sich dabei um verschiedene Möglichkeiten, den negativen Stress des Alltags abzubauen, dem Nervensystem, dem Geist und der Seele Ruhe zu geben. Gerade der Geist braucht Ruhephasen, denn wie Sie bereits wissen, denken die Menschen im Durchschnitt fast 40.000 Gedanken pro Tag. Diese Gedankenflut bewusst auf wenige oder nur einen Gedanken zu lenken, das bedeutet weniger Anspannung für uns, die Nervenzellen. Die Impulse werden geringer, wir können uns „entspannen". Dazu kommt noch die Tatsache, dass sich der Verstand im Alltag verselbständigen kann und Gedanken denkt, die Sie eigentlich gar nicht wollen, z.B. Gedanken der Angst und des Zweifels, negative Zukunftsaussichten oder wiederkehrende Gedanken der Vergangenheit. Dies verzehrt Sie als Mensch, denn Sie haben dann die Verbindung zum Leben, zur LIEBE, zum HIER und JETZT verloren. Hat sich der Verstand verselbständigt ist das so genannte Ego führend geworden. Für Ego können Sie auch das „losgelöste Ich" setzen. Das Ego sehen wir Hirnzellen als einen Diktator an, der seine losgelösten Interessen ohne Einklang mit Körper, Seele und Geist durchsetzen will. Das

Unser Tipp für Sie

Planen Sie täglich mindestens eine halbe Stunde für sich allein ein, in der Sie einfach abschalten können und eine weitere halbe Stunde für Gedächtnistraining, positive Gedanken, Gefühle und Richtungsorientierung. Tun Sie es einfach, egal was für Ausreden Sie haben! Es ist nur eine Frage des Einräumens von Zeit für sich selbst. Nur durch tägliches Wiederholen und "trainieren" haben Sie Erfolg. Sie üben die Konzentration auf eine Tätigkeit und erreichen damit, in der Gegenwart zu sein, im HIER und JETZT, erschaffen in voller Hingabe und in Liebe etwas für sich, indem Sie Teil haben am zeitlosen Sein des Augenblicks, dem glücklichsten Moment, den Sie JETZT erleben.

Möglicher Ablauf des Handelns
1. *tägliche Zeitplanung für Ruhephasen, genauso wie die tägliche körperliche Aktivität, das tägliche Lesen von Witzen oder erheiternden Büchern und Gedächtnistraining*
2. *für „Ihre Ruhezeit" mindestens 30 min einplanen*
3. *aktivieren Sie den Geist durch tägliches 30-minütiges Training zu allen Intelligenzarten (Wortschatz, Kunst, Logik, Sprache, visuelles Denken, Kombinatorik, Fantasie, Konzentration)*

Fakten & Hintergründe

⇨ Wissenschaftliche Untersuchungen zur Psychoimmunologie haben gezeigt, dass bereits nach 20 Minuten dösen oder gezielt entspannen eine Verbesserung der Abwehrlage im Blut nachweisbar wird.

⇨ Der Haupteffekt der Entspannung und Meditation für das Immunsystem kann auf wissenschaftlicher Basis durch die Unterbrechung der Dauerstressperiode erklärt werden, die eine Veränderung der Hormonsituation und der Stoffwechselprozesse nachweisbar macht.

⇨ Nur der tägliche Entspannungseffekt hat eine deutliche Verbesserung des Gesundheitszustandes zu Folge, dabei ist die Methode unwichtig.

⇨ Jeder sollte nach seinem Typ eine Technik bevorzugen:
- *Bewegungstypen* – meditatives Joggen, Tai Chi, Chi gong u.a.m.
- *Körperempfindungstypen* – Yoga, Autogenes Training, Jacobsen u.a.m.
- *Ruhetypen* – alle sitzenden oder liegenden Entspannungs- und Meditationsformen
- *Anfänger und Unsichere* – geführte Entspannungstechniken mit Therapeut oder mittels CD oder Kassette.

⇨ Die „Kerzenmeditation" kann von jedem durchgeführt werden. Setzen Sie sich in einem abgedunkelten Raum bequem vor eine brennende Kerze und beobachten Sie das Flackern und Brennen des Kerzenlichts. Dabei konzentrieren Sie sich vollständig auf das Beobachten der brennenden Kerze. Auftauchende Gedanken werden einfach „stehen

Ego verfolgt ein fehlgeleitetes Interesse, ohne Rücksicht auf Mitmenschen, Umwelt und teilweise sich selbst. Eigentlich ist das Ego unser Selbsterhaltungstrieb. Wird es autonom, handelt es „egoistisch" und strebt nach Macht, materiellen Dingen, Diplomen, Titel und Anerkennung, um sich als etwas Besseres gegenüber anderen zu fühlen. Das Ego setzt Sie unter Druck durch innere Ruhelosigkeit, ständigen Tatendrang und Zukunftspläne. Es kann aber auch in Apathie verfallen, besonders wenn es sich angegriffen fühlt oder scheinbar verloren hat (typische Emotion: „... ist doch alles sinnlos..."). Werden negative Gefühle erzeugt und verbreitet (z.B. Medien), bauen sich Abhängigkeiten durch Angst auf. Wenn Sie sich umschauen, sehen Sie leider, was dies auslösen kann.

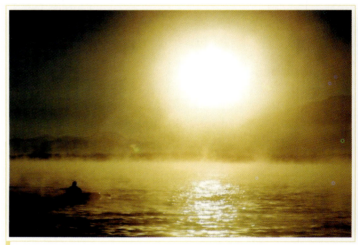

Abb. 7.**15.**
Stille genießen

Ihr wahres Ich erkennen Sie nur in Ruhephasen, in der Besinnung auf sich selbst, dann, wenn Sie das Ego abgeschaltet haben. Der Geist ist ein phantastisches Werkzeug, Ihr Leben zu gestalten. Verlieren Sie die Kontrolle, kommt es zur Selbststeuerung wie oben beschrieben. Sich bewusst zu entspannen und dabei locker und offen zu bleiben, ist ein Weg, ins Hier und Jetzt zurück zu kommen, zu Ihrem Ursprung. Dort finden Sie Ihr Vertrauen zum Leben wieder, ihren Mut und Ihre Lebensfreude und das Glück des Menschen. So wie es Herrmann Hesse so treffend über das Glück sagte: „Glück ist etwas ganz Objektives, es ist das Teilhaben an dem zeitlosen Sein, an der ewigen Musik der Welt, was andere die Harmonie der Sphären oder das Lächeln Gottes genannt haben."

Mit diesem Werkzeug Geist richtig umgehen zu können bedarf der Übung. Einerseits wäre es gut, das „Ausschalten" durch Ruhephasen und andererseits das „Einschalten" zum richtigen Zeitpunkt durch Emotional-, Gedächtnis- und Intelligenztraining zu lernen. Richtig: Die Gefühle kann man auch steuern. Ich habe Ihnen schon erzählt, dass die Seele mit den Gefühlen unsere Gedanken transportiert, d.h. wenn Sie an Krankheit denken und dabei schlechte Gefühle haben, dann geschieht das, was Sie eigentlich nicht wollen: Es geht Ihnen schlechter und die Krankheit schreitet fort. Wenn Sie verstanden haben, Ihre Krankheit anzunehmen und im HIER und JETZT sind, kann die volle Überzeugung und das Vertrauen ins Leben bei guter Stimmung und Motivation Ihren Wunsch einer besseren Gesundheit realisieren. Sie sehen also, dass Sie mit dem Geist alles erreichen können. Doch Sie müssen ihn „im Griff" haben, für sich, dann erreichen Sie, was Sie wollen.

Das klingt alles mächtig schwierig, ist aber eigentlich ganz simpel. Fangen Sie einfach an. Ob das nun „dösen" ist oder meditieren, asiatische Techniken wie Yoga ,Tai Chi oder Chi Gong oder europäische Entspannungstechniken, wie Autogenes Training oder Entspannung nach JACOBSEN, bleibt Ihnen überlassen. Hauptsache Sie tun etwas für sich!"

gelassen" und Ihre Konzentration geht wieder zur Kerze.

Weiterführende Literatur
- MÖHR, B.: Der kosmische Bestellservice. Omega-Verlag, Düsseldorf
- MÖHR, B.: Bestellungen beim Universum. Omega-Verlag Düsseldorf
- MÜLLER-KAINZ, E.:Die Macht der Konzentration, Wirtschaftsverlag Langen-Müller/Herbig München
- BUCHHOLZ, M.H.: Alles was Du willst. Omega-Verlag Düsseldorf
- TOLLE, E.: Jetzt! Die Kraft der Gegenwart. Kamphausen Verlag Bielefeld
- GRABHORN, L.: Aufwachen, dein Leben wartet. Bauer-Verlag Freiburg i. Breisgau
- EGLI, R.: Illusion oder Realität. Edition d`Olt Oetwil

Meditation für Faule oder "Medi-Spielation" nach Bärbel Möhr

1. *Regel*: Bequem hinsetzen. Egal wie. Gut sitzen, damit man nicht einschläft.
2. *Regel*: Die Sitzposition kann jederzeit gewechselt werden, wenn es irgendwo drückt, auch kratzen usw. ist erlaubt.
3. *Regel*: Keine Ablenkungen durch Musik, Geräusche oder Anwesende.
4. *Regel*: Gedanken sind erlaubt, müssen nicht verscheucht oder weggedrängt werden.
5. *Regel*: Positive Worte/Begriffe denken, die konstruktiv sind, keine Verstärkung von Gedanken, die überzeugen sollen. (Begriffe die gefallen: Berge, Sonne, Freude, Liebe, Urlaub)
6. *Regel*: Das Innere beobachten. Immer wenn ein Wort aufgesagt wurde, den Körper beobachten, wie es sich anfühlt und welche Reaktionen wo auftreten.

Bei weitergehenden Interesse empfiehlt sich das Buch von Bärbel Möhr: Der kosmische Bestellservice.

Möglicher Ablauf des Handelns

1. *theoretisch mit Entspannungstechniken und Meditation beschäftigen (evtl. ausprobieren in einem Schnupperkurs) und eine Methode heraussuchen, die Ihnen gefällt*
2. *sich für eine Methode entscheiden*
3. *Entschluss fassen, ab wann täglich geübt wird und innerhalb von 72 h beginnen*
4. *ab dem Starttag mindestens 21 Tage, besser 30 bis 90 Tage hintereinander üben, ohne einen Tag auszusetzen.*

Geistiges Heilen, Seelsorge und Gebete

In allen Religionen ist das Beten als eine Möglichkeit zur positiven Beeinflussung von Ereignissen überliefert. Der heilende Gedanke verbunden mit dem Mitgefühl ist besonders bei gemeinschaftlichem Beten ein inzwischen durch Studien nachgewiesenes Ereignis, was mit „normalen" rein materiellen Sichtweisen wenig erklärt werden kann. Das geistige Heilen, Fernheilung und Selbstheilung durch das Gebet - eine aus dem Christlichen

Glaube.

Gebet.

Selbstheilung.

139

Fernheilung.

bedingungslose Liebe.

Quantec®.

herrührende Behandlungsform - wurde im Mittelalter in Europa als Hexerei abgetan und auf den Scheiterhaufen verbannt.

Biologische Organismen haben die Fähigkeit, außerhalb wahrnehmbarer oder messbarer Bereiche miteinander zu kommunizieren (Biokommunikation). Innovative physikalische Ansätze beginnen über die sog. „Nullpunktenergie" die geistigen Effekte verständlich zu machen und das Gebet (die Meditation, das geistige Heilen) im Einklang mit den Religionen wieder gesellschaftsfähig werden zu lassen.

Unser Tipp für Sie

Ein Glaubenssatz, welcher im Gebet gesprochen, eine große Heilkraft entfaltet: „Ich bin mit dem Schöpfer, mit seiner Schöpfung und mit mir in vollkommener Harmonie."

Fakten & Hintergründe

⇨ Viele Menschen kommen auf dem Wege der seelischen Harmonisierung beim Thema „Vergebung der Schuld" nicht weiter. Man sucht die Schuld bei anderen, bei sich selbst oder bei Gott. Die Schuldfrage muss aber einer Lösung zugeführt werden. („Die Vergebung befreit von der belastenden Vergangenheit", Die Bibel, Johannes 1,9).

⇨ Religio heißt Rückverbindung, Rückverbindung mit den höheren Quellen des Lebens, Rückverbindung des Menschen mit dem Göttlichen.

⇨ **Fernheilung**: Biokommunikation funktioniert auch dann, wenn es nicht der betroffene Patient ist, der kommuniziert, sondern Dritte und das auch unabhängig von der Entfernung, in der sich diese Dritten zu dem Patienten befinden. Dieses Phänomen wird „Fernheilung" genannt und ist inzwischen auch wissenschaftlich untersucht worden. Seitens der Schulmedizin wurde bisher bestritten, dass Fernheilung einen Effekt auf die Heilung von Krankheiten haben könnte. Nun wurden von einem Herzkrankenhaus in San Francisco, sowie von zwei amerikanischen

Abb. 7.**16.**
Durch Beten zu Gott zu sich selbst finden

„Es ist mir ein besonderes Anliegen in diesem Kapitel über die Möglichkeiten der Beeinflussung der Zellen über die informative Ebene zu berichten. Biologische Organismen haben die Fähigkeit, außerhalb wahrnehmbarer oder bisher messbarer Bereiche mit sich selbst und miteinander zu kommunizieren (Biokommunikation). Dies funktioniert im elektromagnetischen Bereich über Lichtsignale (oder Quanten genannt) und über „Informationswellen", die sich von der **„Nullpunktenergie"** ableiten, sozusagen von der universellen Energie oder Bewusstseinsfeldern, dem universellen Geist oder Kosmos oder auch Gott. Alles ist mit allem verbunden - so wie in einem Hologramm der Punkt das gesamte Bild darstellt. In den alten Religionen wird dies schon früh so vermittelt: Dass wir ein Teil vom Ganzen sind, und nicht getrennt vom Universum. Wir trennen uns selbst durch unsere Gedanken ab, verlieren das Urvertrauen, die Verbindung zur Schöpfung, zur universellen Energie, zum universellen Geist. Vergleichbar ist dies mit dem herausgezogenen Kabel eines Inernetanschlusses eines Computers (s. Abb. 7.**17**.) Ein vereinfachter Vergleich, der es aber meiner Meinung nach genau erfasst: Die Verbindung der Seele und des Geistes zum Ursprung und zur „Welt" ist gestört.

Beten für sich und für andere (Fernheilung), Hand auflegen und die aktive Seel-

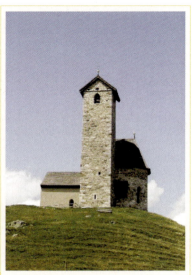

sorge sind Wege zurück zu unserer Quelle. Das Konzentrieren auf das Hier und Jetzt, das Loslassen können von Angst und das Erspüren von bedingungsloser Liebe zu allem was ist, lässt eine Rückbesinnung zu, die zu Heilung führen kann.

Ob wir nun im eigentlichen Sinne an Gott glauben oder nicht, in jedem Falle sind wir doch bemüht, unserem Leben Sinn und Bedeutung zu geben. Jeder manifestiert dies auf seine Weise und holt sich daraus Kraft, Trost, Geborgenheit oder auch nur Sicherheit.

Beten und bitten für sich und andere ist bekannt und auch wenig mysteriös. Grenzenlose Liebe ohne Vorbehalte zeichnet das Göttliche im Menschen aus, nicht die Religion. Warum also denkt man automatisch an ein rein religiöses mystisches Etwas, welches nur bestimmten besonders gläubigen Menschen oder Phantasten vorbehalten ist? Liebe ist die größte Kraft, die göttliche Kraft überhaupt. Liebe schließt Niemanden aus. Liebe schließt immer mit ein, ist immer transformativ, konstruktiv, sanft und sehr weise. „Wie Jesus Heilen" – geistiges Heilen ist ein Akt bedingungsloser Nächstenliebe - für den Hilfesuchenden das Erkennen und die Fähigkeit sich zu öffnen in Liebe zu sich selbst und seiner Umgebung. Die Fähigkeit des Heilens ist jedem gegeben. Ein weinendes Kind, das die Mutter liebevoll in die Arme nimmt, sanft streichelt und beruhigt, vergisst schnell seine Schmerzen und kann schneller gesunden.

Seit den 50er Jahren wurde im Zuge der englischen Geistheilerbewegung die Möglichkeit geschaffen, als Geistheiler sogar an Kliniken tätig zu sein (Harry Edwards). Auch in anderen Kulturen gehört die Geist- und Fernheilung zur Normalität, so z.B. in Japan das Reiki, welches inzwischen in Deutschland mehr Verbreitung gefunden hat als die ursprüngliche christliche Geistheilung, oder das schamanische Heilen mit der Ober- und Unterwelt, sind Zeugnisse für eine real existierende und funktionierende Heilweise. In Deutschland hat sich eine Form der Geistheilung etabliert, die auf der Tatsache beruht, dass auch technische Geräte Signale aufnehmen und abstrahlen können. Man spricht dabei auch vom „maschinellen Beten" (über den Computer Signale senden, siehe auch Quantec).

Universitäten Studien veröffentlicht, die nachweisen, dass Fernheilung als zusätzliche Möglichkeit zur Behandlung von Krankheiten ernst genommen werden muss.

• In universitären Studien konnte gezeigt werden, dass bei AIDS-Patienten, die fernbehandelt wurden, keine Todesfälle auftraten und auch wesentlich weniger Medikamente vonnöten waren, als bei der Kontrollgruppe.

• Amerikanische und koreanische Ärzte untersuchten den Effekt von Fernheilung bei in vitro fertilisierten Frauen. Das spektakuläre Ergebnis dieser Studie war, dass doppelt so viele Frauen schwanger wurden.

• Professor Randolph Byrd (San Francisco) führte eine Studie in einem Krankenhaus mit Herzpatienten durch: Er ließ für seine Patienten beten - von Personen, die den Patienten unbekannt waren und die während der gesamten Zeitdauer keinen Kontakt zu diesen Patienten hatten. Dabei wurde deutlich, dass die Gebete bei Patienten im Vergleich zur Kontrollgruppe eine deutlich nachweisbare Wirkung hatten. (www.fernheilung-online.de)

⇨ **Quantec®**: Aufgrund der positiven Auswirkungen solcher Biokommunikation bieten Krebstherapeuten, die mit ihren Patienten auf allen Ebenen „aktiv" sein wollen, dieses Therapie-Konzept an. Dabei wird neben der Tätigkeit einer Heilerin ein spezielles Gerät (Quantec®) eingesetzt, mit dem sich die Biokommunikation instrumentalisieren lässt. Instrumentelle Biokommunikation bietet die Möglichkeit, ein physikalisches Gerät zu bauen, das ein biologisches System simulieren kann. Die Folge: Es kann nun von anderen biologischen Systemen Informationen erhalten und solche auch an andere Systeme weitergeben. (www.biokommunikation.info)

Weiterführende Literatur
• BO YIN RA: So sollt Ihr beten. Kober Verlag, Bern
• RAUCH, E.: Sieben Heilwege für Körper und Seele. Haug Verlag, Heidelberg
• ACKERMANN, D.: Alles eine Frage von Bewusstsein. 2003
• WIESENDANGER, H.: Geistiges Heilen für eine neue Zeit. Kösel-Verlag München
• BARNETT, L., CHAMBERS, M.: Reiki. Synthesis Verlag 1998

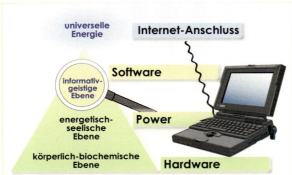

Abb. 7.**17.**
Modell: Der „Biocomputer" Mensch hat mit Hilfe des Internetanschlusses Verbindung mit dem Spirituellen

eigene Auswahl.

LEBEN im HIER und JETZT.

Die Qual der Wahl?

Oftmals müssen verschiedene Zugangswege genutzt werden, um die seelisch-geistigen Probleme lösen zu können. Techniken für das Unterbewusste und Ihre eigenen Aktivitäten sind gefragt, die Sie selbst nach Ihrem Gefühl mit dem Leben im Hier und Jetzt ausgewählt haben.

Unser Tipp für Sie

Obgleich Sie jetzt viel Wissen für die Verbesserung Ihres seelischen Zustandes getankt haben, könnte es doch sein, dass Sie hierfür noch Unterstützung durch spezielle Behandlungsverfahren brauchen. Und vielleicht wurde Ihnen schon im Krankenhaus psychologische Hilfe angeboten. Doch nehmen Sie nicht einfach jedes Angebot an, sondern fragen Sie nach der Behandlungsstrategie. Es gibt wie überall ein vielfältiges Angebot an psychologischen Hilfen für Krebskranke. Es wird Ihnen allerdings wenig bringen, wenn Sie viele Stunden mit Gesprächen über unangenehme Erinnerungen und Situationen verbringen, dabei vielleicht viele Tränen vergießen und sich zuletzt noch schlechter fühlen als zuvor. Auch die Psychotherapie braucht Innovationen. Eine rein analytische Psychotherapie, welche alle Problemsituationen nur analysiert und in Fächer sortiert, kann Ihnen kaum helfen.

Sie brauchen schnelle Wege, um zu Ihren ungelösten seelischen Konflikten vorzudringen und deren negative Kraft zu neutralisieren. Sie brauchen einen verständnisvollen Therapeuten und immer wieder realistische Anregungen zur Selbsthilfe.

„Sie erwarten bitte nicht, daß ich Ihnen jetzt sage, welche Behandlung nun die Richtige für Sie ist. Nein, so leicht kann ich es Ihnen nicht machen, denn **Sie sind Ihr Chef**! Sie werden sagen: Wie soll ich mir jetzt das „Richtige" heraussuchen - bei dem großen Angebot!? Es gibt kein richtig oder falsch, gut oder böse, gut oder schlecht. Das Verfahren, welches Sie gefunden haben ist immer richtig! Wenn Sie es nach Ihrem „Bauch" entschieden haben und in diesem Augenblick die Macht der Konzentration auf den Augenblick, im HIER und JETZT genutzt haben, dann machen Sie keine Fehler und werden auch nicht bewertet oder verurteilt. Sie haben sich entschieden, für sich und das LEBEN.

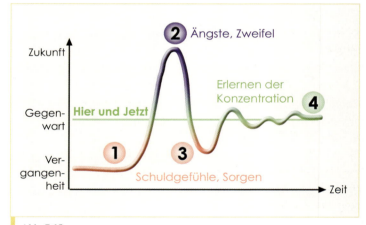

Abb. 7.**18.**
graphische Darstellung eines Lernprozesses
von chronischer Sorgen der Vergangenheit (1), Ängsten und Zweifeln für die Zukunft nach bekannt werden einer Krebskrankheit (2), Schuldgefühlen der Vergangenheit (3), bis hin zum Wiedererlernen der Konzentration auf die Gegenwart, dem LEBEN im HIER und JETZT mit Vertrauen und Harmonie (4).

Man kann viel, wenn man sich viel zutraut.

Spanisches Sprichwort

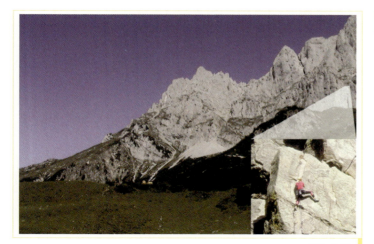

Abb. 7.**19.**
Den Berg der Gesundheit zu erreichen, kann Anstrengung bedeuten
Sie brauchen Geduld, aber Sie können den Berg sehen, und in kleinen Schritten schaffen Sie es. Setzen Sie sich nahe Ziele, dann werden Sie mit dem Blick vom Gipfel belohnt.

Gerade die Harmonisierung der seelischen und geistigen Ebene kann Anstrengung bedeuten. Aber ich versichere Ihnen, es lohnt sich. Den Gipfel der Gesundheit zu erreichen, bedarf eines oftmals schwierigen Aufstieges. Sie können es aber schaffen. Gerade die seelische Arbeit kann langwierig sein und Rückschläge im Gesundungsprozess nach sich ziehen. Verlieren Sie niemals die Hoffnung und Zuversicht, auch wenn der Weg noch so steinig ist. Sie schaffen es, wenn Sie wollen. Und wenn Sie das Gefühl haben, dass die eine oder andere Behandlung Ihnen wenig bringt, dann haben Sie den Mut, Ihrem Therapeuten dies zu sagen, denn Sie entscheiden was gemacht wird. Vergessen Sie mir bitte eines nicht. Bleiben Sie immer und in jeder Situation konzentriert auf den Augenblick, ohne Gedanken an die Zukunft oder Reuegefühle aus der Vergangenheit. Verändern Sie sofort Ihren Fokus (Zentrum Ihrer Gedanken) auf den Augenblick, den Sie gerade erleben, denn er ist das LEBEN, welches Sie erleben, JETZT und HIER, gerade wo Sie sind. Dazu gehört Selbstdisziplin, genauso wie beim Besteigen hoher Berge... ."

Möglicher Ablauf des Handelns

1. Prüfen Sie die Methoden nach Ihrem Gefühl und entscheiden Sie sich für eine oder mehrere. Wenn Sie sich konzentrieren und im Hier und Jetzt sind, ist es Ihre „richtige" Wahl.
2. schauen Sie im Adressverzeichnis nach, wer Ihnen weiterhelfen kann
3. nehmen Sie Kontakt mit einem Therapeuten auf
4. machen Sie Probebehandlungen. Bereits nach der 1. Behandlung wissen Sie, ob Sie seriös und gut behandelt werden und ob es Ihnen gut tut.
5. seien Sie bei der Behandlung in guter Stimmung und wünschen Sie sich Erfolg mit dieser Therapie. Konzentrieren Sie sich auf den Verlauf und bleiben Sie in der Gegenwart, dann können Sie eine sichere Entscheidung treffen.

Unser Tipp für Sie

Verlieren Sie niemals die Hoffnung und Zuversicht, den Mut aber auch die Demut zum Leben, dann kann Ihnen nichts Schlechtes wiederfahren.

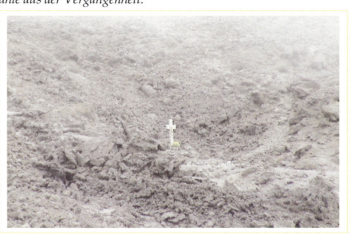

Abb. 7.**20.**
LEBEN ist auch Hoffnung
Wie durch ein Wunder wurde beim Vulkanausbruch 2001 am Etna auf Sizilien dieses Kreuz von den Lavamassen verschont.

Wichtige Entspannungsverfahren und -behandlungen im Überblick

Eigenentspannung

Allgemeine Entspannungsverfahren	Viele Wege führen zur Entspannung: Musik, Licht, Aromen, Körperübungen u.v.m. → *Finden Sie Ihren Favoriten!*	• VAITL, D., PETER-MANN, F.: Entspannungsverfahren. • BRENNER, H.: Entspannungstraining.
Progressive Muskelentspannung nach JACOBSON	Gezieltes Anspannen und Lösen von Muskelgruppen; körperorientiert; leicht erlernbare Methode (Anleitung auch über CD möglich). → *als Einstieg geeignet*	• HENNIG, M.: Progressive Muskelentspannung n. JACOBSON. • HAINBUCH, F.: Muskelentspannung n. JACOBSON.
Autogenes Training, Autosuggestion	Selbstentspannungsmethode durch konzentrative Versenkung des Bewusstseins; das Abschalten unruhiger Gedanken sollte möglich sein; es führt zu einer Programmierung positiven Denkens. → *gute Anleitung und geschützter Raum zu Beginn notwendig*	• LINDEMANN, H.: Autogenes Training. • MÜLLER, E.: Du spürst unter deinen Füßen das Gras. • MÜLLER, E.: Wenn der Wind über Traumwiesen geht.
Meditation	Eigenentspannung durch das Einhalten vorgegebener Abläufe gesprochen von der CD oder vom Behandler.	• ENKELMANN, N.B.: Gesundheit kommt aus der Seele. • OSHO: Meditation - die große Freiheit.
Yoga	Übungen für Körper, Seele und Geist nach den 5 Prinzipien: Entspannung, Körperübung, Atmung, Ernährung und positives Denken. → *Erlernen über Kurse (z.B. Volkshochschule) bzw. unter guter Anleitung*	• MOGEL, W., PORSCHER, M: Yoga mit Heilwirkungen. • TRÖDES, A.: Yoga - mehr Energie und Ruhe. • MALCOM, L.L.: Yoga - Yoga. • KHALSA, S.K.: Yoga für Frauen.
Die 5 Tibeter	Körperübungen ähnlich dem Yoga mit fünf Grundübungen, die Spaß machen; sehr gut für den Tagesbeginn geeignet. → *Erlernen über Kurse (z.B. Volkshochschule) bzw. unter guter Anleitung*	• KELDER, P.: Die fünf Tibeter.
Qi Gong, Tai Ji Quan	Chinesisches „Schattenboxen"; gezielte und langsam ausgeführte Körperbewegungen zur Harmonisierung des inneren Energieflusses. → *Erlernen über Kurse bzw. unter guter Anleitung*	• KUBIENA, G., PING, Z.X.: - Duft QiGong. - Tai Ji Quan / Schattenboxen. • HÜBNER, K.: Tai Chi - Qi Gong.
Feldenkrais	Anspruchsvolle Art, den eigenen Körper kennen zu lernen; die Bewusstheit von Bewegungen führt zum Lösen von Verspannungen und Schmerzen. → *gute Anleitung notwendig, häufig von Physiotherapeuten und Krankengymnasten angeboten*	• FELDENKRAIS, M.: Bewusstheit durch Bewegung.

Zilgrei	kombinierte Haltungs- und Atemtherapie, leicht erlernbar und schnell wirksam; löst Verkrampfungen; günstig zur Schmerzbehandlung. → *unter Anleitung erlernbar*	• GREISSING, H., ROGERS, C.: Neue Hoffnung ZILGREI.
Visualisieren nach SIMONTON	Bewusstes Lenken von Gedanken zur Anregung von Entspannung; Überwindung von Ängsten und Schmerz, Integration spiritueller Inhalte möglich → *Erlernen über Buch, CD oder unter Anleitung*	• SIMONTON, O.C. et al.: Wieder gesund werden. (Buch + CD) • SIMONTON, O.C.: Auf dem Weg zur Besserung

Setze dich an einen Bach und sei einfach da.
Das Lied des Wassers wird deine Sorgen aufnehmen
und sie hinab zum Meer tragen.

Donald Walters

therapeutische Behandlungsverfahren

Osteopathie	Umfassende Heilmethode zur Beeinflussung der Position von Gelenken und Knochenverbindungen des Schädels (parietale Osteopathie), der Muskulatur und Gleitflächen (myofascial release) und der inneren Organe (viszerale Osteopathie). Die kraniosakrale Osteopathie harmonisiert die Bewegung des Flusses der Rückenmarksflüssigkeit zwischen Schädel und Kreuzbein. Sehr entspannende und auch tief in die Seele wirkende Methode. → *Behandlung durch osteopathisch ausgebildete Ärzte, Heilpraktiker oder Physiotherapeuten*	• NEWIGER, C.: Sanftes Heilen mit den Händen. • TEMPELHOF, S.: Osteopathie - GU-Rathgeber.
Reiki	durch Handauflegen wird die universelle Lebensenergie wieder zum Fließen gebracht; Methode des Empfangens und der Fürbitte; stärkt natürliche Selbstheilungskräfte. → *erlernbar über Kurse, Behandlung durch Reiki-Therapeuten*	• McFADEN, M.: Die Heilkraft des Reiki. • BLASZOK, B, ROHR, W. von: Reiki fürs Leben. • LÜBECK, W., PETTER, F.A.: Reiki - die schönsten Techniken.
Shiatzu / Akupunktmassage	Anregung des Energieflusses in den Meridianen durch Punktmassage und spezielle Dehnübungen, Einfluss auf innere Organe und Funktionen möglich. → *Behandlung durch speziell ausgebildete Therapeuten*	• IRWIN, Y.: Shiatzu - die japanische Heilmassage.
Fußreflexzonenbehandlung	mit spezieller Drucktechnik werden Reflexzonen am Fuß behandelt, welche Einfluss auf den gesamten Körper nehmen können (Anregung der Organfunktionen, körperlicher Ausgleich). → *Behandlung durch speziell ausgebildete Therapeuten*	• OTTO, G.: Fußreflexzonenmassage. • MUTH, C.: Heilen durch Reflexzonentherapie an Füßen und Händen.

Atembehandlung (z.B. nach MIDDENDORF)	Eutonie schaffen durch bewusste Atemarbeit: gezieltes Atmen (Ein-, Ausatmen und Atemruhe), Sammeln (Konzentration) und Empfinden (Körperwahrnehmung). → *Behandlung durch speziell ausgebildete Therapeuten*	• MIDDENDORF, I.: Der erfahrbare Atem und seine Substanz
Eutonie	Lernmethoden zur Vermittlung der Fähigkeit, über das Bewusstsein Einfluss auf die Grundspannung des Körpers zu nehmen. → *Behandlung durch speziell ausgebildete Therapeuten*	• KJELLRUP, M.: Eutonie. • GRÜN, A.: Eutonische Übungen.
Heileurhythmie	Bewegungstherapie der anthroposophischen Medizinlehre, bestehend aus Sprachbewegung (in Bewegung umgewandelte Laute), Körperbewegung (Mimik und Gestik als Ausdrucksform) und Organbewegung. → *Behandlung durch speziell ausgebildete Therapeuten*	• STEINER, R.: Heileurhythmie. • LANGERHORST, U.S., PETERSON, P.: Heileurhythmie.
meditativer Tanz, Heiltänze	einfache Tanzschritte, Körperübungen und Gesang zu meditativer Musik und Heilaffirmationen; im Gruppentanz gegenseitiges Berühren und Spüren. → *Behandlung durch speziell ausgebildete Therapeuten*	• LANDER, H.M.: Meditatives Tanzen in Gruppen. • TROLL, P.: Poesie des Lebens - Tanz der Stille. • EICHMANN, U.: Tanze und heile dich!
Tibetanische Klangschalenmassage	Übertragung der harmonisierenden Schwingung angeschlagener Klangschalen auf den Körper, Erzielen von ausgleichender Resonanz. → *Behandlung durch speziell ausgebildete Therapeuten*	• REIMANN, M.: Die Musik in dir.

Und das ist das Geheimnis des ganzen LEBENS:
Glück, Meditation, Ekstase, das alles kommt zu dir,
wenn du völlig losläßt und eine zutiefst wohlwollende,
liebevolle Haltung zum Dasein einnimmst.

Osho

8 Behandlung nach Ebenen und Stufen

„Bei der Auswahl von Behandlungen geht es einzig darum, Methoden für einen zielgenauen Einsatz auszuwählen und nicht etwa weil sie gerade modern sind oder Ihnen irgendjemand etwas aufzwingen will. Sie sollen entscheiden, was Ihnen vielleicht sogar selbst besonders wichtig (Priorität) erscheint und empfinden, welche Ebene JETZT zu behandeln ist. Sie können dies mit ein wenig Einfühlungsvermögen."

Behandlung nach Wichtigkeit, Ebenen und Stufen

Die *Therapie nach Wichtigkeit* oder Priorität stellt das grundsätzliche Prinzip der Vorgehensweise im Rahmen einer Behandlung dar. Dabei sollte der Patient selbst über die Wichtigkeit der Behandlungen zusammen mit einem Therapeuten seiner Wahl entscheiden und dann die Reihenfolge nach der Priorität der einzelnen Therapieschritte festlegen. Der Patient soll selbst DENKEN (Gedanke), seine gebildete Meinung dem Therapeuten SAGEN (Wort) und dann das Besprochene TUN (Tat).

Die *Therapie nach Ebenen* geht von der Erkenntnis aus, dass die Krebskrankheit alle Ebenen erfasst und diese demzufolge nach Wichtigkeit behandelt werden müssen.

Die *Stufentherapie* arbeitet nach dem Prinzip: „Tore öffnen, Müll entsorgen, regenerieren, harmonisieren und stabilisieren" - und das auf allen Ebenen.

Wichtigkeit-Priorität.

Ebenen.

Stufentherapie.

Gedanke.

Wort.

Tat.

„Eine **Behandlung nach Wichtigkeit** (Priorität) bedeutet zum jetzigen Zeitpunkt und an diesem Ort (man kann auch sagen im Hier und Jetzt) genau das zu behandeln, was oberste Erfordernis ist. Es geht nicht darum, in einem Monat irgendeine Behandlung durchzuführen, oder bei einem „Wunderheiler" auf einen Termin zu warten und alles damit lösen zu wollen. Nein! Mit dem eigenen Bewusstsein aktiv zu werden, Selbstständig zu sein und die Verantwortung nicht auf Professoren an Universitäten, Instituten oder Kliniken zu übertragen. Das ist Ihr Weg zur Genesung aus eigener Kraft. Zu Anfang steht Ihr **Gedanke**, aktiv etwas für sich zu tun. Dann folgt das **Wort**, mit dem Sie Ihrem Therapeuten **sagen**, welches Vorgehen Sie selbst am geeignetsten erachten. Sie entscheiden,

Unser Tipp für Sie

Gehen Sie nach Ihrem Gefühl, hören Sie auf Ihren inneren Arzt, lernen Sie wieder mit sich selbst zu sprechen, ja lernen sie, mit Ihren Zellen zu „reden". Hören sie auch bei der Wahl Ihrer Therapeuten auf Ihr Gefühl - Ihrer Begleiter auf dem Weg zur Gesundung. Denn wenn die „Chemie" stimmt, dann ist eine wichtige Voraussetzung für die richtige Richtung erfüllt.

> **Unser Tipp für Sie**
>
> Sie brauchen grundsätzlich nur zwei Punkte zu erfüllen.
> Punkt 1: Bedingungslose LIEBE zu allem, was ist.
> Punkt 2: Alles tun, damit Punkt 1 immer erfüllt wird.

was gemacht wird bzw. Ihr Therapeut bespricht und stimmt mit Ihnen die Reihenfolge der Behandlungen nach Wichtigkeit ab. Dann folgt die **Tat**. Jetzt müssen Sie alles Besprochene tun und zu dem stehen, wofür Sie sich entschieden haben.

Die **Behandlung nach Wichtigkeit** (Priorität) stellt einen optimalen Weg dar, denn alles, was wir Zellen auf körperlicher Ebene, als Bewusstsein in der geistigen Ebene und unterbewusst mit unserer Seele an Wünschen haben, wird nach diesem Verfahren bei der Therapieplanung - bewusst oder unbewusst - mit einbezogen. Ist das nicht phantastisch? Sie selbst entscheiden mit Ihrem Geist, Ihrer Seele und Ihrem Körper, was gemacht wird. Ja richtig! **Sie** entscheiden!

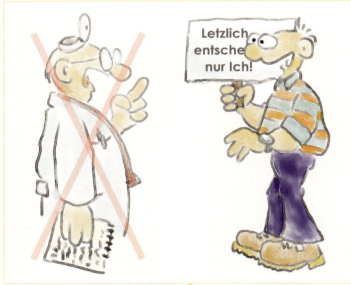

Wenn Sie das Gefühl haben, eine Behandlung ist zum jetzigen Zeitpunkt ungünstig, weil sie sich schlecht fühlen, noch Zeit benötigen, um Kraft zu schöpfen, Gedanken zu ordnen, dann wird diese Therapie verschoben, auch wenn der hochkarätigste Professor Ihnen das empfiehlt. Denn Sie sind Ihr eigener Chef und wissen was gut für Sie ist. Natürlich ist es manchmal notwendig, sofort krebszerstörende Maßnahmen einzusetzen, um die Tumormasse zu verkleinern und damit dem Abwehrsystem noch mehr Chancen für die Heilung zu geben. Aber nur dann, wenn Sie sich selbst dazu entschieden haben

Abb. 8.1.
Sie entscheiden, egal ob Ihr Therapeut mehrere akademische Titel hat, Professor ist und Auszeichnungen ohne Ende hat, Sie sind Ihr Chef

und dazu stehen. Und wenn Sie der Meinung sind, dass z.B. eine Operation für Sie oberste Wichtigkeit (Priorität) hat, dann sagen Sie es Ihrem Arzt und Behandler und dann tun Sie es, stehen Sie dazu. Bereiten Sie sich dann auf die Operation gut vor, indem Sie z.B. eine Entgiftung/Entschlackung vor der Operation durchführen, dann kann alles besser wieder heilen. Wenn Sie sich für eine Maßnahme entschieden haben und nicht etwa ihr Therapeut oder Arzt, dann werden sie konsequenter und zielstrebiger auf Ihre Heilung zuarbeiten, und dann ist es auch Ihre selbst erreichte Genesung.

> **Möglicher Ablauf des Handelns**
>
> 1. auf sich selbst besinnen
> 2. „nachfühlen", was für Sie selbst oberste Priorität hat
> 3. einen Therapeuten suchen, der für Sie „kompetent" ist (Fakten & Hintergründe), und die Fäden der Behandlung mit Ihnen in der Hand hält, ohne Sie zu beeinflussen.

Erfolgt die Behandlung nach Wichtigkeit, dann bedeutet dies immer die richtige Behandlung zum richtigen Zeitpunkt. Eine Krankheit nach Priorität zu behandeln könnte man vergleichen mit der Auswahl der entscheidenden Karte für die Stabilität eines Kartenhauses. Die Festlegung der Priorität würde hier bedeuten, eine Karte herauszufinden, die oberste Wichtigkeit für die Stabilität und den Zusammenhalt des Kartenhauses (oder der Krankheit) hat. Diese Karte wird herausgezogen und das Haus fällt in sich zusammen (die Krankheit löst sich auf). Das ist die optimalste Therapie. Dies kann man „Urblockadentherapie" wie Dr. SCHNEIDER aus Österreich es bezeichnet, nennen.

Die **Behandlung nach Ebenen** bedeutet nichts anderes, als dass alle Ebenen harmonisiert werden müssen Denn wie ich Ihnen schon sagte, wenn alle Ebenen eines Individuums in Harmonie schwingen, kann es keine Krankheit geben. Sie wissen ja inzwischen auch, dass die Krebskrankheit aufgrund der engen Vernetzung von Körper, Seele und Geist auf allen drei Ebenen nachweisbar ist. Somit muss in jeder Ebene behandelt werden. Die Reihenfolge bestimmt man nach der o.g. Priorität. So kann es sein, dass vor einer Körpertherapie erst in der seelischen Ebene behandelt werden muss. Erst dann kann eine Operation erfolgen, die eine optimale Besserung verspricht.

Die **Stufentherapie** beinhaltet einen gewissen Algorithmus (Ablaufschema) des Handelns, der auf allen Ebenen ähnlich ist. Zuerst müssen „die Tore geöffnet werden", es muss also ein breiter „Zugang", aber auch „Ausgang" vorhanden sein. Was verstehe ich als Körperzelle darunter? Nun, auf der Körperebene müssen alle Ausscheidungsorgane angeregt und aktiviert werden, die Seele muss sich öffnen, indem Sie Verbindung zu sich selbst und Ihrem inneren Heiler aufnehmen und der Geist muss „offen" für alles sein und zulassen können. Dann folgt die „Entgiftung": Alles was nicht gut ist für den Körper, die Seele und den Geist, muss entfernt werden. Danach geht es vor allem um Regeneration, Revitalisierung und Harmonisierung und die Erlangung von Stabilität zum Erhalt der Harmonie.

Also kurz gesagt: Müll entsorgen, erneuern und dann gut pflegen kann das Motto für diesen Teil der Gesamtstrategie sein.

Somit wäre die Reihenfolge nach der Wertigkeit der Behandlungen wie folgt festzulegen:
- **erstes** Kriterium: Wichtigkeit (Priorität) der Therapie,
- **zweites** Kriterium: Behandlung der Ebenen nach Priorität,
- **drittes** Kriterium: nach Stufen in den Ebenen wieder nach Priorität.

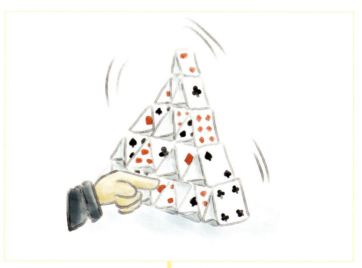

Abb. 8.2.
Eine Karte führt zum Zusammenfall des *gesamten* Kartenhauses. Bei einer Krankheit die wichtigste (prioritäre) Ursache zu behandeln führt zur Auflösung.

Fakten & Hintergründe

⇨ Die Multikausale Genese (vielfältige Ursachen für die Entwicklung) der Krebskrankheit lässt eine einzelne Wundermedizin nicht nur als wenig erfolgversprechend erscheinen, sondern ist im höchsten Maße unwissenschaftlich.

⇨ Gerade die Versprechen von „selbst ernannten Heilern" sollten kritisch betrachtet werden.

⇨ Um so mehr stellt der eigenaktive Anteil des Patienten in der Behandlung die Garantie für den Langzeiterfolg her.

⇨ Wer sagt: „Du bist jetzt geheilt, lebe so weiter wie bisher", ist unglaubwürdig.

⇨ Checkliste zur Wahl eines Helfers:
- Hat Hochachtung vor dem LEBEN,
- versteht sich als BEGLEITER,
- hat viele Erfahrungen mit Patienten der gleichen oder ähnlichen Krankheit,
- ist offen, insbesondere auch für alle Behandlungsverfahren, die Sie möchten, auch wenn er selbst diese Methode nicht durchführt,
- hat Kenntnisse, wo solche Behandlungen, die sie wünschen, durchgeführt werden, oder erkundigt sich und vermittelt,
- Sie setzen Vertrauen in ihn.

⇨ Die Krebskrankheit ist eine einschneidende Veränderung, die eine Umstellung und Neuordnung des Lebens verlangt.

⇨ Man muss aus seinen Krankheiten lernen, dass man vielleicht etwas falsch gemacht hat, seine Lebensweise verändern. Wenig hilfreich sind jammern und fragen „Warum gerade ich?".

⇨ Bei der Krebstherapie macht die Anwendung verschiedener Methoden, nach Priorität, Ebenen und Stufen einen Sinn.

⇨ Die Beeinflussbarkeit der Methoden untereinander kann nach deren Wichtigkeit in einer bestimmten Reihenfolge erfolgen. Kombinationen verbessern oftmals den Therapieerfolg.

⇨ Die Kombination von regulationstherapeutischen Verfahren wie Homöopathie, Ernährungstherapie, Ausleitungsverfahren, klassischen Naturheilverfahren, Reflextherapie, Hyperthermie, orthomolekularer Medizin, meditativen Verfahren, Psychoenergetischen und ähnlichen Verfahren, Bewegungstherapie usw. trägt gerade bei therapieresistenten Patienten zu Behandlungsfortschritten bei.

Weiterführende Literatur
- V. ROSEN, J.: Stufenplan für die Behandlung chronischer Krankheiten. Ein ganzheitliches Konzept. Hüthig-Verlag, Stuttgart
- EGLI, R.: Illusion oder Realität? Verlag Edition dÓlt Oetwil
- MÜLLER-KAINZ, E.:Die Macht der Konzentration.Wirtschaftsverlag Langen-Müller/ Herbig München
- TOLLE, E.: Jetzt! Die Kraft der Gegenwart. Kamphausen Verlag Bielefeld
- GRABHORN, L.: Aufwachen, dein Leben wartet. Bauer-Verlag Freiburg i. Breisgau

Optimal ist es, sich Therapeuten zu suchen, die Sie begleiten und Ihnen Hilfestellung geben, wenn nach diesen Prinzipien gearbeitet wird. Voraussetzung dazu ist, dass Ihr Therapeut mit Ihrem Körper, Ihrer Seele und Ihrem Geist kommunizieren kann.

Ihrem Körper ist es egal, ob Ihr Therapeut Professorentitel hat oder nur ein kleiner Landarzt, ob weiblich oder männlich, alt oder jung ist. Die Hauptsache er besitzt die Kompetenz, Ihnen zu helfen. Ein guter Therapeut hat zuallererst Hochachtung vor dem Leben, versteht sich als Begleiter, wie ein Bergführer auf dem steinigen, steilen Weg, der die Richtung zeigt, Hilfe beim Übersteigen großer Hindernisse gibt und vermeidet, dass man „abstürzt". Er sollte eigene Erfahrungen mit Patienten der gleichen oder ähnlichen Krankheit haben, offen sein, insbesondere auch für all die Behandlungsverfahren, die Sie möchten, und die er nicht anwendet.

Wenn Sie mich fragen, ob es vielleicht doch eine „Wundermedizin" gibt, die automatisch nach den aufgezählten Kriterien handelt, dann kann ich nur antworten: Die gibt es! Leider ist sie oftmals verloren gegangen. Es ist die LIEBE. *Sie werden sagen, was soll das jetzt? Aber es stimmt, die allumfassende, bedingungslose Liebe kann heilen. Sind Sie skeptisch, fassen Sie sich an die Stirn, zweifeln Sie? Nun, dann haben Sie sich lange Zeit nicht mit der Liebe beschäftigt. Fangen Sie sofort an, wieder* LIEBE *für das* LEBEN *zu empfinden.* LEBEN *bedeutet alles was Sie umgibt und was Sie sind. Ich finde das ganz einfach, oder? Aber anscheinend fällt es trotzdem vielen Menschen schwer, dies umzusetzen und zu leben.*

„Das ist schon sehr weit hergeholt", werden Sie sagen, es vielleicht gar nicht verstehen. Nun, wenn es so einfach wäre wie ich das gesagt hätte, gäbe es Krankheiten, Kriege, Armut und viele anderen negativen Dinge nicht mehr. Wenn ich Ihnen so etwas erzähle, so soll es Sie in die richtige Richtung lenken, positiv denken zu lernen und Vertrauen in das LEBEN *zu haben. Ich sage aus meinem Inneren heraus, wie ich empfinde, und so sollten auch Sie entscheiden lernen, aus dem* HIER *und* JETZT *heraus, aus dem Glücksempfinden im Augenblick des Seins."*

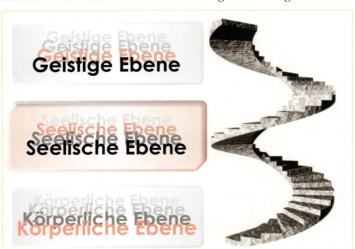

Abb. 8.**3.**
Schema der Behandlung nach Wichtigkeit (Priorität) in Ebenen und Stufen - Hier hat z.B. die seelisch-energetische Ebene Priorität, und in dieser wiederum eine bestimmte Stufe.

9   Zum Leben zurück ...

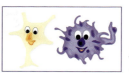„Mit diesem letzten Kapitel möchten wir den Rahmen dieses Buches schließen und gleichzeitig eine Zusammenfassung versuchen. Durch das tiefere Verständnis für die Vorgänge und Ebenen des Körpers und die Kenntnis der Möglichkeiten, auf diese Einfluß zu nehmen, haben Sie jetzt alle Voraussetzungen erworben, um aus eigener Kraft gesund zu werden. Gesund werden durch den eigenen, inneren Heiler ist die sicherste und dauerhafteste Art der Heilung. Es bedeutet tatsächlich: Zum Leben zurück zu finden!"

Zum Leben zurück

Zum Leben zurück durch mehr Achtung des Lebens, durch Achtung des Körpers, seiner Ernährung, seiner regelmäßigen (auch inneren) Säuberung und optimalen Versorgung mit Vitalstoffen.

Zum Leben zurück durch das Wiederfinden der persönlichen Energiequellen, der Kraft, die Sie für die gesunde Arbeit von Körper, Seele und Geist brauchen.

Zum Leben zurück durch seelische Harmonisierung, Loslassen von emotional belastenden Altlasten, durch Glaube und Vertrauen.

Zum Leben zurück bedeutet, den Sinn des Lebens tatsächlich verstehen. Den Sinn des Lebens verstehen? Haben Sie schon einmal richtig darüber nachgedacht? Die Antwort wird bei jedem etwas anders sein, aber Worte wie Liebe, Vertrauen, Harmonie, Freude am Leben und auch Gott kommen immer wieder vor.

Selbstliebe.

Lebenskraft.

Lebenssinn.

Harmonie.

Loslassen.

Vertrauen.

Glück.

Gott.

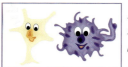„Sie haben inzwischen zu allen Ebenen Ihres Seins vielfältige Ideen zu deren Beeinflussung erfahren. Aber was liegt allen Empfehlungen, Behandlungen und Bemühungen zu Grunde? Wo ist der rote Faden dieses Buches über das Vorgehen bei Krebs, wie es wirklich praktisch funktioniert? Eigentlich haben Sie schon damit begonnen. Denn Sie haben zunächst gelernt,

Abb. 9.1. Beispiele der Arten von Liebe

> **Unser Tipp für Sie**
>
> *Gehen Sie Ihren Weg zum Leben zurück und der Krebs verliert jegliche Existenzberechtigung.*
> *Gehen Sie Ihren Weg zum Leben zurück und Sie werden gesund.*

Weiterführende Literatur mit Zitaten

- WALSCH, N.D.: Gespräche mit Gott 1-3. Goldmann-Verlag (Arkana)
Angst ist die Energie, die zusammenzieht, versperrt, einschränkt, wegrennt, sich versteckt, hortet, Schaden zufügt.
Liebe ist die Energie, die sich ausdehnt, sich öffnet, aussendet, bleibt, heilt.

***

- LASSEN, A.: Heute ist mein bester Tag. LET-Verlag Arthur Lassen
Lass das Wunder heute geschehen. Es ist dein bester Tag. Nutze ihn. Carpe diem.

***

- REDFIELD, J.: Die Vision von Celestine. Heyne-Verlag
Als ausgewogene Wesen betreten wir ein Universum, dass uns den besten Weg mit einer konstanten Zufuhr von kleinen Wundern zeigt.

***

- COELHO, P.: Der Alchimist. Diogenes
Die Liebe ist die Kraft, die die Weltenseele verwandelt und veredelt.

***

- EHRMANN, M.: Desiderata. Pattloch V.
Geh deinen Weg gelassen im Lärm und in der Hektik dieser Zeit, und behalte im Sinn den Frieden, der in der Stille wohnt.

***

- GOSWAMI, A.: Das bewußte Universum. Lüchow Verlag
Die Aufgabe ist einfach, Liebe zu lernen. Liebe ist ein Akt des Seins. Und diese Liebe transformiert unser Verhalten und dehnt sich auf unsere Mitmenschen aus.

***

- RAUCH, E.: Sieben Heilwege für Körper und Seele. Haug Verlag
Wahre Religion ist frohgemute Freiheit, die in lichter Heiterkeit des Herzens ihre tägliche Bestätigung findet.

***

- HESSE, H.: Sirdhartha. Suhrkamp-Verlag
Der Weg der Erlösung führt nicht nach rechts und nach links, er führt ins eigene Herz und dort allein ist Gott, und dort allein ist Friede.

die verschiedenen Ebenen im Körper und den Umgang mit dem Krankheitsbegriff zu verstehen. Sie haben dann die verschiedenen Möglich-keiten zum zusätzlichen Erkenntnisgewinn mit Methoden der ganzheitlichen Medizin gelesen und dabei verstanden, dass deren Ergebnisse oft weit über die Feststellungen der Standardmedizin hinaus reichen. Schließlich wurden vielfältige Krebsursachen diskutiert. Sie werden jetzt gemeinsam mit gut geschulten Behandlern die für Sie besonders bedeutsamen Faktoren herausfinden und beherrschen lernen. Um die Krebskrankheit besiegen zu können, brauchen Sie einen gut versorgten und arbeitenden Stoffwechsel und ein munteres, aufmerksames Abwehrsystem. Auch zu diesem Themenbereich haben Sie viel gehört und wahrscheinlich schon die ersten Umstellungen vorgenommen. Aber alle, den Körper und dessen Chemie beeinflussenden Maßnahmen sind wertlos, wenn nicht der ihn steuernde Geist auf Gesundung programmiert wurde. Und in ausführlicher Weise haben Sie die vielfältigen Verknüpfungen des Körpers zur Psyche, zur geistigen Ebene, dargestellt bekommen.

Die Wege zur seelischen Harmonie, Zufriedenheit, Glückseligkeit sind bei jedem anders. Aber immer werden Sie auf das Wort LIEBE stossen.

Und alles hat auch viel mit Glauben zu tun. Letztendlich bleibt Ihnen die Bezeichnung überlassen: Ob Sie Universeller Geist, allumfassendes Universum, universelles LEBEN oder Gott sagen. Alles ist auch Liebe und universell, göttlich - Gott ist das LEBEN.

Liebe Leserin, lieber Leser. Jetzt haben wir Ihnen genug erzählt und nun sind Sie dran. Nun nehmen Sie Ihr Schicksal in die Hand

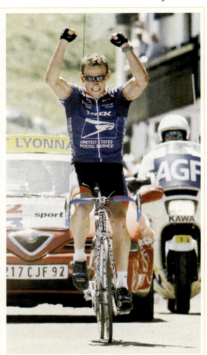

Abb. 9.2.
Sieger sein!
Lance Armstrong: Er hatte Krebs, wurde gesund und gewann inzwischen mehrmals die Tour de France

und lassen sich vertrauensvoll leiten, am besten vom LEBEN. Zur Unterstützung finden Sie im Anhang einige Hinweise und nützliche Zusatzinformationen, die Sie auf diesem Weg begleiten können. Natürlich sind auch diese Zusammenstellungen nicht vollständig, denn alles ist ständig im Fluss und in stetiger Weiterentwicklung. Wir alle lernen täglich dazu. Und das ist gut so. Wir werden uns auch weiter schlau machen um für Sie auf dem neuesten Stand zu bleiben - aber SIE müssen dies auch tun.

Aber jetzt möchten wir uns mit unserem Lieblingsgedicht von Ihnen verabschieden. Wir wünschen Ihnen alles erdenklich Gute! Wir sind stolz auf Ihren Mut und auf das, was Sie jetzt selbst in Bewegung setzen werden.

Und noch etwas: Enttäuschen Sie sich nicht selbst - jetzt, wo Sie so viel verstanden haben ...

Ihre **Hirnzelle** und Ihr **Lympho**."

Was passiert, wenn die Liebe fehlt?

Klugheit ohne Liebe macht heuchlerisch,
Ordnung ohne Liebe macht kleinlich,
Sachkenntnis ohne Liebe macht rechthaberisch,
Ehre ohne Liebe macht hochmütig,
Besitz ohne Liebe macht geizig,
Pflichtbewusstsein ohne Liebe macht verdrießlich,
Verantwortung ohne Liebe macht rücksichtslos,
Gerechtigkeit ohne Liebe macht hart,
Wahrheit ohne Liebe macht kritisch,
Erziehung ohne Liebe macht widerspruchsvoll,
Glaube ohne Liebe macht fanatisch
Macht ohne Liebe macht gewalttätig,
ein Leben ohne Liebe ist sinnlos!

- MOHR, B.: Bestellungen beim Universum. Omega Verlag
  Wenn dein Leben von positivem Denken und liebevollem Fühlen beherrscht ist, können dich negative Gedanken anderer nicht erreichen.

  ***

- RINPOCHE, S.: Das Tibetische Buch vom Leben und vom Sterben. Barth Verlag
  Ein Mensch muß zuallererst Liebe spüren; diese Liebe muß frei sein von jeglicher Erwartung, so bedingungslos wie irgend möglich.

  ***

- Das Neue Testament (1. Korinther 13,7)
  Die Liebe verträgt alles, sie glaubet alles, sie hoffet alles, sie duldet alles.

  ***

- HESSE, H.: Über das Glück. Suhrkamp
  Glück ist etwas ganz Objektives, nämlich das Teilhaben am zeitlosen Sein, an der ewigen Musik der Welt, an dem, was etwa andere die Harmonie der Sphären oder das Lächelns Gottes genannt haben...

  ***

- Novalis - aus Röhrich-Lexikon der sprichwörtlichen Redensarten. Herder-Verlag
  Liebe ist der Endzweck der Weltgeschichte, das Amen des Universums.

  ***

- Griffiths, B.: Unteilbarer Geist. Dingfelder
  Die Kirche der Zukunft sind die Laienbrüder- und schwestern.
  Jesus hat nicht die Kirche gepredigt, sondern das Königreich Gottes.

  ***

- EGLI, F.: Die Geschichte vom großen und kleinen ICH - Das LOL^{2}A-Prinzip, E.d.Olt
  Du brauchst es nur zu wollen, und du bist wieder dort ... habe Vertrauen, das Paradies ist da - HIER und JETZT.

Möglicher Ablauf des Handelns

1. die Krebskrankheit als eine Etappe und Prüfung des Lebens verstehen
2. den tatsächlichen Sinn Ihres Lebens suchen und finden
3. zum Leben zurück finden und gesund werden.

Anhang A

Bewährte Strategien für die Praxis

Bei der Vielfalt an Angeboten, Methoden und Strategien, welche eine vom Onkologen vorgeschlagene Behandlung des Krebses begleiten und unterstützen sollen oder sogar alternativ zu dieser einsetzbar sein könnten, fällt es jedem schwer, die richtige Wahl zu treffen. Natürlich sollte das wesentliche Entscheidungselement für die Auswahl, ob diese oder jene Methode nun angebracht ist oder nicht, im Verständnis und im eigenen Gefühl liegen. Wenn Sie einmal eine Entscheidung getroffen haben, so sollten Sie dann mit allen Kräften dahinter stehen. Dies bedeutet aber nicht, dass man nicht auch Richtungskorrekturen vornehmen kann. Im Allgemeinen zeigt das Leben und damit Ihr Körper, Ihr Befinden, Ihre Gesamtverfassung sehr deutlich, ob der eingeschlagene Weg der Richtige ist oder nicht. Achten Sie auf diese natürlichen Zeichen, und die Entscheidungen werden leichter fallen.

Nachfolgend haben wir Ihnen einige exemplarische Übersichten erarbeitet, welche die praktisch am häufigsten vorkommenden Konstellationen widerspiegeln. Bitte betrachten Sie die Strategien als Leitlinie, als Grundgerüst, als „roten" Faden. Gemeinsam mit Ihren liebevollen Begleitern und Behandlern werden Sie diese Grundgerüste mit Leben füllen und damit wiederum zum LEBEN „JA" sagen!

Begleitende (adjuvante) Behandlung zur Standardtherapie (Minimalvariante)

Beispiel: Ein Geschwulst wurde gefunden; die Operation und nachfolgende Untersuchung hat einen bösartigen Tumor gezeigt; es wurde eine Chemotherapie und Bestrahlung zur Nachbehandlung angeraten und bereits geplant.

Zeitraum	Methode	Weitere Informationen	Wichtigkeit, behandelte Ebene/ Stufe
Sofort	Liebe, Trost und Hoffnung schöpfen	denn Angst blockiert und hilft niemandem weiter	★★★★★ Seele, Geist/ Öffnung
	Psychohygiene	Lernen, positive Gedanken zu entwickeln	★★★★★ Geist/ Öffnung
	Vitamine ergänzen	Antioxidantien (Vitamin C, E, beta-Carotin, Selen, Zink, Glutathion)	★★★ Körper/ Entgiftung, Vitalisierung
	Esskultur optimieren	Esskultur nach F.X. MAYR, viel Trinken	★★★ Körper/ Regeneration, Harmonisierung
	Indikations-Homöopathie, Phytotherapie, Homotoxikologika oder Isopathika	Zur Nebenwirkungsreduktion der Standard - Therapie, ganzheitliche Umstimmung, Entgiftungsanregung	★ Körper/ Entgiftung

Zeitpunkt	Maßnahme	Beschreibung	Priorität / Funktion
im 1. Monat beginnen	Auf Basen achten	Basische Kost, Einnahme von Basenmittel	★★ Körper/ Entgiftung
	nach der Operation	Arnica C6: 3 Tage zur besseren Wundheilung	★★ Körper, Seele/ Harmonisierung
	Baubiologie	manchmal sind es einfache Dinge, die eine große Bedeutung haben	★★★ alle Ebenen/ Beseitigung v. Ursachen
	Allgemeine Programmierung des Geistes	positive Einstellung lernen	★★★★ Geist/ Harmonisierung
	Mistelbehandlung oder Behandlung mit Organopeptiden	Anregung der Abwehr, Zur Nebenwirkungsreduktion der Standard-Therapie	★★★ Körper/ Vitalisierung
bis zum 3. Monat beginnen	psychische Ursachen suchen und Behandlung beginnen	Denn die beste Behandlung kann sonst nur Teilerfolge erbringen	★★★ Geist, Seele/ Entgiftung
während der Chemotherapie	leichte und basische Kost, pflanzliche oder homöopathische Begleitbehandlung, antioxidative Vitamine, Procain-Basen-Infusion	Zur Nebenwirkungsreduktion, zur Wirkungsverstärkung, als Schutz der gesunden Körperzellen	★★★ Körper/ Vitalisierung zum Schutz
während der Bestrahlung	Leichte und basische Kost, pflanzliche oder homöopathische Begleitbehandlung, Procain-Basen-Infusion	Zur Nebenwirkungsreduktion, zur Wirkungsverstärkung, als Schutz der gesunden Körperzellen	★★★ Körper/ Vitalisierung zum Schutz
	Antioxidative Vitamine	Nicht am Bestrahlungstag	★★ Körper/ Vitalisierung zum Schutz
	Selen hochdosiert	Vorbeugung Lymphoedem (mind. 200 µg/Tag)	
nach der Standard-Behandlung	Lymphozytentypisierung	Zur Beurteilung der zellvermittelten Immunabwehr	★ Körper/ Zustandsbeurteilung
	Ergänzende ganzheitliche Testverfahren	Zur Optimierung der begleitenden naturheilkundlichen Behandlung	★★★★ alle Ebenen/ Zustandsbeurteilung
	Mistelbehandlung und/oder Organotherapie	Regelmäßige Kontrolle der Wirksamkeit, auf Behandlungspausen achten	★★ Körper/ Vitalisierung
im 1. Jahr beginnen	Umweltgifte erkennen und ggf. entfernen	Amalgam im Mund, Trinkwasser, Wohnraumgifte	★ Körper/ Entgiftung
	Familie in Harmonie bringen	Eheprobleme lösen, systemische Familientherapie (z.B. HELLINGER)	★★ Seele, Geist/ Harmonie
	neue Lebensordnung finden	Familie, Beruf, Freizeit, Glaube	★★★★★ Seele, Geist/ Harmonie

Legende: Zuordnung der Wichtigkeit (Priorität) von *sehr wichtig* (★★★★★) bis *sinnvolle Ergänzung* (★) und ergänzende Erläuterung der Hauptfunktion der jeweiligen ganzheitlichen Maßnahme (Öffnung bzw. Hinwendung zu erweiterten Denkweisen, Entgiftung, Regeneration, Vitalisierung und Erhalt von Stabilität und Harmonie)

Begleitende (adjuvante) Behandlungen zur Standardtherapie (Minimalvariante)

zusätzliche Informationen				Lymphozytentypisierung ergänzende ganzheitliche Testverfahren	
Ursachen beseitigen	auf Basen achten Stress beseitigen	Baubiologie		Umweltgifte erkennen und entfernen	neue Lebensordnung finden
Mangel ersetzen Energie tanken	Vitamine ergänzen F.X. MAYR-Esskultur	Basische Kost Procain-Basen-Therapie			Erholung
Abwehr stärken	Echinacea, Aloe vera Flor-Essence-Tee o.a.	Mistel und/oder Organopeptide (Thymus u.a.m.)	Eigenblut-/Eigenurinbehandlung		
Naturheilkundl. Arzneitherapie	Aconitum (Schock) Arnika (Operation)	Indikationshomöopathie (Nebenwirkungsreduktion)	Phytotherapie/Enzyme Biokatalysatoren		
Harmonie finden	Liebe, Trost, Hoffnung Psychohygiene	allgemeine Programmierung des Geistes	psychische Ursachen suchen und behandeln	Familie in Harmonie bringen	
Priorität	Öffnung/Hinwendung zu erweiternden Denkweisen	Vitalisierung Zustandsbeurteilung	Entgiftung Harmonie finden	Regeneration Harmonie stabilisieren	
Zum Leben zurück ...	Angst überwinden	Verantwortung übernehmen	„Ja" sagen zum Leben	die Rolle der Liebe erkennen	

sofort → erste Monate → im 1. Jahr

Aktive biologische Therapie zur Standardmedizin (integrative Variante)

Beispiel: Ein Geschwulst wurde gefunden; die Operation und nachfolgende Untersuchung hat einen bösartigen Tumor gezeigt; eine aktive biologische Immuntherapie soll die Chemotherapie ergänzen (und dabei eventuell Dosisreduktion und weniger häufige Anwendung ermöglichen) oder nach alleiniger Standardtherapie kam es zum erneuten Auftreten des Krebses (auch Metastasen oder nur erhöhter Tumormarker im Bluttest).

Zeitraum	Methode	Weitere Informationen	Wichtigkeit, behandelte Ebene/ Stufe
Sofort	Liebe, Trost und Hoffnung schöpfen	Denn Angst blockiert und hilft nicht weiter	★★★★★ Geist/ Öffnung
	Psychohygiene	Lernen, positive Gedanken zu denken	★★★★★ Seele, Geist/ Öffnung
	Ganzheitliche Testverfahren	Diagnostik und Festlegung der Therapie	★★★★★ Geist/ Öffnung
	Vitamine ergänzen	Antioxidantien (Vitamin C, E, beta-Carotin, Selen, Zink, Glutathion)	★★ Körper/ Entgiftung, Vitalisierung
	Esskultur optimieren	Esskultur nach F.X. MAYR, viel Trinken	★★★ Körper/ Regeneration, Harmonisierung
	Klassische Homöopathie	Umstimmung und Anti-Tumorwirkung	★★★★★ alle Ebenen/ Harmonie
	Indikations-Homöopathie, Phytotherapeutika, Homotoxikologika oder Isopathika	Zur Nebenwirkungsreduktion der Standard-Therapie, ganzheitliche Umstimmung, Entgiftungsanregung	★ Körper/ Entgiftung
	Biokatalysatoren	Anregung der Zellatmung	★★ Körper/ Entgiftung, Stabilität
	Auf Basen achten	Basische Kost, Einnahme von Basenmittel	★★ Körper/ Entgiftung, Stabilität
im 1. Monat beginnen	Baubiologie	Manchmal sind es einfache Dinge, welche eine große Bedeutung haben	★★ alle Ebenen/ Beseitigung von Ursachen
	Allgemeine Programmierung des Geistes	Positive Einstellung lernen	★★★★ Geist/ Harmonisierung
	Mistelbehandlung oder Organopeptiden	Anregung der Abwehr, Zur Nebenwirkungsreduktion der Standard-Therapie	★★★ Körper/ Vitalisierung

Bis zum 3. Monat beginnen	Psychische Ursachen suchen und Behandlung beginnen	Denn die beste Behandlung kann sonst nur Teilerfolge erbringen	★★★★★ Geist, Seele/ Entgiftung
während der Chemotherapie	leichte und basische Kost, pflanzliche oder homöopathische Begleitbehandlung, antioxidative Vitamine	Zur Nebenwirkungsreduktion, zur Wirkungsverstärkung, als Schutz der gesunden Körperzellen	★★★ Körper/ Vitalisierung zum Schutz
	Hyperthermie	Wirkungsverstärkung	★★★★ Körper/ Entgiftung
	Procain-Basen-Infusion	Wirkungsverstärkung	★★★★ Körper/ Vitalisierung
	Organopeptiden	Organwiederaufbau und -schutz	★★★ Körper/ Regeneration
	Enzyme	Wirkungsverstärkung, Vorbeugung Thrombose	★ Körper/ Entgiftung
	Colon-Hydro-Therapie	Dickdarm- und Leberentlastung	★★★ Körper/ Entgiftung
	Hyperthermie, lokoregionale Tiefenhyperthermie (Oncotherm), aktive Fieber-therapie	deutliche Erhöhung der Chemosensibilität, Dosisminderung des Chemotherapeutikums	★★★★ Körper/ Abwehr- und Wirksamkeitsstärkung
Während der Bestrahlung	Leichte und basische Kost, pflanzliche oder homöopathische Begleitbehandlung, antioxidative Vitamine	Zur Nebenwirkungsreduktion, zur Wirkungsverstärkung, als Schutz der gesunden Körperzellen	★★★ Körper/ Vitalisierung zum Schutz
	Procain-Basen-Infusion	Abbau der Gewebesäuren	★★★ Körper/ Vitalisierung zum Schutz
	Selen hochdosiert	Vorbeugung Lymphoedem (mind. 200 µg/Tag)	★ Körper/ Vitalisierung zum Schutz
Nach der Standard-Behandlung	Hyperthermie, lokoregionale Tiefenhyperthermie (Oncotherm), aktive Fieber-therapie	deutliche Erhöhung der Strahlensensibilität, Minderung der Bestrahlungshäufigkeit möglich	★★★★ Körper/ Abwehr- und Wirksamkeitsstärkung
	Sauerstoff- und Ozontherapie	Vor oder nach Bestrahlung zum Lungenschutz	★★★ Körper/ Vitalisierung zum Schutz
	Lymphozytentypisierung, LTT, NK-Zelltest	Zur Verlaufskontrolle und Optimierung der Immunbehandlung	★ Körper/ Diagnostik
	Ergänzende ganzheitliche Testverfahren	Zur Optimierung der begleitenden naturheilkundlichen Behandlung	★★★★★ alle Ebenen/ Diagnostik
	Mistelbehandlung	Regelmäßige Kontrolle der Wirk-	★★

im 1. Jahr beginnen		samkeit, auf Behandlungspausen achten	Körper/ Vitalisierung zum Schutz
	Thymus- und Organotherapie	Einsatz gemäß Immuntestung und Organsystem optimieren	★★★★ Körper/ Regeneration
	Sauerstoff-, Ozontherapie, HOT	Einschränkung der Atmung nach Bestrahlung, allgemeine Schwäche	★★★ Körper/ Regeneration
	Weitere Verfahren: BIT, Magnetfeld, Ozon	Gezielter Einsatz nach ganzheitlicher Testung	★★★ Körper, Seele
	Umweltgifte erkennen und ggf. entfernen	Amalgam im Mund, Trinkwasser, Wohnraumgifte	★ Körper/ Ursachenbeseitigung
	Familie in Harmonie bringen	Eheprobleme lösen, systemische Familientherapie (z.B. HELLINGER)	★★★ Seele Harmonie
	Entgiftungsanregung	F.X. MAYR-Therapie, Entlastungskost, Colon-Hydro-Therapie, Trinkkur	★★ Körper, Seele/ Entgiftung
	Selbstentspannung lernen	z.B. Tai Chi, Yoga, Simonton, NLP u.a.m.	★★★★ Seele, Geist/ Harmonie, Stabilität
	Tiefenpsychologische Ursachenbeseitigung	Psychoenergetische Kinesiologie, Time Line u.a.m.	★★★★★ Seele, Geist/ Harmonie, Stabilität
	eine neue Lebensordnung finden	Familie, Beruf, Freizeit, Glaube	★★★ alle Ebenen/ Harmonie, Stabilität

Legende: Zuordnung der Wichtigkeit (Priorität) von *sehr wichtig* (★★★★★) bis *sinnvolle Ergänzung* (★) und ergänzende Erläuterung der Hauptfunktion der jeweiligen ganzheitlichen Maßnahme (Öffnung bzw. Hinwendung zu erweiterten Denkweisen, Entgiftung, Regeneration, Vitalisierung und Erhalt von Stabilität und Harmonie)

⇨ *weitere ausführliche Informationen zu Behandlungskonzepten finden Sie auf der beigelegten CD unter dem Kapitel "WISSENSWERTES".*

Aktive biologische Therapie zur Standardmedizin (integrative Variante)

zusätzliche Informationen	ganzheitliche Testverfahren	Lymphozytentypisierung	Lymphozytentransformationstest, ggf. NK-Zelltest	ganzheitliche Testverfahren (Verlaufskontrolle) Milieutestungsverfahren	
Ursachen beseitigen	auf Basen achten Stress beseitigen	Baubiologie Homotoxikologie	gezielte Entgiftung Störfeldbehandlung	neue Lebensordnung finden Colon-Hydro-Therapie	
Mangel ersetzen Energie tanken	Vitamine ergänzen F.X. MAYR-Esskultur	Basische Kost Procain-Basen-Therapie	Sauerstofftherapie Ozon-Therapie	Erholung	
Abwehr stärken	Echinacea, Enzyme Aloe vera, Flor Essence	Mistel und/oder Organopeptide (Thymus, Milz, Leber, Mesenchym, Niere)	Hyperthermie, Oncotherm aktive Fiebertherapie	pflanzliche Tumorhemmstoffe	
Naturheilkundl. Arzneitherapie	Phytotherapie, Indikationshomöopathie (Nebenwirkungsreduktion), Isopathie Biokatalysatoren, Spagyrik, anthroposophische Mittel, klassische Homöopathie				
Harmonie finden	Liebe, Trost, Hoffnung Psychohygiene	Programmierung des Geistes, psychische Ursachen suchen und Behandlung beginnen		Harmonisierung, Selbstentspannung, tiefenpsy. Ursachenbeseitigung	
Priorität	Öffnung/Hinwendung zu erweiternden Denkweisen	Vitalisierung Zustandsbeurteilung	Entgiftung Harmonie finden	Regeneration Harmonie stabilisieren	
Zum Leben zurück ...	Angst überwinden	Verantwortung übernehmen	„Ja" sagen zum Leben eigener Chef werden	Rolle der Liebe erkennen eigener Chef sein	

sofort → erste Monate → im 1. Jahr

Biologische Krebsbehandlung als Basis- und Regulationsmedizin, Standardtherapie ergänzend (komplementär) bei Notwendigkeit

Beispiel: Ein Geschwulst wurde gefunden; die weitere Untersuchung hat den Verdacht eines bösartigen Tumors erhärtet; eine alleinige biologische Behandlung und Immuntherapie wird alternativ zur üblichen Standardmedizin nach individueller Austestung zur Anwendung gebracht (oder wenn Standardtherapie nicht gewünscht ist bzw. Standardtherapie wenig Aussicht auf dauerhaften Erfolg hat); gilt auch für erneutes Auftreten des Krebses oder bei erhöhtem Tumormarker im Bluttest.

Zeitraum	Methode	Weitere Info	Wichtigkeit, behandelte Ebene/ Stufe
Sofort	Liebe, Trost und Hoffnung schöpfen	Denn Angst blockiert und hilft niemandem weiter	★★★★★ Geist/ Öffnung
	Psychohygiene	Lernen, positive Gedanken zu denken	★★★★ Seele, Geist/ Öffnung
	Ganzheitliche Testverfahren	Diagnostik und Festlegung der Therapie	★★★★★ alle Ebenen/ Diagnos.
	Vitamine ergänzen	Optimierung von Nahrungsergänzung und Therapieansätzen Antioxidantien (Vitamin C, E, beta-Carotin, Selen, Zink, Glutathion)	★★ Körper/ Entgiftung, Vitalisierung
	Esskultur optimieren	Esskultur nach F.X. MAYR, viel Trinken	★★★ Körper/ Regeneration, Harmonisierung
	Klassische Homöopathie nach KÜNZLI od. RAMAKRISHNAN, Homotoxikologika incl. Biokatalysatoren und Ausleitungsmittel nach Testung,	Umstimmung und Anti-Tumorwirkung	★★★★★ alle Ebenen/ Harmonie ★ Körper/ Entgiftung
	Procain-Basen-Therapie, Basen, Hochdosisvitamine oral und als Infusion	Basische Kost, Einnahme von Basenmitteln und äußere Anwendungen, Infusionen	★★ Körper/ Entgiftung, Stabilität
	Hyperthermie, akt. Fiebertherapie, lokale Hyperth., pflanzl. Tumorhemmstoffe	effektive Wachstumshemmung, z.B. innerhalb von 12 Wochen 15x Oncotherm und 10x Fieberth.	★★★★★ Körper / kontrollierte Tumorhemmung
im 1. Monat beginnen	Baubiologie	Manchmal sind es einfache Dinge, welche eine große Bedeutung haben	★★ alle Ebenen/ Beseitigung von Ursachen
	Allgemeine Programmierung des Geistes	Positive Einstellung lernen, Anregung der Abwehr	★★★★ Geist/ Harmonisierung
Bis zum 3. Monat beginnen	Psychische Ursachen suchen und Behandlung beginnen	Denn die beste Behandlung kann sonst nur Teilerfolge erbringen	★★★★★ Seele, Geist/ Harmonisierung

Ergänzend bei Abwehrschwäche	Mistelbehandlung	Regelmäßige Kontrolle der Wirksamkeit, auf Behandlungspausen achten	★★ Körper/ Abwehrstärk.
	Thymus- und Organotherapie	Einsatz gemäß Immuntestung und Organsystem optimieren	★★★★ Körper/ Regeneration
	Hyperthermie, akt. Fiebertherapie, lokale Hyperthermie (z.B. Oncotherm)	Abwehrtraining durch Fieber, Anregung von Zellstoffwechsel und Ausleitung	★★★★★ Körper/ Abwehrstärk.
	Sauerstoff-, Ozontherapie, HOT	bei Einschränkung der Atmung nach Bestrahlung, allgemeine Schwäche	★★★ Körper/ Regeneration
Im 1. Halbjahr beginnen	Weitere Verfahren: BIT, Magnetfeld, Ozon usw.	Gezielter Einsatz nach ganzheitlicher Testung und vorhandenen Möglichkeiten	★★★ Körper, Seele / Harmonisierung
	Umweltgifte erkennen und ggf. entfernen	Amalgam im Mund, Trinkwasser, Wohnraumgifte	★ Körper/ Entgiftung
	Familie in Harmonie bringen	Eheprobleme lösen, systemische Familientherapie (z.B. HELLINGER)	★★★★ Seele/ Harmonie
	Entgiftungsanregung	Entlastungskost, Colon-Hydro-Therapie, Trinkkur u.a.	★★ Körper, Seele/ Entgiftung
	Stoffwechsel optimieren	F.X. Mayr-Kur, Heilfasten, geführte Intensivdiäten	★★★ Körper/ Revitalisierung
	Ernährung im Optimum	Optimale Ernährung gemäß individuellem Kriterien (Stoffwechseltyp, Blutgruppe usw.)	★★★ Körper, Seele/ Stabilität
	Selbstentspannung lernen	z.B. Tai Chi, Yoga, Simonton, NLP -> siehe Entspannungsverfahren	★★★★★ Seele, Geist/ Stabilität, Harmonie
	Tiefenpsychologische Ursachenbeseitigung	Psychokinesiologie, Stammbaumheilung, Time Line u.a.	★★★ alle Ebenen/ Stabilität, Harmonie
alle 4 bis 6 Wochen	Neue Lebensordnung finden	Familie, Beruf, Freizeit, Glaube, Seelsorge, Gebet	★★★ alle Ebenen/ Stabilität, Harmonie
	Kritische Verlaufskontrolle, ggf. Kontrolltestungen, optimale klinische Untersuchung	wenn die Besserung des allgemeines Befindens nicht ausreichend; der Effekt auf den Tumor objektivierbar sein muss; kritischer Umgang mit Strahlenbelastung (Röntgen, CT, Szintigraphie)	★★★★★ alle Ebenen/ Stabilität
HINWEIS	Operation? Chemotherapie?	Chemotherapie nur nach Sensibilitätstestung, Operation bei mangelndem Wirkeffekt der biologischen Verfahren	★★ Körper

Legende: Zuordnung der Wichtigkeit (Priorität) von *sehr wichtig* (★★★★★) bis *sinnvolle Ergänzung* (★)

Biologische Krebsbehandlung primär, Standardtherapie komplementär (bei Notwendigkeit)

Kategorie	sofort	erste Monate		im 1. Jahr
zusätzliche Informationen	ganzheitliche Testverfahren, Sensibilitätstestung (z.B. CellControl®)	Lymphozytentypisierung Proliferationstest Milieutestverfahren	ganzheitliche Testverfahren, Immundiagnostik (Verlaufskontrolle, alle 3-6 Monate) Quantec® Analyse und Healing Shield	
Ursachen beseitigen	auf Basen achten Stress beseitigen	Baubiologie Homotoxikologie	gezielte Entgiftung Störfeldbehandlung Colon-Hydro-Therapie	neue Lebensordnung finden Amalgamsanierung
Mangel ersetzen Energie tanken	Vitamine ergänzen F.X. MAYR-Esskultur Procain-Basen-Therapie	Basische Kost Sauerstofftherapie Ozon-Therapie	Stoffwechsel und Nahrungsergänzung optimieren, Ernährung im Optimum	
Abwehr stärken	Tumorhemmstoffe Enzyme, Neuraltherapie	Mistel und/oder Organopeptide nach Vortestung, regelmäßige Wirkkontrolle passive und aktive Hyperthermie (Fiebertherapie), Oncotherm/lokale Hyperth.		
Naturheilkundl. Arzneitherapie	Homöopathie nach SPINEDI/ RAMAKRISHNAN	Phytotherapie, Biokatalysatoren, klassische Homöopathie, Phytohormone anthroposophische Mittel, Spagyrik und Isopathie (nach Quali des Therapeuten)		
Harmonie finden	Liebe, Trost, Hoffnung Psychohygiene	Programmierung des Geistes tiefenpsychologische Ursachenbeseitigung		Familie in Harmonie Selbstentspannung lernen
Priorität	Zustandsbeurteilung Denkweisen erweitern	Vitalisierung, Entgiftung, Regeneration Harmonie finden, Harmonie stabilisieren		
Zum Leben zurück ...	Angst überwinden Verantwortung übernehmen	Neuanfang Entscheidungen treffen eigener Chef werden	die wichtige Rolle der Liebe erkennen eigener Chef sein	auf allen Ebenen „Ja" sagen zum Leben

Mein persönlicher Behandlungsplan (Beispiel)

Monat/Jahr: 8 / 05 — 9 / 05

		selbst tun (8/05)	mit Therapeut (8/05)	selbst tun (9/05)	mit Therapeut (9/05)
ergänzende Diagnostik	i	tgl. pH Urin	DF • EAV • BEV • cRTG • Lymphozytentyp. • LTT • SkaSys	tgl. pH Urin	BB klein • Tu-Marker
Ursachen beseitigen		Baubiologe • Basenanw. • Trinken 2,5l • Stressabbau	Neuralth. • NNH Zähne • Schildd. • Proc-Basen-Inf. (PBI)	Basenanw. täglich	Neuralth. • NNH Zähne • Schildd. alle 6 Wo. • PBI 1x pro Wo.
Mangel ersetzen Energie tanken		Mayr Esskult. • MAD 1-2 • Eiweißbred. • Vitamine lt. Test • Q-Light	Hochdosis-Vitamininf. 2x/ Wo. • HOT/UVB oder O2-Th. • Reiki/ Osteop.	Mayr oder MAD 2-3 • Vitamine lt. Test • Energieüb. • Sonne	Hochdosis-Vitamininf. 2x/ Wo. • Ozon od. O2-Therapie • Reiki/ Osteop.
Abwehr stärken		Bewegung 1-2 h pro Tag • Resveratrol 4x1	THX • Organop. aktive Fieberth. • Oncotherm 3x pro Wo.	Bewegung tgl. 1-2 h • Resveratrol 2x1	THX • Organop. 1-2x pro Wo. • Mistel n. Test Fieberth. 1x/W. • Oncoth. 2x/W.
Naturheilkundl. Arzneitherapie	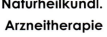	RAMAKRISHN. Ars. C200 Szirrh. C200 Bush flower Schüssler-Salze	Erstanamnese	RAMAKRISHN. Ars. C200 Carc C200 Bush flower Schüssler-Salze	Folgeanamnese
Seelische Harmonisierung		Vertrauen aufbauen • positiv denken • Natur genießen • Fürbitte	PSET • PK • Time Line • Stammbaumh. • Seelsorge • geisige Heilung	positive Affirmationen laut Test Erholen in der Natur, Selbstentspannungsverfahren, Gebet	Quantec-healing shield
Wichtigkeit Priorität		Altlasten erkennen • Entgiftung • Loslassen		Loslassen • Stabilisierung • Vertrauen schaffen	
„Hausaufgaben"		Neuanfang • aufgeschlossen sein • neues Wissen erwerben		Selbstverantwortung • Vertrauen zu Therapeuten • eigene Quellen der Liebe finden	

aktuelles Beispiel der Biologischen Behandlung eines Eierstockkarzinomes (Rezidiv) in der Klinik ProLeben Greiz

Mein persönlicher Behandlungsplan

/	Monat/Jahr	/	Monat/Jahr	/
selbst tun — mit Therapeut		selbst tun — mit Therapeut		selbst tun — mit Therapeut

Kopiervorlage (kann auch farbig mit ausführlichem Erläuterungsmenü beim ProLeben Fachverlag angefordert werden)

Nur Kontinuität führt zum Langzeiterfolg!

Natürlich ist das erste Jahr der aktiven Krebsbehandlung sehr wichtig. Hier gilt es die wesentlichen Krebsursachen zu erkennen und zu beseitigen und über die beschriebenen Bereiche des *Mangel-Ausgleichens*, des *Energie-Tankens*, der *Abwehrstärkung*, der *naturheilkundlichen Arzneimittelanwendung* und der *seelischen Harmoniefindung* eine Grundlage für Selbstheilungswille und Gesundung zu legen. Die Praxis zeigt deutlich, dass nur eine über Jahre hinweg kontinuierliche biologische Behandlung vor Rückfällen der Krebskrankheit schützt. Denn leider können selbst nach 10 oder mehr Jahren Tochtergeschwülste (sog. Metastasen) auftreten. Eine biologische Behandlung und der bewusste Umgang mit sich selbst, seinem Körper und seiner seelischen Balance, hilft zugleich der Vorbeugung anderer chronischer Erkrankungen.

Die nachfolgende Übersicht fasst unsere Empfehlungen für eine Langzeitprophylaxe (10-Jahresplan) zusammen:

Thema	Verfahren und Hinweise	Zeitintervall
Biologische Untersuchungen	• Lymphozytentypisierung, Lebendblutuntersuchung, Säure-Basen-Diagnostik, elektromagnetische Verfahren (EAV, EAP, Prognos), Regulationsthermographie, Kinesiologie	alle 3 - 9 Monate
Ursachen beseitigen	• Baubiologie/harmonischer Schlafplatz, Säure-Basen-Ausgleich, Herde vermeiden, Entgiftung, Stressabbau, Entspannung und Ausgleichssport	täglich
Mangel ersetzen & Energie tanken	• Gute Esskultur, gesunde und typgerechte Ernährung, viel reines Wasser trinken, Energieübungen, frische Luft, Basisdosis Antioxidantien • Procain-Basen-Infusion • intervallweise orthomolekulare Präparate • Sauerstoff-Therapie od. HOT od. Ozon-Therapie • Darmreinigung und Entschlackungsdiät	täglich 1 - 2 x pro Monat Test alle 6 - 12 Monate 6 - 10 Beh. pro Jahr 1 x pro Jahr
Abwehr stärken	• Organextrakte (Thymus, Milz, Kombipräp.) • ggf. Misteltherapie (nach Testergebnis) • ggf. Eigenblut / Eigenurineinspritzung • Hyperthermie bzw. aktive Fiebertherapie • pflanzliche Tumorhemmstoffe (nach Test)	monatlich 4 - 6 Monate im Jahr 10 Behandlungen/Jahr alle 4 - 8 Wochen intervallweise
Naturheilkundliche Arzneimittel	• homöopathische Konstitutionstherapie • Schüssler-Salze, Blütenessenzen • Ausleitungs-, Entgiftungs- und Organmittel	kontinuierlich nach Notwendigkeit
Seelische Harmonisierung	• LIEBE, Übungen zur Selbstentspannung, Lachen, Natur erleben und genießen, Leben im Hier und Jetzt, Loslassen, Fürbitte, Dank und Gebet • Behandlungen für Seele und Geist, Familientherapie	täglich nach Notwendigkeit

Detailinformationen zur Labordiagnostik

Die nachstehende Aufstellung soll Ihnen (und ggf. auch Ihren Therapeuten) eine detaillierte Übersicht über die Möglichkeiten moderner Immunlabordiagnostik geben. Es hat sich auch hierbei ein Stufenkonzept bewährt.

LEVEL	TESTNAME	BESCHREIBUNG
	Immunstatus klein	Basisprofil mit Quantifizierung der wichtigsten Populationen des zellulären Immunsystems. Es dient zur orientierenden Abklärung von Auffälligkeiten im Differentialblutbild oder zum allgemeinen Monitoring von Immunerkrankungen.
	Immunstatus plus	Ausführliches, gegenüber dem „Immunstatus klein" erheblich erweitertes Immunprofil mit umfassender Charakterisierung des T-Zell-Aktivitätsniveaus.
	Immunstatus akut	Erweitertes Profil zur Überprüfung der adäquaten Reaktion des zellulären Immunsystems zur Differenzierung sekundärer T-Zelldefekte bei Tumorerkrankungen, zur Indikationsstellung und zum Monitoring bei immunstimulativen, immunmodulatorischen Therapien.
	ImmunMultiTest - IMT	Ein einfacher Funktionstest der zellulären Immunität, der die Memory-Funktion (Immungedächtnis) und die T-Zellreaktivität gegenüber ubiquitär vorkommenden Erregergruppen, bei denen mit erworbener Immunität gerechnet werden kann, feststellt. Die Aussage des IMT entspricht dem früher eingesetzten Multitest Merieux, liefert allerdings zusätzlich quantitative Aussagen.
	Immuntoleranztest - ITT	Im ITT wird die Freisetzung der Markerzytokine IL-2 (T-Zellfunktion, Proliferation); IL-10 (TH2-Anteil/Funktion) und Interferon-gamma (TH1-Funktion) gemessen. Der Test eignet sich neben der Feststellung des Aktivitätsniveaus der T-Zellen zur Analyse der zellulären Immunkompetenz (TH1-Immunität).
1 - TUMORSCREENING Die Untersuchungen in LEVEL 1 sind bei Verdacht auf Tumorerkrankung (solide Tumoren) ohne Kenntnis der möglichen Lokalisation bzw. des Stadiums indiziert.	Tumorscreening I	Tumorzellen sind durch die verstärkte Expression verschiedenster Gene charakterisiert, die bei gesunden Zellen ruhig gestellt sind und die für Wachstum und Wachstumskontrolle entscheidend sind. Hierzu zählen das Telomerase- und das Survivin-Gen.
	Tumorscreening II	Tumorscreening II beinhaltet die Screeningparameter I, zusätzlich die organunspezifischen Marker und Antikörper gegen das Tumorsuppressorgen p53 und TGF-beta (Transforming Growth Factor-beta). Tumorzellen produzieren sehr häufig TGF-beta und verstärken so ihren Schutz gegenüber der zellulären Immunabwehr (T-Zellen).
2 - TUMORRESPONSE In LEVEL 2 der Tumordiagnostik ist in der Regel eine Tumorerkrankung bereits dignostiziert. Bei diesen Tests geht es um die weitergehende Charakterisierung des Tumorgesche-	Immunresponse	Bei Tumorerkrankungen etabliert sich ein systemisches proentzündliches Milieu, bedingt durch verstärkten oxidativen und metabolischen Stress, Zelluntergang und zum Teil durch Produktion von Entzündungsmediatoren durch die Tumorzellen selbst. Verstärkte Genexpression (mRNA) dieser Entzündungsmarker im Blut kann einerseits das Vorhandensein eines Tumorgeschehens signalisieren, anderseits auch Ausdruck einer aktiven Immunantwort sein. Die verstärkte Expression der betreffenden Gene liefert eine wertvolle Information zur Funktionsfähigkeit und zum Aktivitätsniveau der tumorspezifischen Immunantwort.

hens, Beurteilung der Aggressivität, Feststellung der Tumor-Escapemechanismen und um das Therapiemonitoring.	Zytotoxische Aktivität	Sowohl NK-Zellen als auch zytotoxische T-Zellen verfügen über mehrere Effektormechanismen. Der Nachweis verstärkter Genexpression ist ein Beleg für das Zustandekommen einer aktiven zytotoxischen Immunantwort. Unter Einbeziehung des NK-Staging oder des NK-Check kann der beteiligte Zelltyp identifiziert werden.
	Invasivität	Unter Bedingungen entzündlicher Aktivität wie bei aktivem Tumorprozess werden auch Faktoren vermehrt synthetisiert, die einerseits den Einstrom von Abwehrzellen verbessern, andererseits aber die Invasivität und hämatogene Ausbreitung von Tumoren begünstigen.
	OxStress Level	Im Rahmen eines Tumorgeschehens kommt es zum massiven Anfall von oxidativen Metaboliten, denen durch Aktivierung des antioxidativen Schutzsystems entgegnet wird. Die Daten sind wichtig, um die Aktivität des Tumorgeschehens und das Potential antioxidativer Therapien abzuschätzen.
3 - **TUMORZELLEN im Blut** Das Vorkommen von Tumorzellen im Blut ist Beleg der Streuung eines Tumors. Deren Nachweis und Charakterisierung sind von herausragender Bedeutung für eine effektive Therapie.	Tumorsurveillance	Spezialprofil zur Charakterisierung metastasierender Tumoren. Im peripheren Blut zirkulierende Tumorzellen werden mittels OncoQuick-Verfahren anhand tumorspezifischer Funktionskriterien charakterisiert. Hierzu zählt die bei Tumoren weit verbreitete Resistenz gegenüber Chemotherapeutika. Tumorzellen bringen Apoptosemarker an ihre Oberfläche, die den Apoptoseangriff der zytotoxischen Zellen umkehren. Die Apoptose ist einer der wesentlichsten Mechanismen der Tumorzellelimination. Deren Effizienz hängt von intrazellulären Faktoren wie dem Gleichgewicht von Signalmolekülen ab.
4 - **TUMORIMMUNITÄT** Das zelluläre Immunsystem ist die entscheidende körpereigene Abwehrfunktion gegenüber metastasierenden Tumoren. Es wird durch das Tumorgeschehen selbst, mehr noch durch Chemo- und Radiotherapie in Mitleidenschaft gezogen.	NK-Staging	Mit dem flowzytometrischen Staging der NK-Zellen besteht die Möglichkeit der schnellen und rationellen Analyse des Aktivierungsstadiums der NK-Zellen und der Differenzierung der unterschiedlichen Zytotoxizitätsmechanismen. Das NK-Staging erlaubt die individuelle Feinabstimmung der Therapie und das Therapiemonitoring bei Tumorerkrankungen. Die Testung möglicher immunstärkender Faktoren für die T- bzw. NK-Zellen stehen im Mittelpunkt.
5 - **IMMUNTHERAPIE**	T-Select	Bei einer im IMT bzw. ITT festgestellten T-Zellinsuffizienz oder bei $TH_1:TH_2$-Dysbalance ist der T-Select indiziert, um eine geeignete immunstimulierende, dämpfende oder modulierende Therapie zum Ausgleich zu testen.
	NK-Check und NK-Select	Natürliche Killerzellen stellen die vorderste Abwehrfront in der Bekämpfung mutierter (Tumor-) und infizierter Zellen. Sie sind die effektivste körpereigene Barriere gegenüber der hämatogenen Ausbreitung von Tumorzellen oder Virusinfektionen. Heute verfügt man über eine wachsende Zahl NK-spezifischer Immunmodulatoren, deren Testung zusammen mit der NK-Zellaktivität sinnvoll ist.

Was ist wichtig ...
Datenanalyse von 100 Tumorpatienten (im Jahr 2004)

Jeder Kranke braucht ein individuelles Konzept. Dennoch sind Ergebnisauswertungen, wie die nachfolgende, hilfreich, um eine Grundorientierung zu bekommen. Denn was häufig ist, kommt eben auch häufig vor.

Wir haben die biologischen Testergebnisse von 100 Krebspatienten, welche im Jahr 2004 in unserer Behandlung waren, komplett einer statistischen Auswertung zugeführt. Die Ergebnisse werden Ihnen und Ihren Therapeuten helfen, bestimmte Trends zu erkennen und diese für Ihre Behandlung nutzbar zu machen.

Untersuchte Patienten:

Mamma-Ca	25	Uterus-Ca	5
Prostata-Ca	9	Rektum-Ca	4
Melanom	8	Bronchial-Ca	4
Nieren-Ca	7	Harnblasen-Ca	3
Colon-Ca	6	Leber-Ca	2
chronische Leukämie	5	Magen-Ca	2
Hirn-Tumoren	5	sonstige	10
Ovarial-Ca	5	davon mit Metastasierung:	56

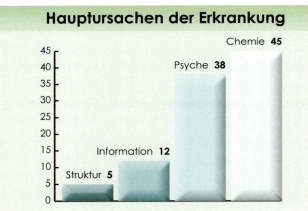

Hauptursachen der Erkrankung

STRUKTUR *(Bedeutung gemäß SkaSys-Testung bei 3 - 5%)*

	Konsequenz:	
• Zahnherde		→ Zahnsanierung
• chronische Tonsilitis		→ Neuraltherapie
• chronische Sinusitis		→ Mayr-Therapie
• Verdauungsschwäche		→ Darmsanierung, Colon-Hydro-Therapie

CHEMIE *(Bedeutung gemäß SkaSys-Testung bei 28 - 58%)*

	Konsequenz:	
• Umweltgifte		→ Ausleitung
• Amalgam		→ Entgiftung, Mayr-Therapie, Colon-Hydro-Therapie
• Allergie		→ Immunmodulation
• Viren		→ Mikroimmuntherapie
• Vitaminmangel		→ Orthomolekulare Medizin
• Mineralienmangel		

PSYCHE *(Bedeutung gemäß SkaSys-Testung bei 22 - 42%)*

- Familie
- Psychose
- neurotische Fehlentwicklung
- Depression
- negative Programmierungen
- Beruf

Konsequenz:
→ Familienaufstellung nach Hellinger
→ Stammbaumtherapie - Time-Line-Therapy
→ psychoenergetische Verfahren
→ Imagination, Simonton
→ Neurolinguistische Programmierung (NLP)
→ Quantec®

INFORMATION *(Bedeutung gemäß SkaSys-Testung bei 12 - 27%)*

- Geopathie
- Schlafplatz allgemein
- physikalische Felder
- Fluch, Besetzung

Konsequenz:
→ baubiologische Sanierung
→ Abschirmmaßnahmen
→ psychoenergetische Verfahren
→ Schamanismus, Geistheilung

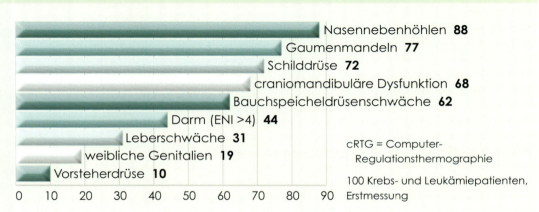

Häufigkeit von Störfeldverdacht und Organschäden in der cRTG

- Nasennebenhöhlen 88
- Gaumenmandeln 77
- Schilddrüse 72
- craniomandibuläre Dysfunktion 68
- Bauchspeicheldrüsenschwäche 62
- Darm (ENI >4) 44
- Leberschwäche 31
- weibliche Genitalien 19
- Vorsteherdrüse 10

cRTG = Computer-Regulationsthermographie

100 Krebs- und Leukämiepatienten, Erstmessung

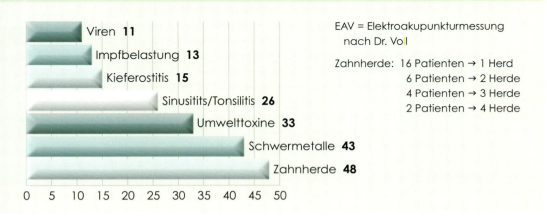

Häufigkeit von Herd-/Erreger-/Impf- und Toxinbelastungen in der EAV

- Viren 11
- Impfbelastung 13
- Kieferostitis 15
- Sinusitits/Tonsilitis 26
- Umwelttoxine 33
- Schwermetalle 43
- Zahnherde 48

EAV = Elektroakupunkturmessung nach Dr. Voll

Zahnherde: 16 Patienten → 1 Herd
6 Patienten → 2 Herde
4 Patienten → 3 Herde
2 Patienten → 4 Herde

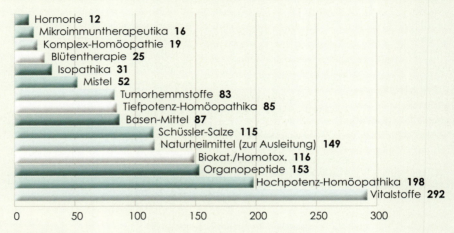

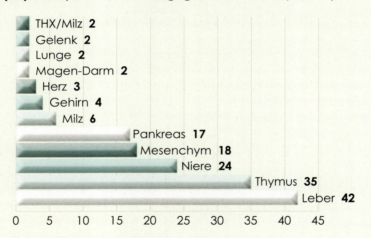

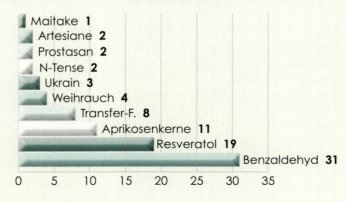

→ **orthomolekulare Substanzen** (EAV-Erstmessung)

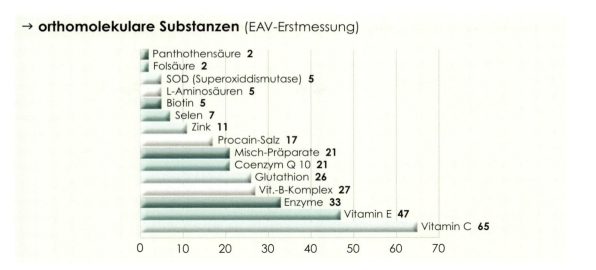

Wichtige Tipps zum Thema KOSTEN

Gemäß den Testergebnissen wäre **im ersten 1/4 Jahr** einer konsequenten biologischen Behandlung von **650 – 850 €** monatlich an Kosten für die biologischen Präparate, Vitalstoffe, Basen- und Spezialinfusionen sowie Mistel- und Organopeptide auszugehen. Der Aufwand reduziert sich bei gutem Verlauf auf 250 – 350 € monatlich für das restliche Jahr. Hinzu kämen die Kosten für die ganzheitlichen Untersuchungen sowie Behandlungen von Therapeuten im Rahmen des Gesamtkonzeptes. Eine wirksame biologische Krebsbehandlung ist aufgrund der notwendigen Kombination verschiedenster Verfahren nicht billig, aber dennoch deutlich preiswerter als die schulmedizinische Standardtherapie. Sie erfordert ein finanzielles Engagement der Betroffenen, da gesetzliche Krankenkassen sehr selten und Privatkassen mit Einschränkung rückerstatten. Eine Anfrage zur Kostenerstattung gegenüber der Krankenkasse sollte am besten mit einem persönlichen Vorsprechen verbunden werden, da Sie ansonsten meist chancenlos sind.

Vor jeder Untersuchung oder Behandlung, welche nicht Bestandteil üblicher Erstattung der Krankenkasse ist, sollten Sie sich einen Kostenvoranschlag aushändigen lassen und diesen genau prüfen. Machen Sie nur Anwendungen, deren Hintergründe Sie kennen und hinter denen Sie mental auch stehen!

Die Investition in die eigene Gesundung lohnt sich:
- Sie sind der Chef und entscheiden, was Ihnen Ihre Gesundheit WERT ist;
- Sie sind durch die Eigenverantwortung selbstbewusster und zielstrebiger;
- der Zusammenhalt in Kostendingen kann auch Ihre Familie stärken;
- finanzielles und Engagement und selbstbestimmte Initiative für mehr Lebensqualität bedeutet auch Lebensfreude;
- die Gesundung aus eigener Kraft führt langfristig zu erheblichen Kosteneinsparungen.

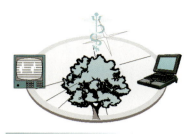

KOMPETENZ IN INNOVATIVER MEDIZIN, KOMMUNIKATION UND KOMPLEMENTÄRER FORSCHUNG IN DER PRAXIS

Beratung, Vermittlung und Vertrieb von

- Produkten zur Neutralisation negativer Einflüsse technischer Einrichtungen durch PEN-YANG®:
  - Durchlaufimpulsgeneratoren für Wasserleitungen
  - Elektrosmog-Minderer für Handy und Bildschirm
  - energetisiertes Basenpulver
  - Nahrungsmittelverbesserer

- Kommunikationssoftware für die Biologische Praxis und Klinik

- Elektromagnetische Kleinsttherapiegeräte nach Dr. Ludwig zur Eigenbehandlung

- Scasync®-Kopfhörer zur Synchronisation der rechten und linken Gehirnhälfte

- ScaSys®-Testsystem, die innovative Funktionsdiagnostik

- Beratung, Information und Umsetzung von medizinisch-technisch-kommunikativen Entwicklungen

Weitere Informationen:
D - 07973 Greiz, Gartenweg 6
Tel.: 03661 - 67 42 45

Anhang B

Wege zu Zentren, die komplexe biologische Krebsbehandlung anbieten

Die nachfolgende Zusammenstellung gibt Ihnen einen Überblick über die wichtigsten Zentren, Schwerpunktpraxen und engagierter Kompetenzträger für biologische Krebstherapie im deutschsprachigen Raum. Auch wenn diese Informationen nicht vollständig sind, so sollen Sie Ihnen zumindest Impulse für eine gezielte Suche geben.

Biologisch orientierte Kliniken, Rehabilitations-Kliniken und Therapiezentren

Gemäß der Listung und Empfehlung der Gesellschaft für biologische Krebsabwehr e.V. werden nachfolgend Einrichtungen wiedergegeben, welche komplementäre und biologische Krebstherapie durchführen.
Bitte informieren Sie sich bezüglich der Kostenübernahme direkt bei der jeweiligen Einrichtung. Im Allgemeinen sind private Zuzahlungen für komplementäre und biologische Leistungen notwendig. Alle Angaben sind ohne Gewähr.

- *Klinik ProLeben Greiz*
  Biologische Krebstherapie, Homöopathie, spezielle Schmerztherapie, Naturheilverfahren, Mitteldeutsches Hyperthermiezentrum
  07973 Greiz, Gartenweg 6
  Tel. 03661-68 98 70, Fax. 03661-68 98 72
  Infoline: 01801-77653236
  Arzt-Beratung: 0900-51019577 (geb.pflichtig)
       (Montag - Freitag 8:00 - 8:30)
  E-Mail: klinik@proleben-greiz.com
  www.proleben.de

- *Reha-Zentrum Lübben*
  Fachklinik für Orthopädie und Onkologie
  15907 Lübben, Postbautenstr. 50
  Tel: 03546-23 80, Fax: 23 87 00
  E-Mail: info@rehazentrum.com
  www.rehazentrum.com

- *Reha-Klinik Graal-Müritz*
  18181 Graal-Müritz, Lindenweg 16
  Tel.: 038206-750, Fax: 038206-75175
  E-Mail: krebsklinik.graal-mueritz@t-online.de
  www.krebsklinik-graal-mueritz.m-vp.de

- *GISUNT-Klinik*
  Nordwestdeutsches Zentrum für Hyperthermie und Krebsmehrschritttherapie
  26340 Zetel, Oldenburger Str. 87
  Tel: 04453-97820, Fax: 04453-978210
  www.gisunt.de, info@gisunt.de

- *Reha-Klinik Schloß Hamborn*
  33178 Borchen
  Tel: 05251-38 860
  E-Mail: dr.c.paxino@t-online.de

- *Schlosspark-Klinik, Fachklinik für naturgemäße Ganzheitsmedizin*
  36129 Kneippheilbad Gersfeld/Rhön, Fritz-Stamer-Str. 11, Tel: 06654-160
  E-Mail: info@schloss-klinik.de
  www.schloss-klinik.de

- *Habichtswald-Klinik*
  Klinik für Ganzheitsmedizin
  34131 Kassel - Wilhelmshöhe, Wigandstr. 1
  Tel.: 0561-3108-0, Fax: 0561-3108-858
  E-Mail: info@habichtswaldklinik.de
  www.habichtswaldklinik.de

- **Asklepios -Klinik Dr. Walb**
35315 Homberg/Ohm, Zum hohen Berg 20
Tel: 06633-1820, Fax: 06633-182340
E-Mail: homberg@asklepios.com
www.asklepios.de

- **Sonnenberg-Klinik**
Fachklinik für Onkologie und Immunologie
37242 Bad Sooden-Allendorf, Hardtstr. 13
Tel: 05652-541, Fax: 54990
E-Mail: info@sonnenberg-klinik.de
www.sonnenberg-klinik.de

- **Drachenfelsklinik K.I.G GmbH**
53604 Bad Honnef, Am Spitzenbach 16
Tel.: 02224-770 100
E-Mail: info@drachenfelsklinik.de
www.drachenfelsklinik.de

- **Klinik Silvana - Zentrum für Naturheilverfahren und Ganzheitsmedizin**
53881 Euskirchen, Talsperrenstr. 66 A
Tel: 02255-940 2-0, Fax: 940 2-40

- **Klinik Kloster Paradise**
Klinik für integrative Onkologie
59494 Soest, Im Stiftsfeld 1
Tel:: 02921/361000

- **Klinik Tannenberg - Fachklinik für Tumorleiden und chronische Erkrankungen**
59872 Meschede-Beringhausen
Tel.: 0291-20 90, Fax: 209 502
E-Mail: veramed@t-online.de
www.veramed-klinik.de

- **Neue Wicker Kliniken Bad Nauheim**
Klinik für Ganzheitsmedizin
61231 Bad Nauheim - Ludwigstr. 41
Tel.: 06032/999-0, Fax: 999-550
www.wicker-Kliniken.de/neuewickerklinik/

- **Fachklinik St. Georg**
63628 Bad Soden-Salmünster,
Frowin-von-Hutten-Str. 18
Tel.: 06056-73 20, Fax: 73 27 32
E-Mail: info@stgeorg-klinik.de
www.stgeorg-klinik.de

- **Klinik Benediktusquelle**
Fachklinik für ganzheitliche Onkologie
63683 Ortenberg-Selters, Sprudelstr. 19
Tel.: 06046/84-0 Fax: 06046/84-194
www.benediktusquelle.de

- **Odenwaldklinik**
64732 Bad König, Waldstr. 7
Tel.: 06063-50 50 Fax: 06063-505 925
E-Mail: Info@odenwaldklinik.de
www.odenwaldklinik.de

- **Vita-Natura-Klinik**
Klinik für Ganzheitsmedizin
66957 Eppenbrunn (Pfalz), Altschloßstr. 1
Tel.: 06335-92 11 00, Fax: 92 11 50
E-Mail: vita_natura_Klinik@t-online.de
www.magsoft.de/v_natura.htm

- **Privatklinik Villa Medica**
67480 Edenkoben, Klosterstr. 179, PF 47
Tel: 06323-80 20, Fax: 79 43
www.villamedica.de

- **Graether Atem- und Naturheilsanatorium**
72175 Dornhan, Schönblickstr. 22
Tel: 07455-10 21, Fax: 80 10
www.anti-aging-natural.de

- **Schwarzwald Privatklinik Obertal**
Zentrum für Innere Medizin, Umweltmedizin und Naturheilverfahren
72270 Baiersbronn-Obertal, Rechtmurgstr. 27
Tel.: 07449-840 Fax: 07449-84 140
E-Mail: privatklinik-obertal-DER-RES@t-online.de
www.privatklinik-obertal.de

- **Kraichgau-Klinik**
74906 Bad Rappenau,
Fritz-Hagner-Promenade 15
Tel.: 07264-802122, Fax: 802-114
E-Mail: Peter.Trunzer@kraichgau-klinik.de
www.kraichgau-klinik.de

- **BioMed-Klinik**
Klinik für Onkologie und Immunologie
Tischberger Str. 5 + 8
76887 Bad Bergzabern
Tel.: 06343-705-0, Fax: 06343/705-358
www.biomed-klinik.de

- **Klinik Friedenweiler**
  Fachklinik für biologische Krebstherapie
  79877 Friedenweiler 2, Kurhausweg 2
  Tel.: 07651-20 80, Fax: 20 81 16
  E-Mail: info-fw@biomed-klinik.de
  www.biomed-klinik.de

- **Klinik St. Georg**
  Fachklinik für Onkologie
  83043 Bad Aibling, Rosenheimer Str. 6 - 8
  Tel.: 08061-398 0, Fax: 398 454
  E-Mail: klinik-st-georg@evolution.org
  www.klinik-st-georg.de

- **Veramed-Klinik am Wendelstein - Fachklinik für Tumorleiden, Innere Medizin und Reha**
  83098 Brannenburg, Mühlenstr. 60
  Tel.: 08034-30 20 745/706, Fax: 08034-7835
  E-Mail: veramed@aol.com
  cancercare@veramed.de
  www.veramed.de

- **Waldhausklinik Deuringen GmbH**
  Krankenhaus für Innere Medizin
  86391 Stadtbergen, Sandbergstr. 47
  Tel: 0821-43 05-0, Fax: 0821/4305-179
  www.waldhausklinik.de

- **Kneipp - Sanatorium MÖST**
  87629 Hopfen am See, Uferstr. 1
  Tel: 08362-50 40, Fax: 504 184
  www.moest.de

- **NaturaMed - Vital-Klinik GmbH**
  88339 Bad Waldsee, Badstr. 31
  Tel: 07524-990 150, Fax: 990 125
  E-Mail:naturamed.@t-online.de
  www.naturamed.de

- **HG Naturklinik**
  97828 Marktheidenfeld, Löwensteinstr. 15
  Tel: 09394-80 10, Fax: 801 310
  E-Mail: info@naturklinik.com
  www.naturklinik.com

- **Hufeland-Klinik für ganzheitliche immunbiologische Therapie**
  97980 Bad Mergentheim
  Löffelstelzer Str. 1-3,
  Tel.: 07931-53 60, Fax: 81 85
  E-Mail: office@hufeland-klinik.de
  www.hufeland-klinik.de

- **Sanatorium Dr. Holler**
  97980 Bad Mergentheim
  Edelfinger Str. 26
  Tel: 07931-5460, Fax: 546 122
  E-Mail: sanatorium-holler@t-online.de
  www.sanatorium-holler.de

- **Tauberlandklinik für Ganzheitsmedizin und Naturheilverfahren**
  97980 Bad Mergentheim
  Erlenbachweg 20-22
  Tel.: 07931-5420
  E-Mail: info@tauberland-klinik.de
  www.tauberland-klinik.de

Krankenhäuser mit naturheilkundlichen Abteilungen

Die Reihenfolge der Häuser ergibt sich nach der Postleitzahl und stellt keine Wertung dar. In diesen Kliniken werden auch Naturheilverfahren und biologische Zusatztherapien angewandt.

- **Abteilung für Naturheilkunde - Immanuel-Krankenhaus, Rheumaklinik Berlin-Wannsee**
  Akademisches Lehrkrankenhaus der Freien Universität Berlin
  14109 Berlin, Königstr. 63, Tel: 030-80505-691
  E-Mail: naturheilkunde@immanuel.de
  http://www.immanuel.de

- **Gemeinschaftskrankenhaus**
  58313 Herdecke, Beckweg 4, Tel: 02330-621

- **Filder-Klinik**
  70794 Filderstadt-Bonlanden, Im Haberschlai
  Tel: 0711-77 030, Fax: 7703 484
  www.filderklinik.de

- **Klinik Öschelbronn**
  Anthroposophisch-Internistisches Krankenhaus mit Schwerpunkt Onkologie
  75223 Niefern-Öschelbrunn, Am Eichhof
  Tel: 07233-680 ; info@klinik-öschelbronn.de
  www.Klinik-Öschelbronn.de

- *Krankenhaus für Naturheilweisen*
  81545 München, Sanatoriumsplatz 2,
  Tel.: 089-625 050, Fax: 625 05 460

Österreich

- *ProLeben Klinik Igls*
  Privatklinik für onkolog. Rehab. & Regeneration
  A-6080 Igls, Hilberstraße 3
  Tel.: 0512-379862, Fax: 0512/379865
  E-Mail: office@prolebenklinik-igls.at
  www.prolebenklinik-igls.at

Schweiz

- *Lukas - Klinik*
  CH-4144 Arlesheim, Brachmattstr. 19,
  Tel.: 0041-61-706 71 71, Fax: 706 71 73
  www.lukasklinik.ch

- *Aesculap Klinik Dr. Brander*
  Zentrum für biologische Medizin
  CH-6440 Brunnen/ Schweiz
  Tel: 0041-41 825 47 47, Fax: 41 825 48 00
  E-Mail: info@aesculap.com
  Internet: http://www.aesculap.com

- *Paracelsus Klinik Lustmühle*, **Zentrum für Ganzheitsmedizin und Zahnheilkunde**
  CH-9062 Lustmühle (bei St. Gallen),
  Tel.: 0041-71 335 71 71, Fax: 0041-71 335
  www.paracelsus.ch

- *Homöopathische Abteilung der Clinica Santa Croce* **(Leiter Dr. D. Spinedi)**
  CH-6644 Orselina-Lucarno, Via al Parco 27
  Tel.: 0041- 91-7354 - 372,
  Fax: 0041-91-7354 - 326
  www.homeopathy.at/spinedi/clinicastcroce.htm

Tageskliniken

In diesen Zentren werden komplementäre und biologische Therapien als mehrstündige bzw. Tagesbehandlungen durchgeführt. Übernachtung ist in der Regel in unmittelbarer Nachbarschaft gewährleistet. Die Reihenfolge der Häuser ergibt sich nach der Postleitzahl und stellt keine Wertung dar. Bitte informieren Sie sich bezüglich der Kostenübernahme direkt bei der jeweiligen Einrichtung. Im Allgemeinen sind private Zuzahlungen für komplementäre und biologische Leistungen notwendig.

- *Tagesklinik und Praxis ProLeben*
  Biologische Tumortherapie, F.X. Mayr-Medizin Homöopathie, Naturheilverfahren, spezielle Schmerztherapie und Hyperthermiezentrum
  07973 Greiz, Gartenweg 5-6
  Tel.: 03661-68 98 70 Fax: 03661/68 98 72
  Infoline: 01801-77653236
  Arzt-Beratung: 0900-51019577 (Mo - Fr 8:00 - 8:30)
  www.proleben.de, praxis@proleben-greiz.com

- *Onkologische Praxisklinik Dr. Rethfeld*
  40210 Düsseldorf, Ackerstraße 3
  Tel: 0211-35 34 14, Fax: 164 01 39

- *Praxis- und Tagesklinik Dr. Wurms*
  40233 Düsseldorf, Ackerstr. 3
  Tel: 0211-35 40 05

- *Therapie-Zentrum für biologische Medizin*
  65185 Wiesbaden, Bahnhofstr. 39
  Tel: 0611-30 12 15, Fax: 30 45 42

- *Tagesklinik für biologische Medizin und Krebsnachbehandlung*
  65627 Elbtal, Kirchstr. 8
  Tel: 06436-38 75, Fax: 82 14

- *Praxis für Tumorbiologie*
  69181 Leimen, Kurpfalz-Centrum 10
  Tel: 06224-95 00 61, Fax: 95 00 62
  E-Mail: albert_landsberger@gmx.net

- *Villa Kreszentia*
  Zentrum für innovative Onkologie
  83043 Bad Aibling , Frühlingsstraße 30
  Tel: 08061-49780, Fax: 08061- 497813
  E-Mail: Praxis.Daudert@t-online.de

- *Praxis für ganzheitliche Tumortherapie, Immunologie, Körperzentrierte Psychotherapie*
  87730 Bad Grönenbach , Unterthal 32
  Tel: 083 -34 98 66 26, Fax: 083 34- 98 66 25
  E-Mail: meinrad-milz@dr-milz.de

Ambulante Medizin

Die biologische Krebsbehandlung ist gegenwärtig leider noch kein Gegenstand des Medizinstudiums. Auch in der Heilpraktikerausbildung werden die Hauptinhalte dieser Richtung nur fragmentarisch dargestellt.

Leider lehnen die meisten Onkologen, welche sich im wesentlichen auf Chemotherapie und die Organisation der schulmedizinischen Nachsorgeuntersuchungen beschränken, zusätzliche Behandlungen aus dem Bereich der biologischen Medizin ab. Viele andere Ärzte und Therapeuten entwickeln, im Gegensatz dazu, zunehmend Interesse für die biologische Krebstherapie und erwerben auf verschiedene Art und Weise Zusatzkenntnisse. Fragen Sie auch Ihren Arzt nach derartigen Angeboten. Bei anerkannten ärztlichen Zusatzbezeichnungen, wie „Naturheilverfahren" oder „Homöopathie" liegen des öfteren fundierte Kenntnisse zur Anwendung von Mistel, Organextrakten, Vitalstoffen und Ernährungsformen vor.

Viele niedergelassene Praxen haben sich auf bestimmte Teilbereiche der biologischen Krebsmedizin spezialisiert. In diesem Rahmen werden möglicherweise wesentliche Aspekte einer tatsächlich ganzheitlichen Krebstherapie vernachlässigt. In diesen Fällen bleibt Ihnen nur der Weg zu mehreren Therapeuten.

In Deutschland entwickelten sich mit dem **„ProLeben-Medizin Verbund"** *und dem Netzwerk „ProLeben" inzwischen Interessengruppen von Therapeuten, welche sich der Qualitätssicherung der biologischen Krebsnachsorge verschrieben haben.*

In Deutschland liegt nunmehr eine **diplomierte und zertifizierte Ausbildung** *für Ärzte, Heilpraktiker und Therapeuten vor. Von der Österreichischen Gesellschaft für Onkologie e.V. ist inzwischen auch eine curriculäre Ausbildungsrichtlinie für Ärzte entwickelt worden.*

„ProLeben" Therapeutennetzwerk qualifizierter Praxen

Ende 1998 wurde das Ärztenetzwerk für Biologische Krebstherapie „ProLeben" mit dem Ziel einer kollegialen interdisziplinären Zusammenarbeit in Deutschland gegründet. Neben Arzt- und Heilpraktikerpraxen sind dem Netzwerk inzwischen auch biologische Schwerpunktpraxen/ Therapiezentren angeschlossen. Die zusammenarbeitenden Kollegen verfügen aufgrund Ihres zertifizierten Weiterbildungsdiploms (s.u.) über eine einheitliche therapeutische Zielstellung und veranstalten regelmäßig Netzwerkkonferenzen und Konsilien.

Die vordergründige Zielstellung besteht in einer optimalen Versorgung der biologisch-therapeutisch orientierten Krebspatienten (übereinstimmende Behandlungskonzepte, ergänzende Patientenversorgung in Wohnortnähe durch einen qualifizierten Netzwerkarzt, klinische / tagesklinische Intensivbehandlungen werden durch abgestimmte Vor- und Nachbehandlung effizienter und kürzer und damit auch kostengünstiger, ärztliches Teamwork fördert die therapeutische Sicherheit und Qualität u.a.m.).

Gegenwärtig arbeiten ca. 150 ambulante Praxen im Ärztenetzwerk. Die regelmäßige Teilnahme an Refresherkursen gewährleistet eine fortlaufende Information über Neuigkeiten in der Biologischen Krebstherapie und ist für den Verbleib im Netzwerk notwendig.

Weiterführende Informationen: *Netzwerk „Biologische Krebstherapie ProLeben", Gartenweg 6, D-07973 Greiz, Internet: http://www.proleben.de/netzwerk.htm*

Qualitätssicherung im ProLeben Medizin-Verbund
- das Modul „Biologische Krebstherapie"

Gemäß den Richtlinien dieses Verbundes aus Ärzten, Zahnärzten, Heilpraktikern und Physiotherapeuten bedeutet ProLeben-Medizin für den Patienten Kompetenz in ganzheitlicher Medizin und Konsequenz in deren Umsetzung. Sowohl in den diagnostischen als auch therapeutischen Angeboten erkennt der Patient das Bestreben, seine Individualität zu zentrieren, sämtliche Lebensebenen zu beachten und die ständige Aufforderung, aktiv das Schicksal in die Hand zu nehmen. Regionale Verbundnetzwerke werden die Biologische Medizin als Basis- und Regulations-medizin vor Ort und damit auch in Ihrer Nähe etablieren. In der Perspektive wird der ProLeben-Medizin Verbund zu einem Paradigmenwechsel im Gesundheitssystem und damit auch zu einer Effizienzsteigerung in der Krebsvorbeugung und -behandlung beitragen.

Die Krebstherapie wurde in den vergangenen 50 Jahren dominiert von der klassischen Vorgehensweise: „Operation, Bestrahlung und Chemotherapie." Alle 3 Methoden konzentrieren sich auf die Vernichtung und Beseitigung entarteten Gewebes. Prinzipiell wäre dies in Ordnung, wenn die Ergebnisse - was die Heilerfolge betrifft - am Ende stimmen würden, und der Grundsatz „primum nihil nocere" (zunächst nicht schaden) gewahrt wäre. Allerdings: Bei dieser Vorgehensweise, die auf der rein körperlichen Ebene abläuft, also seelische und geistige Komponenten völlig außer Acht lässt, übergeht die herrschende Onkologie den gewichtigen Anteil der regulativen Kräfte unseres Organismus. Niemand kam bisher auf die Idee, die erkrankten biologischen Systeme vordergründig in die Krankheitsbewältigung einzubeziehen. Das Konzept des ProLeben–Medizin Verbundes nach Priorität (Wichtigkeit), Ebenen und Stufen gibt der Biologischen Medizin den Stellenwert zurück, welcher ihr nach Naturgesetzen zukommt. Nach diesen Prämissen wird es unter Einbeziehung mündiger und eigenverantwortlicher Patienten gelingen, die Krebstherapie erfolgreicher und menschenwürdiger zu gestalten.

Biologische Krebstherapie, welche tatsächlich Einfluss auf die Überlebensrate nehmen will, erfordert hohe fachliche Kompetenz, multimodales Vorgehen und interdisziplinäre Zusammenarbeit. Der Pro-Leben-Verbund hat hierfür erstmalig Konzepte entwickelt und Bedingungen geschaffen, welche allein praxisorientiert eine Krebsvorbeugung und -behandlung ermöglichen. Mit Konsequenz wird die Krebskrankheit auf allen biologischen Ebenen behandelt. Mit Konsequenz soll der Patient vom Hausarzt über Facharzt bis hin zur Schwerpunktpraxis oder dem Therapiezentrum einheitlich konzeptionell betreut werden.

Im ProLeben-Medizin Konzept kommt dem Patienten eine sehr aktive Rolle zu. Er erbringt gemeinsam mit beratenden Ganzheitsapothekern, Physio- und Psychotherapeuten, Baubiologen sowie engagierten Gesundheitsberatern die wesentlichen Teile der biologischen Basismedizin und schafft damit eine hervorragende Grundlage für die eigene Gesundung. Die Therapeuten des ProLeben-Medizin Verbundes setzen auf Qualität, Zusammenarbeit und Integration.

Nur eine gezielte Qualitätssicherung kann ein dauerhaft hohes Niveau gewährleisten. Hierzu wurde ein unabhängig geprüftes Qualitätsgütesiegel eingeführt. Noch im Jahr 2005 erhalten die ersten Praxen und Kliniken dieses Siegel und müssen regelmäßig dessen Berechtigung nachweisen.

Weiterführende Informationen:
ProLeben-Medizin Verbund
Sitz: Am Waldstadion, D-07937 Zeulenroda
Tel.: 03 66 28 / 6 77-0, Fax: 03 66 28 / 6 77-77
Hotline: 01801-7 76 53 236
E-mail: info@proleben-medizin.de
www.proleben-medizin.de

Bitte geben Sie diese Information an Therapeuten weiter, welche aus Ihrer Sicht für eine Mitarbeit im ProLeben-Medizin Verbund geeignet sind. Je mehr es sind, desto stärker und flächendeckender wird dieser im Interesse der Verbreitung der Biologischen Medizin.

⇨ *weitere Informationen finden Sie auf der beigelegten CD.*

Qualitätsmodule im ProLeben-Medizin Verbund

- Biologische Krebstherapie
- Ganzheitliche Schmerztherapie
- Naturheilverfahren
- Homöopathie
- F.X. Mayr- und Ernährungsmedizin
- Biologische Zahnmedizin
- Ganzheitliche Physiotherapie
- VorbeugendeMedizin & Gesundheitstraining

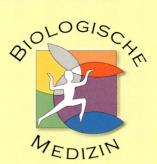

Hauptkomponenten des Therapeutenmoduls „Biologische Krebstherapie" des ProLeben-Medizin-Verbundes

GANZHEITLICH-BIOLOGISCHE DIAGNOSTIK

Erweiterte Immun – und Labordiagnostik
- Lymphozytentypisierung
- Lymphozytenproliferationstest
- NK – und Modulator-Check
- Onkogenanalyse
- Chemosensibilitätstestung

Körperlich – biochemische Ebene
- Säure-Basen-Diagnostik
- Dunkelfeldmikroskopie
- Metabolic typing
- Viskositätstest
- Blutkristallanalyse

Seelisch – energetische Ebene
- Regulationsthermographie
- EAV/EAP Verfahren
- Prognos
- DFM
- Vegatest
- Heart Rate Analyse
- Proquant/QXCI/SCIO
- Kinesiologie/RAC/KinTec
- SkaSys

Geistig – informative Ebene
- ganzheitlich – orientierte Anamnese
- Quantec
- ScaSys

181

GANZHEITLICH-BIOLOGISCHE THERAPIE

Ursachenbeseitigung/ Ordnungstherapie
- **Baubiologische Beratung**
- **Herdsanierung**
  - Kooperation biolog. Zahnarzt
  - Neuraltherapie, u.a.
- **Säure – Basen Ausgleich**
  - Ernährungsberatung
  - Infusionen
  - Jentschura Anwendungen
- **Entgiftungsbehandlungen**
  - Bäder/Dauerdusche
  - Colontherapie
  - Lymphdrainage
  - Infusionen
- **Ganzheitliche Schmerztherapie**
  - Biologische Schmerzmittel
  - Infusionen
  - Reflextherapie
  - Laser/Magnetfeldtherapie

Immunabwehr stärken
- **Unspezifisch**
  - Eigenurin, Eigenblut
- **Spezifisch**
  - Mistel
  - Thymus- und Organextrakte
- **Enzymtherapie**
- **Tumor „Impfstoffe" AVI**
- **Biokatalysatoren**
- **Tumorhemmende Phytotherapie**
  - Benzaldehyd
  - Resveratrol
  - Vitamin B17 Kerne, u.a.
- **Ukrain**
- **Mikroimmuntherapie**
- **Hyperthermie – Fiebertherapie**
  - passive Hyperthermie
  - lokale Hyperthermie
  - aktive Fiebertherapie

Mangel ersetzen und Energie tanken
- **Beratung Esskultur nach Mayr**
- **Ernährungsberatung**
  - Allgemeine Vollwerternährung
  - nach Stoffwechseltyp
  - nach Blutgruppen
  - Trennkost
  - Makrobiotische Kost, u.a.
- **Sauerstofftherapie-Verfahren**
  - Sauerstoff-Mehrschritt-Th.
  - Ionisierte Sauerstoff-Therapie
  - Ozon-Therapie, HOT
- **UV-Eigenblutbestrahlung**
- **Lichtbehandlungen**
- **Magnetfeldtherapie**
- **Energieübungen**
  - Reiki, Meditation
  - „Energietiere"
- **Biophysik. Informationstherapie**

Naturheilkundliche Arzneimittel
- **Tees**
- **Phytotherapie**
- **Homöopathie**
  - klassisch – Einzelmittel
  - Künzli – Spinedi
  - Ramakrishnan, u.a.
- **Spagyrik**
- **Anthroposophische Mittel**
- **Isopathie**
- **Bachblüten**

Harmonisierungs- und Entspannungsverfahren
- **Allgemeine Stressbewältigung**
- **NLP**
- **Visualisation / Imaginatio / Simonton**
- **Jakobsen**
- **Autogenes Training**
- **Psychokinesiologie / PHEET / PSET**
- **Reiki**
- **QuiGong / TaiChi**
- **Yoga**
- **Lebensberatung**
- **Seelsorge**
- **Familienberatung / -therapie**

Weiterbildung im Bereich „Biologische und komplementäre Krebstherapie"

Zertifizierte Ausbildung für Ärzte und Heilpraktiker

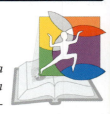

Die Grundvoraussetzung für eine wirksame Biologische Krebstherapie stellt eine umfassende Ausbildung der Therapeuten dar. Diese sollte zeitgemäß, firmenunabhängig und praxisorientiert sein. Dem Engagement von mehreren Fachgesellschaften, erfahrenen Dozenten und Praktikern ist es zu verdanken, dass unter Federführung der ProLeben-Akademie für Ganzheitliche Medizin ein inzwischen zertifizierter Ausbildungsgang geschaffen wurde. Bis zum Diplom wird den Teilnehmern die Komplexität der heutigen Biologischen Krebstherapie erläutert und in vielen Praktika vertieft. Im Vordergrund stehen die biologischen Wege der Krebsbehandlung, welche je nach Notwendigkeit und unter Wahrung eines Höchstmaßes an Individualität mit Verfahren der Standard- oder auch unkonventionellen Medizin ergänzt werden. Die Therapeuten erhalten im Kurszyklus ein umfassendes Konzept in der biologischen Untersuchung und Behandlung der Krebskrankheit. Als Einführung in die Kursinhalte wurde gemeinsam mit dem Institut

für innovative Medizin eine Lern-CD entwickelt, welche einen methodischen Überblick vermittelt und perspektivisch auch eine online-Basisausbildung ermöglichen wird.

Bei abgeschlossenem Diplom werden die Ärzte und Heilpraktiker in das Therapeutennetzwerk „ProLeben" aufgenommen (siehe dort).

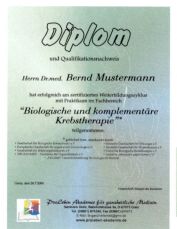

Regelmäßige Refresherkursangebote der ProLeben-Akademie und der befreundeten Fachgesellschaften ermöglichen ein „Updating" auf den neuesten Stand der Biologischen Krebsbehandlung.

⇨ **Die Inhalte des Diploms und eine Demo-Version des Lernprogramms finden Sie auf der beiliegenden CD.**

Bitte geben Sie diese Informationen an Therapeuten weiter, welche sich aus Ihrer Sicht für eine Zusatzqualifikation in Biologischer Krebstherapie interessieren könnten. Einheitliche Weiterbildungsstandards sind die Voraussetzung für eine erfolgreiche Arbeit im Interesse der vielen Betroffenen.

Verbände, Gesellschaften und Beratungsstellen mit überregionaler Bedeutung (BRD)

a) ProLeben-Medizin Verbund

ProLeben-Medizin bedeutet Aufbruch zur Gesundung: Gesundung jedes Einzelnen und damit der Gesellschaft. Die Konzeption des Verbundes fokussiert auf die zentrale Stellung der biologischen Medizin, sowohl als Basis- als auch als Primärmedizin. Nur die auf Naturgesetzlichkeiten aufbauende biologische Medizin vermag eine **tatsächliche Früherkennung** zu realisieren, denn Krankheit zeigt sich zunächst in funktionellen Störungen und erst viel später in organischer Schädigung. Die breite Palette **funktionsbiologischer Diagnostik** leistet in diesem Bereich sehr gute Dienste und bildet die Basis für eine ursächlich ansetzende Überwindung von Krankheitserscheinungen, einer wirklichen Heilung im Sinne des Wortes. Die biologische Therapie bezieht alle Ebenen des Organismus ein und bedeutet Teamwork des betroffenen Menschen mit kompetenten und kooperierenden

Checkliste der Vorgehensweise der ProLeben Medizin bei Prophylaxe und Therapie

1. Biologische Basismedizin
(erbracht durch qualifizierte Schwester, assoziierten Gesundheitsberater, Heilpraktiker, Apotheker, Physiotherapeut, in Eigenverantwortung)
- Wohnbiologie
- Gesunde Esskultur
- Allgemeine Entgiftung und Entsäuerung
- Allgemeine Energieanregung
- Basisversorgung
- Nahrungsergänzungsmittel
- Natürliche Hausmittel, Hausapotheke
- Gesunde Bewegung und Freizeitsport
- Asiatische Gesundheitstechniken (z.B. Ayurveda, Tai Qui, Yoga u.a.)
- Grundsätze Stressabbau und Entspannungsverfahren
- Glaube, Gebet, Seelsorge, gesellschaftliche Integration

2. Biologische Regulationsmedizin (primär)
(qualifizierter biologischer Arzt, Zahnarzt, Physiotherapeut, Heilpraktiker)
- Ergänzende Diagnostik auf allen Körperebenen
- Wichtige Krankheitsursachen beseitigen
- Gezielte Ausleitung und Entgiftung
- Typgerechte Ernährung
- Spezielle Energieanregung
- Orthomolekulare Therapie
- Immunmodulation und –stimulation
- Biologische Schmerz- und Krebstherapie
- Ganzheitl. Physiotherapie, manuelle Medizin, Osteopathie
- Naturheilkundliche Arzneitherapie
- Homöopathie
- Spezielle Psychoharmonisierung

3. Orthodoxe Schulmedizin
(komplementär)
- Spezialdiagnostik beim Vorliegen therapeutischer Konsequenzen
- Notfallmedizin
- Spezielle Labordiagnostik
- Pharmaka beim Versagen biologischer Verfahren
- Notwendige invasive bzw. operative Interventionen

Medizinern, Apothekern und Gesundheitsberatern.

Der Mensch steht im Mittelpunkt der ProLeben-Medizin und alle, dem Leben förderliche Maßnahmen, sind in dessen Sinne. Die Verfechter der ProLeben-Medizin geben sich selbst hohe qualitative Ansprüche vor und erfüllen damit eine Hauptforderung der bewussten und gesundheitsorientierten Menschen, die bisher weder Kammern noch Berufsverbände realisieren konnten. Die diesbezügliche **Transparenz** ermöglicht eine unabhängige Kontrolle und stellt die Basis einer stetigen Optimierung im Sinne der Selbstregulation dar.

Die Entwicklung der biologischen Medizin ist inzwischen soweit fortgeschritten, dass sie wirksame Instrumente sowohl der Vorsorge als auch der Behandlung von akuten und chronischen Krankheiten bis hin zum Krebsproblem aufzuweisen hat. **Die biologische Medizin ist den Kinderschuhen entwachsen** und findet sich selbstbewusst im Konzept der ProLeben-Medizin wieder. Sie hat inzwischen das Potenzial, eine seriöse Umsetzung und ausreichende Verbreitung vorausgesetzt, einen wesentlichen Beitrag zur Gesundung unserer Kassen, unserer Menschen und letztlich unserer Gesellschaft zu leisten. Die Zwänge heutiger sozialökonomischer Probleme machen die Umsetzung des ProLeben-Medizin Konzeptes dringend notwendig, denn die alleinige idealistische Vorstellung desselben wird unserem Land nicht zum Wiedererstarken gereichen. (Module der ProLeben-Medizin s. S. 181)

Im klaren Gegensatz zum bisherigen „Gesundheitssystem", in dem die medizinische Kompetenz im Wesentlichen Ärzten und angeschlossenen Therapeuten zukommt, und diese eine kostenintensive Apparate- und Spezialmedizin in den Mittelpunkt rücken, kommt der **Vorbeugung von Erkrankungen** und **Beratung zur Selbsthilfe** eine entscheidende **Basisrolle** zu. Der Bürger erlangt mittels qualifizierter Beratung Kompetenz in gesundheitlichen Fragen, er lernt wesentliche Zusammenhänge der Krankheitsverursachung kennen. Der Eigenverantwortung zu gesundheitlichen Fragen wird eine aktive Rolle eingeräumt. Bei gesundheitlichen Störungen werden Wege der einfachen, aber wirksamen Selbsthilfe durch die flächendeckenden Angebote an Beratung und Kleintest zur biologischen Basismedizin aufgezeigt.

Die konzeptionell gereiften Strukturen des ProLeben-Medizin Verbundes und der biologisch orientierten Apotheken werden regionale Zentren bilden, welche dafür Sorge tragen, alle Bereiche der Biologischen Medizin an der Basis zu verankern und in jede Stadt und jeden Kreis zu tragen. In regionalen Gesundheitszentren wird die biologisch orientierte Apotheke als erstes Anlaufzentrum für die Bürger dienen, und mit eigenen bzw. assoziierten Beratern und in Abstimmung mit den ProLeben-Medizinern die Hauptinhalte der Basismedizin umsetzen. Angekoppelte Ärzte, Zahnärzte, Heilpraktiker und Physiotherapeuten gewährleisten das breite Spektrum der Biologischen Regulationsmedizin. Die regionalen „ProLeben-Medizin"-Zentren können auf alle mit dem Verbund assoziierten Einrichtungen und Marketinginstrumente zurückgreifen. Zentral entwickelte Leitlinien werden individuell angepasst basisnah und mit einem sinnvollen Maß an Autonomie umgesetzt.

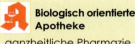

Biologisch orientierte Apotheke
ganzheitliche Pharmazie
Beratung und Kleintests
(biologische Basis-Medizin)

ProLeben-Medizin Verbund
Diagnostik und Therapie (biologische Regulationsmedizin und ggf. Standardmedizin komplementär)

- Arzt (Klinik / Praxis)
- Zahnarzt
- Physiotherapeut
- Heilpraktiker

Weitere Informationen:
ProLeben-Medizin Verbund (s. S. 181)
 Hotline: 01801-7 76 53 236
 www.proleben-medizin.de

⇨ **weitere Detailinformationen finden Sie auf der beiliegenden CD.**

b) Gesellschaft für Biologische Krebsabwehr e.V. (GfBK)

Diese Gesellschaft verfügt inzwischen über mehrere Tausend Mitglieder und noch mehr Sympathisanten. Durch engagierte und kompetente Mitarbeiter werden umfassende Informationen an Interessierte zum Thema „Biologische Krebsabwehr" weitergegeben. In Deutschland existieren inzwischen auch viele regionale Geschäftsstellen (siehe Tabelle unten).

Weiterführende Informationen:
Hauptstr. 44 , 69117 Heidelberg
Tel: 06221 /13802-0 , Fax: 13802-20
E-Mail: information@biokrebs.de, www.biokrebs.de
Beratungszeiten: Mo. - Do. von 9.00 - 16.00 Uhr, Fr. bis 15.00 Uhr
 telefonisch: Mo. - Fr. von 9.30 - 13.00 Uhr,
 persönlich: nur nach vorheriger Terminabsprache

Regionale Beratungsstellen der Gesellschaft für Biologische Krebsabwehr

- **Beratungsstelle Dresden**
  01097 Dresden, Schlesischer Platz 2
  Tel: 0351 / 802 60 93   Fax: 0351 / 802 60 95
  Beratungszeiten: Di. u. Do. 13.30 -16.30 Uhr

- **Beratungsstelle Thüringen**
  07407 Rudolstadt, Thomas-Müntzer-Str. 2
  Tel.: 03672/34 70 00 Fax: 03672/34 70 01
  Beratungszeiten: Mo. u. Fr. 16.00 - 18.00 Uhr

- **Beratungsstelle Chemnitz**
  09247 Röhrsdorf (Chemnitz-Center)
  Ringstr. 3
  Tel./Fax: 03722-98318
  Beratungszeiten: Di. u. Do.: 13.00 - 16.00 Uhr

- **Beratungsstelle Berlin**
  10709 Berlin, Münstersche Str. 7a
  Tel: 030 / 342 50 41 oder 030 / 86 42 19 18
  Fax: 030 / 86 42 19 19
  Beratungszeiten: Di. u. Do. 10.00 - 13.00 Uhr

- **Beratungsstelle Nord**
  22175 Hamburg, Werfelring 40
  Tel und Fax: 040 / 640 46 27
  Beratungszeiten: Di. u. Do. 9.00 - 13.00 Uhr

- **Beratungsstelle Bremen**
  28209 Bremen, Carl-Schurz-Str. 32
  Tel: 0421-3468370
  Beratungszeiten: Mi. 15.00-18.00 Uhr

- **Beratungsstelle Nordrhein**
  41236 Mönchengladbach,
  Von-Galen-Str. 105
  Tel.: 02166-26 51 03 Fax: 02166-26 51 04
  Beratungszeiten: Di. und Do. 9.00-12.00 Uhr

- **Beratungsstelle West**
  65185 Wiesbaden, Luisenstr. 18
  Tel: 0611 / 37 61 98 Fax: 957 09 73
  Beratungszeiten: Di. und Do. 9.00 - 12.00 Uhr

- **Beratungsstelle Süd**
  80469 München, Pestalozzistr. 40 b
  Tel: 089 / 26 86 90   Fax: 089 / 26 33 81
  Beratungszeiten: Di. und Do. 9.00 - 12.00 Uhr

c) Union für Biologische Krebstherapie e.V. (UBK)

Diese Fachgesellschaft von Ärzten und Heilpraktikern wurde vom berühmten Krebsforscher Dr.Dr. Seeger gegründet und stellt die Pflege und Fortentwicklung des Wissens über die Biologische Krebstherapie in den Mittelpunkt der Bemühungen. Ambulante und klinische Therapeuten treffen sich regelmäßig zu Weiterbildungen. Eine umfassende Basisausbildung gilt als Voraussetzung zur Mitgliedschaft. Die UBK wird sich in Zukunft noch stärker für die Etablierung der Biologischen Krebstherapie als Basismedizin einsetzen. Diesbezügliche Fortbildungen für mittleres medizinisches Personal, Apotheker und Gesundheitsberater befinden sich in der Planung (sog. Bioonkologische Basisausbildung). Die Therapeutenausbildung wird mit der ProLeben-Akademie koordiniert. In einigen Städten wurden Beratungsstellen für Laien aufgebaut.

Weiterführende Informationen:
Union für biologische Krebstherapie e.V.
Sekretariat: Im Stuck 32, D-21640 Horneburg
Tel.: 04163-812040, Fax: - 812058
E-mail:HSchUBK@aol.com
www.Krebstherapeuten.de

d) NATUM e.V.

Die NATUM steht für Naturheilkunde, Akupunktur und Umweltmedizin in der Frauenheilkunde. Sie ist eine Arbeitsgemeinschaft ganzheitlich denkender und arbeitender und naturheilkundlich tätiger Frauenärzte innerhalb der Deutschen Gesellschaft für Gynäkologie und Geburtshilfe, DGGG. Gegründet wurde die NATUM 1993 von Frau Prof. Ingrid Gerhard, der damaligen Leiterin der Ambulanz für Naturheilkunde der Universitätsfrauenklinik in Heidelberg. Die NATUM verfügt über vielfältige Arbeitsgruppen, u.a. für Immunologie, orthomolekulare Medizin, Phytotherapie, Homöopathie und Onkologie. Sie unterstützt die interdisziplinäre Komplexausbildung zum Diplom „Biologische und Komplementäre Krebstherapie heute" der ProLeben-Akademie (siehe oben).

Weitere Informationen:
NATUM e.V.
Geschäftsstelle: Elise-Averdieck-Str. 17
D-27356 Rotenburg/W.
Sprechzeiten der Geschäftsstelle:
  mittwochs 14 - 18 Uhr
  Tel.: 0 42 61 - 77 34 02, Fax: 0 42 61 - 77 20 69
E-Mail: info@natum.de, www.natum.de

e) Menschen gegen Krebs e.V.

Organisation zur Verbreitung von Informationen über alternative Krebstherapien und die kritische Sichtweise der orthodoxen Krebsmedizin unter Führung des Buchautoren L. Hirneise. Unterhält vielfältige Kontakte zu gleichgesinnten Organisationen im Ausland. Das so genannte 3-E-Konzept (Energie / Ernährung / Entgiftung) steht im Mittelpunkt der Basisempfehlungen für Krebspatienten. Auf Basis einer 2-Jahresausbildung wird für Betroffene von Ganzheitlichen Krebsberatern bundesweit eine Beratungsplattform gebildet (im Internet unter www.krebsberater-mgk.de).

Weitere Informationen:
Menschen gegen Krebs e. V.
Pfarrstr. 8/1, D-71394 Kernen
Tel: 07151-910217, Fax: 07151-910218
E-Mail: mgk@krebstherapien.de
www.krebstherapien.de

Anhang C   Adressen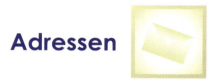

In diesem Kapitel sind für Sie eine Auswahl der wichtigsten Gesellschaften und Kontaktadressen zusammengestellt worden, welche zur Umsetzung der Hauptinhalte dieses Buches weiterhelfen sollen.   S i e können sich mit Ihrem Anliegen problemlos an die Geschäftsstellen der jeweils interessierenden Gesellschaft wenden und um Auskunft bitten.

Internet

Wenn es um einen schnellen Zugang zu Informationen geht, hat sich hierfür inzwischen das Internet sehr bewährt. Sollten Sie noch nicht über dieses Datenmedium verfügen, so lassen Sie sich von Ihren Kindern, Enkeln, Freunden und bekannten helfen. In vielen Städten gibt es auch „Internet-Cafe´s".

Zum Umgang mit dem Internet sind noch folgende Tipps zu beachten:

- *Nutzen Sie beim Nichtvorliegen einer genauen Adresse eine sog. Suchmaschine. Einige Suchmaschinen sind nachfolgend aufgelistet.*

Die meisten sind über mehrere Endungen, wie .de oder .at oder .ch oder .com, erreichbar.

www.altavista.de	*www.kolibri.de*
www.lycos.de	*www.google.de*
www.fireball.de	*www.yahoo.de*
www.web.de	*www.blitzsuche.de*

- *Geben Sie den „Suchbegriff" möglichst genau ein, um nicht einer unüberschaubaren Menge von Ergebnissen gegenüber zu stehen. Bei mehreren Suchbegriffen beginnen sie mit einem „+" und setzen zwischen alle folgenden Begriffe ebenfalls „+". (z.B. „+ biologisch + tumorabwehr").*

- *Das Internet erspart Ihnen in keinem Falle, die „Spreu vom Weizen" zu trennen. Hierzu sollten Sie unbedingt mit Ihrem Arzt des Vertrauens sprechen. Natürlich steht Ihnen hierfür auch das vorliegende Buch zur Verfügung.*

- *Viele Internetdarstellungen sind einseitig übertrieben und künden von Wunder- oder Allheilmitteln. Prüfen Sie immer auf Seriosität.*

- *Vor Medikamentenkauf via Internet wird gewarnt. Sie erwerben eventuell Produkte, deren Qualität keinen strengen Normativen der Gesundheitsbehörden unterliegen.*

wichtige Adressen

Nachfolgend sind einige Adressen alphabetisch aufgelistet, die keine Wertung darstellen, aber im Allgemeinen die bekanntesten Ansprechpartner beinhalten.

Akupunktur

- **DGfAN - Deutsche Gesellschaft für Akupunktur und Neuraltherapie e.V.**
  D-07368 Ebersdorf/ Thüringen, Mühlweg 11; Tel. 036651-55075, Fax. 036651-55074, E-mail: dgfan@t-online.de, www.dgfan.de
- **DÄGfA - Deutsche Ärztegesellschaft für Akupunktur e.V.**
  D-81375 München, Würmtalstraße 54; Telefon (089) 7 10 05 11, Fax (089) 7 10 05 25, E-Mail: fz@daegfa.de, www.daegfa.de
- **Deutsche Akupunktur Gesellschaft Düsseldorf**
  D-40211 Düsseldorf, Golsteinstraße 26; E-mail: www.akupunktur-aktuell.de, Deutsche_Akupunktur_Gesellschaft@compuserve.com
- **Berufsverband Deutscher Akupunkturärzte e.V.**
  D-76530 Baden-Baden, Lichtentaler Str. 3; Tel. /Fax.: 07221-38685

🔎 SUCHEN (Ärzteliste): www.akupunktur.de

Ayurveda

- **Deutsche Gesellschaft für Ayurveda e.V.**
  D-56841 Traben-Trarbach, Wildbadstr. 201; Tel. 06541-5817, Fax. 06541-881982, www.ayurveda.de

Biologische Basismedizin, Gesunde Lebensweise, Dorn & Breuss Methode

- **Rückgrad e.V. - Gemeinnützige Selbsthilfeorganisation für ganzheitliche Gesundheit**
  D-98527 Suhl, Grüner Weg 20; Tel. 03681 - 303413, Fax: 03681 - 303417
  E-mail: Grosserwohlfeil@rueckgrad.com, Internet: www.rueckgrad.com
- **Deutsche Gesellschaft für Gesundheitsvorsorge e.V.**
  D-51375 Leverkusen, Driescher Hecke 19; Tel. 0214 - 56744, Fax: 0214 - 56726
- **Bundesverband für Gesundheitsförderung, Kneipp-Bund e.V.**
  D-86825 Bad Wörishofen, Adolf-Scholz-Allee 6; Tel. 08247 - 30020, Fax: 08247 - 3002199
- **Verband für unabhängige Gesundheitsberatung Deutschland e.V.**
  D-35435 Wettenberg-Gießen, Sandusweg 3; Tel. 0641 - 808960, Fax: 0641 - 9650
- **Arbeitsgemeinschaft Umwelt, Gesundheit, Ernährung e.V.**
  D-20259 Hamburg, Osterstrasse 58; Tel. 040 - 49071302, Fax: 040 - 49071301

Baubiologen, Gesundes Bauen

- **Baubiologen**
  Gerd Brendel, Ortstr.19, D-07926 Dobareuth, Gerd.Brendel@t-online.de
- **Bundesverband Gesundes Bauen und Wohnen e.V.**
  D-38005 Braunschweig, Postfach 1543; Tel. 0531 - 352851, Hotline: 0531 - 352851

- **Institut für Baubiologie und Ökologie – IBN, Unabhängige private GmbH**
  D-83115 Neubeuern/Oberbayern, Holzham 25; Tel.: 08035 - 2039, Fax: 08035 - 8164, www.baubiologie.de
- **Verband Deutscher Baubiologen e.V., Bundesgeschäftsstelle**
  D-91207 Lauf, Oberwiesenthaler Straße 18; Tel.: 09123 – 984012, Fax: 09123 – 984013, E-mail: netzwerk@baubiologie.net

🔍 SUCHEN: http://home.t-online.de/home/bruno.hennek/intern.htm

Biologische und komplementäre Krebstherapie

- **ProLeben - Qualifikations-Netzwerk für biologische Krebstherapie**
  D-07973 Greiz, Gartenweg 6; Tel. 03661-689870, Fax. 03661-689872
  www.proleben.de/netzwerk.htm
- **ProLeben - Medizin Verbund, Modul "Biologische Krebstherapie"**
  07937 Zeulenroda, Am Waldstadion 5, Tel. 036628-6770, E-mail: info@proleben-verbund.org
- **Gesellschaft für Biologische Krebsabwehr, Hauptgeschäftsstelle**
  D-69117 Heidelberg, Hauptstraße 44; Tel: 06221-138020, Fax: 13802-20,
  E-mail: information@biokrebs.de
- **Union für biologische Krebstherapie (UBK) e.V.**
  D-21640 Horneburg, Im Stuck 32, Tel.: 04163-812040, Fax: 04163- 812058
  E-mail:HSchUBK@aol.com, www.Krebstherapeuten.de
- **Arbeitsgemeinschaft Naturheilkunde, Akupunktur und Umweltmedizin NATUM e.V.**
  in der Deutschen Gesellschaft für Gynäkologie und Geburtshilfe
  D-27356 Rotenburg/W., Elise-Averdieck-Str. 17, Tel.: 0 42 61 - 77 34 02,
  Fax: 0 42 61 - 77 20 69, E-Mail: info@natum.de, www.natum.de
- **Österreichische Gesellschaft für Onkologie**
  A-1140 Wien, Sofienalpenstrasse 17; Tel./Fax: 01-9792860, Internet: www.oego.or.at

🔍 SUCHEN (ambulant): www.proleben-verbund.org oder www.proleben.de/netzwerk.htm
🔍 SUCHEN (Kliniken, Tageskliniken und Reha-Zentren): www.biokrebs.de

Elektroakupunktur und bioenergetische Medizin

- **Internationale Medizinische Gesellschaft für Elektroakupunktur nach Dr. Voll**
  D-47533 Kleve, Am Sender 3; Tel. 02821 - 27833
- **Elektroakupunktur nach Voll e.V., Dr. med. Richard Kraßnigg**
  D-53819 Neunkirchen-Seelscheid, Bitzer Berg 20; Tel.: 02247-915812, Fax: 02247-915813
- **Medizinische Gesellschaft für Elektroakupunktur nach Dr. Voll in Österreich**
  A-8940 Liezen, N-Dumba-Str. 17; Tel. 03612 - 24646
- **HP Gesellschaft für Elektroakupunktur nach Dr. Voll**
  D-75177 Pforzheim, F.-Ebert-Str. 21; Tel. 07213 - 33930
- **Dt. Gesellschaft für Elektroneuraldiagnostik und -therapie nach Croon e. V.**
  Dr. med. R. Croon, D-61352 Bad Homburg, Auf der Steinkaut 50;
  Tel.: 06172 - 44033, Fax: 06172 - 458569
- **Internationale Forschungsgemeinschaft für bioelektronische Funktionsdiagnostik und Therapie e.V.**
  D-91052 Erlangen, Memelstr. 22

Geistheilung, Geistiges Heilen und Spiritualität, Reiki

- **Via Mundi - Interessengemeinschaft für transzendenzoffene Wissenschaft und christliche Spiritualität e.V.**
  D-90482 Nürnberg, Ziegenstr. 88a; Tel. 0911 - 5441547, Fax: 0911 - 2878258
  E-mail: schmeusser.thomas@gmx.de
- **Reiki - Adressen von vertrauenswürdigen Therapeuten**
  anfordern über Wildpferd Verlag, "Das Reiki-Handbuch", Postfach, D-87648 Aitrang oder im Internet unter www.reiki.de
- **Deutsche Vereinigung für Geistheilung e.V.**
  D-53175 Bonn, Frankenstraße 5-8, Thelen; Tel. 02663 - 3868
  E-mail: ursula.tuerk@nexgo.de

Homöopathie

- **DZVhÄ - Deutscher Zentralverein homöopathischer Ärzte e.V.**
  D-53113 Bonn, Am Hofgarten 5; Tel.: 0228-63 92 30, Fax: 0228-63 92 70,
  www.homoeopathy.de, www.dzvhae.de
- **Internationales Homöopathiekolleg Torgau e.V.**
  D-04838 Wildschütz, Dorfstraße 7; Tel.: 034244 – 50061, Fax: 034244 - 55959
  E-mail: info@hahnemann-torgau.de, Internet: www.hahnemann-torgau.de
- **Bundesverband Patienten für Homöopathie e.V.**
  D-37181 Hardegsen, Burgstraße 20; Tel.: 05505 – 1070, Fax: 05505 - 959666
  E-mail: BPH-Mail@t-online.de
- **August-Weihe-Institut für Homöopathische Medizin e.V.**
  D-32756 Detmold, Benekestr. 11; Tel.: 05231-3 41 52, Fax: 05231-341 52,
  www.naturmedizinimspektrum.de
- **Homöopathische Vertragsärzte Bundesverband e.V.**
  D-53115 Bonn, Meckenheimer Allee 119; Tel.: 07161-37878, Fax: 0228-6931099,
  E-mail: dr.joerdens@onlinehome.de, Internet: www.hovaeb.de
- **Samuel-Hahnemann-Stiftung**
  D-52152 Simmerath, Woffelsbach Schilsbachstr. 34b; Tel.: 02473-93 90 50,
  Fax: 02473-93 93 33
- **Hahnemannia – Deutscher Verband für Homöopathie**
  D-89150 Laichingen, Kapuzinerweg 20
- **ÖGHM - Österreichische Gesellschaft für Homöopathische Medizin**,
  A-1070 Wien, Mariahilferstr. 110; Tel: 0043-1-526 75 75, Fax: 0043-1-526 75 75 4
  E-mail: sekretariat@homoeopathie.at, Internet: www.homoeopathie.at
- **Schweizerische Ärztegesellschaft für Homöopathie**
  CH-6023 Rothenburg, Butzibachstrasse 31b, Tel: 041 281 - 17 44, Fax: 041 280 30 36

⌕ SUCHEN (Ärzteliste): www.bph-online.de

Homotoxikologie

- **Internationale Gesellschaft für Homotoxikologie e.V.**
  D-76483 Baden-Baden, Postfach 100 264 /Bahnackerstraße 16, D-76438 Baden-Baden

Tel: (+49) 7221-6 32 52, Fax: (+49-) 7221-50 1 490,
E-mail: info@homotox.de, Internet: www.homotox.de
- **Österreichische Ärztegesellschaft für Homotoxikologie und antihomotoxische Medizin**
  A-1232 Wien, Postfach 64; Tel.: (+43-1) 615 63 09, Fax: (+43-1) 616 26 44 - 97,
  E-mail: homotox.austria@rocketmail.com

Hyperthermie

- **Deutsche Gesellschaft für Hyperthermie e.V.**
  D-26384 Wilhelmshaven, Mühlenweg 144; Tel.: 04421-7556615, Fax: 04421-7556610, E-mail: info@dght.net, Internet: www.dght.net

Kinesiologie

- **Internationale Ärztegesellschaft für Applied Kinesiologie**
  A-9360 Friesach, Fürstenhofgasse 8; Tel.: (0043)-4268-22426, Fax: (0043)-4268-22427,
  E-mail: office@imak.co.at, Internet: www.imak.co.at

Laboradressen (wichtige Spezialdiagnostik für die Krebstherapie)

1. Immunprofile, Lymphozytentypisierung, Lymphozytentransformationstest
  - Institut für Medizinische Diagnostik, Nicolaistr. 22, 12247 Berlin-Steglitz, Tel. 0 30 - 77 00 10
  - Labor Dr. Quade und Partner, Postfach 102444, 50464 Köln, Tel. 0221 - 9405640
  - Labor Röck, Lange Str. 65, 76530 Baden-Baden, Tel. 07221 - 21170
  - ImmuMed, Bayerstr. 53, 80336 München, Tel. 089 - 543080
  - CytoLabor Bach, Siemensstr. 35, 42697 Solingen, Tel. 0212 - 74575
  - biovis, Dr. B. Schütz, Frankfurter Str. 20 a, 65527 Niedernhausen, Tel.: 06127 - 9 65 78 0

2. Chemosensibilitätstestung
  - Labor Limbach, Dr. Wosegien · Im Breitspiel 15, 69126 Heidelberg, Tel. 06221 - 3432115
  - CellControl, Fa. Therapy Select, München
  - CytoLabor Bach, Siemensstr. 35, 42697 Solingen, Tel. 0212 - 74575

3. Hersteller Tumorautovakzine (ASI-Impfstoffe) und dendritischer Zellen
  - CytoLabor Bach, Siemensstr. 35, 42697 Solingen, Tel. 0212 - 74575
  - Biotechnisches Praxislabor Dr. Ahlert, Tel. 06221 - 436814
  - Dendrinum GmbH, Dr. Lothar Kaiser, Tel. 06021 - 920605
  - Immunologisches Labor Hannover, Tel. 05527 - 5089
  - Institut für Tumorimmunologie Dr. Neßelhut, Tel. 05527 - 5089
  - vitOrgan Arzneimittel GmbH, Tel. 0711 - 448120

MAYR-Medizin (F.X. MAYR Medizin)

- **Internationale Gesellschaft der F.X. Mayr-Ärzte**
  A-9082 Maria Wörth, Golfstraße 2; Tel.: 0043-4273 251144, Fax: 0043-4273 251172,
  E-mail: office@fxmayr.com

🔎 SUCHEN (Ärzteliste): www.fxmayr.com

Mikroimmuntherapie

- **Ärztliche Gesellschaft für Mikroimmuntherapie**
  D-79115 Freiburg, Baseler-Str. 115; Tel. 0761-4787133, HotLine 0800-1811 637

Naturheilverfahren allgemein (incl. Anthroposophische Medizin)

- **Hufeland-Gesellschaft für Gesamtmedizin**
  D-76199 Karlsruhe, Ortenaustr. 10; Tel.: 0721-88 62 76, Fax: 0721-88 62 78
- **Ärztegesellschaft für Erfahrungsheilkunde e.V.**
  D-69121 Heidelberg, Im Weiher 10; Tel. 06221/489-469 oder 06221/4756-00
- **Natur & Medizin, Fördergemeinschaft für Erfahrungsheilkunde e.V. (Karl-und-Veronica Carstens-Stiftung)**
  D-53177 Bonn, Am Michaelshof 6; Tel.: 0228-35 25 03, Fax: 0228/ 36 43 44
- **Arbeitsgemeinschaft Naturheilkunde, Akupunktur und Umweltmedizin NATUM e.V.**
  in der Deutschen Gesellschaft für Gynäkologie und Geburtshilfe
  D-27356 Rotenburg/W., Elise-Averdieck-Str. 17, Tel.: 0 42 61 - 77 34 02,
  Fax: 0 42 61 - 77 20 69, E-Mail: info@natum.de, www.natum.de
- **Ärztegesellschaft für Erfahrungsheilkunde e.V.**
  D-70469 Stuttgart, Steiermärkerstr. 3-5
  www.erfahrungsheilkunde.org, info@erfahrungsheilkunde.org.
- **Interessengemeinschaft deutscher Heilpraktikerverbände e. V.**
  D-40223 Düsseldorf, Sternwartstr. 42; Tel.: 0211/ 9017 28 0
- **ZDN - Zentrum Dokumentation für Naturheilverfahren e.V.**
  D-45147 Essen, Virchowstr. 50; Tel.: 0201 - 7490086, Fax: 0201 - 702284
  E-Mail: info@zdn.de, www.zdn.de
- **Zentralverband der Ärzte für Naturheilverfahren e.V.**
  D-72250 Freudenstadt, Am Promenadenplatz 1; Tel. 07441 - 91 858 0
  E-Mail: mail@zaen.org, www.zaen.de
- **E.F.N.M.U., Europäischer Verbraucherverband für Naturmedizin**
  D-58313 Herdecke, Beckweg 4; Tel.: 02330/ 62 35 35
- **Deutsche Gesellschaft für alternative Medizin e.V.**
  D-30161 Hannover, Drostestraße 14; Tel.: 0511-3 94 04 97
- **Internationale Gesellschaft für Biologische Medizin e.V.**
  D-76481 Baden-Baden, Postfach 100045; Tel.: 07221-501-115, Fax: 07221-501-410
  E-mail: info@biogesellschaft.de, Internet: www.biogesellschaft.de
- **Gesellschaft anthroposophischer Ärzte in Deutschland e.V.**
  D-70794 Filderstadt, Roggenstrasse 82
- **Gesellschaft für Phytotherapie**
  D-50939 Köln, Siebengebirgsallee 24
- **Schweizerische Ärztegesellschaft für Erfahrungsmedizin**
  CH-3000 Bern 7, Kornhausplatz 7, Postfach 969

⌕ SUCHEN (Ärzteliste): www.zaen.de

Naturkost

- **MfN Marketing für Naturkost GmbH Büro Berlin, Bernd Hoppe**
  D-10115 Berlin, Anklamer Straße 38; Tel.: 030-44358120, Fax: 030-44358122,
  E-mail: mfnberlin@t-online.de
- **Naturkost - und Bioladen "Lebensquell"**
  D-07973 Greiz, Bahnhofstr. 3; Tel.: 03661 – 674295, www.lebensquelle-greiz.de
- **Bundesverband Naturkost Naturwaren Einzelhandel e.V.**
  D-50354 Hürth, Robert-Bosch-Str. 6; Tel.: 02233-96338-22, Fax: 02233-96338-20,
  E-mail: BNN-Einzelhandel@t-online.de, Internet: www.n-bnn.de

🔎 SUCHEN (Naturkost in Ihrer Nähe): www.naturkost.de

Neuraltherapie

- **DGfAN - Deutsche Gesellschaft für Akupunktur und Neuraltherapie e.V.**
  D-07368 Ebersdorf/ Thüringen, Mühlweg 11, Tel. 036651 / 55075, Fax. 036651 / 55074 E-mail: dgfan@t-online.de, www.dgfan.de
- **Internationale medizinische Gesellschaft für Neuraltherapie nach Huneke e.V.**
  D-72250 Freudenstadt, Am Promenadenplatz 1; Tel. 0 74 41/91 858 0, Fax: 0 74 41/ 91 858 22 oder D-68165 Mannheim, Lameystr. 30; Tel. 06 21/ 41 822 72, Fax: 06 21 / 41 71 96, www.neuratherapie-online.de
- **Akademie für Neuraltherapie und diagnostische-therapeutische Lokalanästhesie e.V.**
  D-67331 Speyer, Postfach 2245
- **Deutsche medizinische Arbeitsgemeinschaft für Herd- und Regulationsforschung**
  D-69168 Wiesloch, Postfach 1380, Tel. 06222-92780, Fax: 06222-50215
- **Internationale Gesellschaft für Neuraltherapie nach Huneke**
  D-32805 Bad Meinberg-Horn, Am Müllerberg 24

Organotherapie (Thymus, Milz u.a.m.)

- **ORGANOMED Laborgemeinschaft Dr. Neumeyer GbR**
  D-22767 Hamburg, Gademannstr. 16; Tel.: 040-30684455, Fax: 040-30684468,
  E-mail: info@organomed.org, Internet: www.organomed.org

Osteopathie

- **IFAO - Institut für angewandte Osteopathie**
  D- 54634 Bitburg, Lucas - Cranach - Str. 1
  Tel.: 06561 / 670457; Internet: www.ifaop.com
- **AFO - Akademie für Osteopathie e.V.**
  D-82131 Gauting, Römerschanzweg 5
  Tel.: 089 / 89 34 00 68, Internet: www.osteopathie-akademie.de
- **VDO - Verband der Osteopathen Deutschland e.V.**
  D-65185 Wiesbaden, Untere Albrechtstr. 15
  Tel.: 0611 / 910 36 61, Home: www.osteopathie.de

Orthomolekulare Medizin
- **Deutsche Gesellschaft für Orthomolekulare Medizin e.V.**
  D-41061 Mönchengladbach, Sittardstrasse 21

Sauerstofftherapie
- **Internationale Ärztegesellschaft für Sauerstofftherapie und Forschung e.V.**
  Dr. med. Klaus Buxbaum, 63303 Dreieich, Am Lachengraben 22; Tel.: 06103/98460, Fax: 06103/984625, www.sauerstoff-therapie-forschung.de

Schmerztherapie
- **Deutsche Gesellschaft Schmerztherapie e.V.**
  D-61440 Oberursel, Adenauerallee 18; Tel.: 06171-28602 0, Fax: 06171-28602 2, E-mail: info@DGSchmerztherapie.de ; www.DGSchmerztherapie.de
- **DGSS – Deutsche Gesellschaft zum Studium des Schmerzes e.V.**
  DGSS-Geschäftsstelle, c/o Klinik für Anaesthesiologie, Universität Köln
  D-50924 Köln, Joseph-Stelzmann-Str. 9; Tel.: 0221/478-6686, Fax: 0221/478-6688, E-mail: dgss@uni-koeln.de
- **Deutsche Schmerzliga e.V.**
  D-61440 Oberursel, Adenauerallee 18; Tel.: 0700/ 375 375 375, Fax.: 0700/ 375 375 38, E-mail: info@dsl-ev.de

  ⌕ SUCHEN (Ärzteliste): www.stk-ev.de

Shiatsu
- **E.S.I. München**
  D-80802 München, Freystr. 4 , Tel.: 089 / 34 86 73, Internet: :www.shiatsu.de/muenchen
- **E.S.I. Berlin**
  D-12159 Berlin, Hauptstr.72, Tel.: 030 / 62709568, Internet: www.shiatsu.de/berlin

Systemische Familientherapie nach HELLINGER
- **Maria Franziska Busch: Familientherapeutin, Gründungsmitglied der Freien Akademie für ganzheitliche Medizin und Naturwissenschaften e.V.**
  D-12157 Berlin/ Steglitz, Kniephofstr. 28,
- **Das Virtuelle Bert-Hellinger-Institut für systemische Lösungen nach Bert Hellinger**
  www.hellinger.com
- **Bert Hellinger Institut Freiburg**
  www.ulsamer.com

Thermographie/ Regulationsthermographie
- **Dt. Gesellschaft für Thermographie und Regulationsmedizin e.V.**
  D-71830 Herrenberg, Spitalgasse 20; Tel.: 07032 - 6688, Fax: 07032 - 22313, E-mail: arzt6688@aol.com, Internet: www.thermomed.org
- **Internationale Medizinische Akademie für Thermographie e.V.**
  D-61348 Bad Homburg, Schöne Aussicht 8 a
  Internet: www.imat.org

Thymustherapie

- **ORGANOMED Laborgemeinschaft Dr. Neumeyer GbR**
  D-22767 Hamburg, Gademannstr. 16; Tel.: 040-30684455, Fax: 040-30684468,
  E-mail: info@organomed.org, Internet: www.organomed.org

Zahnheilkunde (ganzheitlich-biologisch)

- **BNZ - Bundesverband der naturheilkundlich tätigen Zahnärzte in Deutschland e.V.**
  D-50968 Köln, Von-Groote-Str. 30; Tel.: 0221-3761005, Fax.: 0221-3761009, www.bnz.de
- **GZM - Internationale Gesellschaft für Ganzheitliche Zahn-Medizin e.V.**
  D-68239 Mannheim, Seckenheimer Hauptstraße 111; Tel.: 0621-476400,
  Fax: 0621-473949, E-mail: gzm@gzm.org
- **GKO - Gesellschaft für Ganzheitliche Kieferorthopädie e.V.**
  D-50968 Köln, von-Groote-Str. 30; Tel.: 0221-3406135, Fax: 0221-3406137,
  E-mail: info@gko-online.de, Internet: www.gko-online.de

🔎 SUCHEN (Zahnärzteliste): www.gzm.org/homeframe.htm
oder www.bnz.de/ml/mitglieder.htm

Hier können Sie Ihre eigenen Adressen ergänzen:

ProLeben Fachverlag

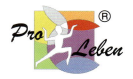

Der ProLeben Fachverlag bietet Ihnen weitere nützliche Produkte, die Sie während Ihrer Therapie begleiten und unterstützen können. Im gleichen Maße, wie im vorliegenden Buch, werden die Sachverhalte verständlich und anschaulich erklärt und dargestellt.
Einen Bestellzettel für die einzelnen Produkte finden Sie auf der beiliegenden CD.

Weitere Produkte zum Buch

- **Miniposter,** Größe 42 x 59 cm zu den Themen des Buches, ideal zum Vertiefen der ganzheitlichen Medizin für Sie zu Hause, für das Wartezimmer bei Therapeuten und in Ihren Vereinsräumen:
    * Ein Blick in die kleine Welt unseres Körpers
    * Gesundheit und Krankheit
    * Unsere Medizin heute
    * ganzheitliche Diagnostik
    * Der ScaSys®-Test
    * Das Gift muss raus
    * Gib der Säure keine Chance
    * Procain-Base-Infusionstherapie
    * Homotoxinlehre
    * Dunkelfeldmikroskopie und Isopathie
    * Herd, Störfeld und Neuraltherapie
    * Die Ernährung, die Sie brauchen
    * Energie tanken
    * Das Abwehrsystem stärken
    * Homöopathie
    * Psychosomatik mod. nach HAMER
    * Gefühlszuordnungen der Chakren
    * Psychoenergetische Therapie
    * Gefühlsatlas der Meridiane (n. KLINGHARDT)
    * Behandlung nach Priorität, Ebenen und Stufen
    * Zum Leben zurück ...
    * Was passiert, wenn die Liebe fehlt?

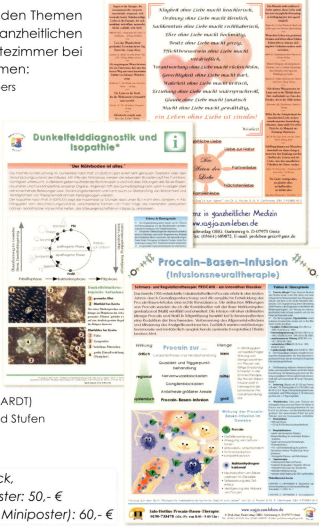

Preis: 3,- € pro Stück,
Preis für 20 Miniposter: 50,- €
Gesamtpaket (25 Miniposter): 60,- €

- **Maxiposter „Sag JA zum Leben"**
  - Größe 70 x 100 cm
  - Die wichtigsten Inhalte und Grafiken auf einen Blick.
  - Das ideale Poster für Sie zu Hause, für das Wartezimmer bei Therapeuten und zur Information in Ihren Vereinsräumen.

Preis: 10,- € pro Stück

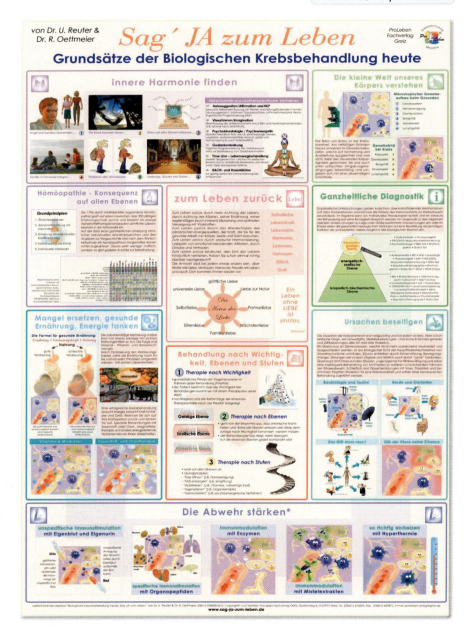

- **Behandlungsplan „Sag JA zum Leben"**
  - Größe 21 x 30 cm
  - Übersichtliche Vorlage zur individuellen Therapieplanung.
  - Ihre persönliche Kontrolle und Dokumentation zum Mitführen.
  - Vielfältige Zusatzinformationen auf der Vorderseite.
  - unterscheidet eigene Aktivitäten und die mit dem Therapeuten.
  - Übersicht über 9 Monate darstellbar.

  Preis: 0,50 € pro Stück

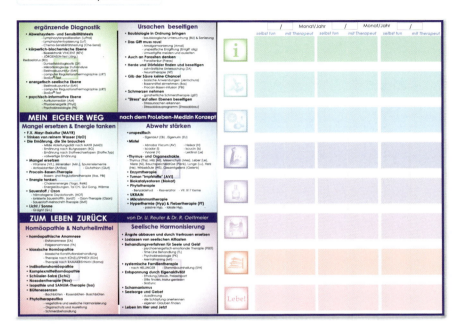

- **CD: Multimediales Lernsystem „Biologische Krebstherapie heute"**
  - Menügesteuertes Schulungssystem zur Einführung in die Thematik.
  - alle Buchkapitel wurden übersichtlich und allgemein verständlich aufgearbeitet.
  - möglich für System Apple-Macintosh (Apple Power Mac, ab System 8.6, mind. 96 MB RAM, CD-ROM) oder PC (ab Windows 2000, Pentium III, mind. 400 MHz Prozessor, 96 MB RAM. CD-ROM).
  - Empfohlen für Therapeuten, Selbsthilfegruppen und zum Selbststudium,
  - das Lernsystem bildet die Basis der zertifizierten Therapeutenausbildung,
  - weitere Informationen und Demoversion auf der beiliegenden CD

  Preis pro CD-ROM: 90, - €

- **Broschüre „Wie ein Fisch im Wasser"**
  - Format A5, 2. Auflage; ISBN 3-935883-00-6
  - Die Broschüre zum gleichnamigen Poster, idealer Wegweiser zur ganzheitlichen Gesundung und Gesunderhaltung.
  - Übersichtliche Darstellung der Hauptkomponenten ganzheitlicher Vorbeugung und Behandlung (von Baubiologie bis Ernährung, von Herdsanierung bis psychischer Harmonisierung).
  - Anhang mit hilfreichen Zusatzinformationen und Adressen.

Preis: 5,- € pro Stück

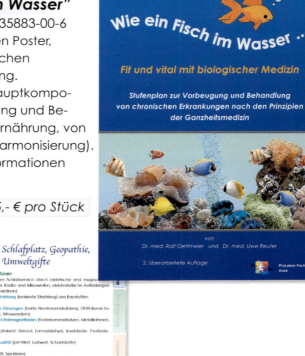

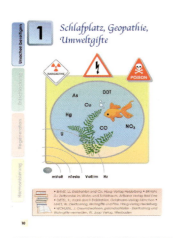

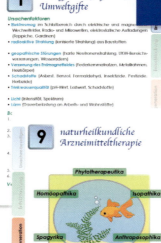

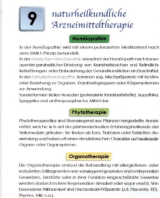

- **CD: Multimediales Lernsystem „Einführung in die Homöopathie"**
  - Menügesteuertes Schulungssystem zur Einführung in die klassische Homöopathie
  - Wissenschaftliche Betrachtungen, Stellung der Homöopathie in der Gesamtmedizin, Geschichte und Grundlagen homöopathischen Handelns, Arzneimittellehre, Repertorisation, Arzneimittelbeispiele und Indikationshomöopathie
  - für System Apple-Macintosh oder PC
  - empfohlen für Therapeuten und interessierte Laien
  - das Lernsystem bildet die Basis einer zertifizierten Therapeutenausbildung (A-Kurs für Ärzte und Apotheker),
  - weitere Informationen und Demoversion auf der beiliegenden CD

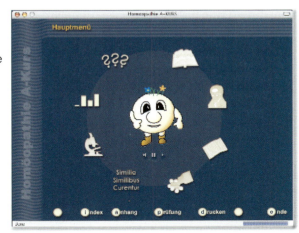

Preis pro CD-ROM: 120, - €

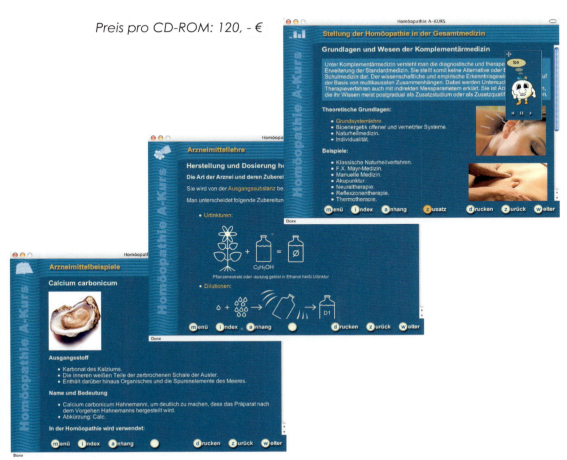

- **Poster „Wie ein Fisch im Wasser"**
  - Format 70 x 100 cm, 2. Auflage
  - Stufenkonzept der Vorbeugung und Behandlung von chronischen Erkrankungen.
  - Übersichtliche Darstellung der Hauptkomponenten ganzheitlicher Vorbeugung und Behandlung.
  - Von Baubiologie bis Ernährung, von Herdsanierung bis zur psychischen Harmonisierung.
  - Das ideale Poster für Sie zu Hause, für das Wartezimmer bei Therapeuten und zur Information in Ihren Vereinsräumen.

Preis: 10,- € pro Stück

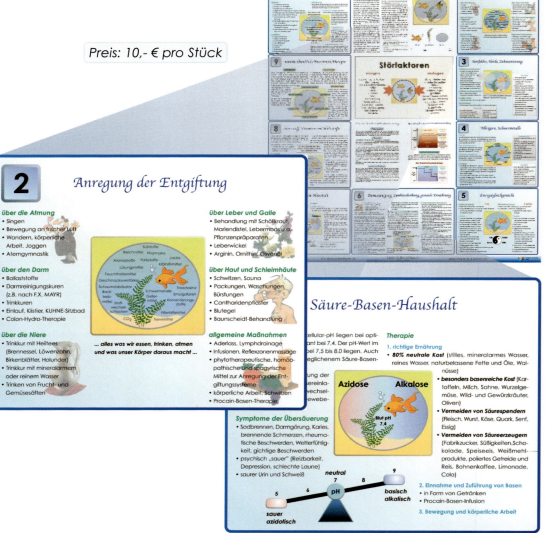

- **Ratgeber „Lebensglück und Gesundheit" - Hilfe zur Selbsthilfe**
  - 144 Seiten., zahlreiche farbige Abbildungen, ISBN: 3-935883-05-6
  - Die Autoren:
    - **Corina Wohlfeil-Grosser** (Heilpraktikerin, Dipl. Pharm. Ing., Familientherapeutin)
    - **Joachim Wohlfeil** (Dipl. Rel. Päd., Gesundheitsberater für Ruecken, Füsse & Gelenke)

  "Wir haben dieses Buch geschrieben, damit sich Glück und Gesundheit in Ihnen und Ihrem Lebensumfeld ausbreitet. Es ist ein Informations- und Lehrbuch und begleitet auf dem Weg. Von der Selbsthilfe zur Hilfe durch Gesundheitsberater und die Hilfe durch gesundheitsfördernde Produkte zur professionellen Unterstützung durch die Ganzheitsmedizin. Mit anderen Worten: Biologische Basismedizin PUR."

  Preis: 15, - € (gleichzeitig Spende für das Sri Lanka Hilfsprojekt)

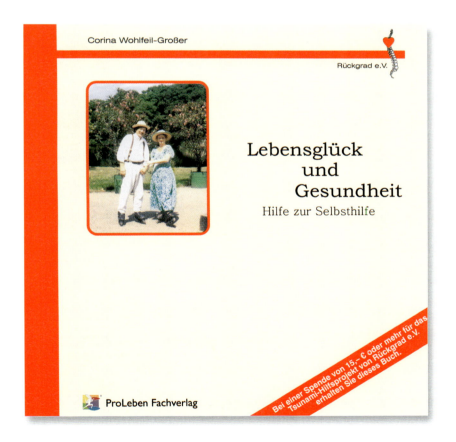

Stichwortverzeichnis

A
Abschalten 137
Abwehrsteigerung 79, 80, 83
Abwehrsystem, Untersuchung des 27
Adjuvante und komplementäre Behandlung 23
Ähnlichkeitsprinzip 101
aktive Fiebertherapie 94
Akupunktmassage (Shiatzu) 145
Akupunktur 100
Akupunkturmeridianmessung 40
Algen 70
Alternative Behandlung 23
Aminosäuren 63
Amygdaloin 88
anthroposophische Medizin 80, 113
Apfelbeere 99
Aprikosenkerne 89
Armlängenreflextest 38
Artesiminin/Artemisinin 88
Aussöhnung 134, 139
Auto-Sanguis-Therapie 100
Autosuggestion 128, 144
Ayurvedische Medizin 100

B
Basenbehandlung 52, 73
Baubiologie 43
BEV-Test 32
Bestrahlung 19
Bio-Feed-Back-Verfahren 37
Biokatalysatoren 112
Biologische Behandlung 16, 21
Biologische Funktionsdiagnostik 27, 40
Bioimmuntherapie (TALLBERG) 100
biologisch-kontrollierte Nahrung 65, 70
Biophysikalische Informationstherapie 97
Blütenessenzen 132
Blutkristallisations- und Trocknungstests 41
Blutzuckerindex 69

C
CEIA-Flockungsprofil 41
Chakrenlehre 120

ChemoSelect®-Test 29
Chemosensibilitätstestung 28
Chemotherapie 20
chinesische Phytotherapie 100
Computer-Regulationsthermographie 35

D
Darmflora 31
Datenanalyse von 100 Tumorpatienten 170
Dendritische Zellen 99
Diagnoseverfahren, ganzheitliche 42
Diagnose Funktionelle Medizin 40
Diasgenin 116
Dunkelfelddiagnostik 32, 111

E
EAV 36
Ebenen des Menschen 5
Ebenen und Stufen 147
Eigenblut 79
Eigenurin 79
Einflussgrößen auf das Gewebe 8
Einzelmittel-Homöopathie 102
Eisbergphänomen 26
Elektroakupunktur 36
Elektrosmog 43
Energie tanken 75
Entgiftung 45, 56
Entschlackung 52
Entspannung 137, 144
Enzyme 70, 86
Ernährung 63, 66
Esskultur 66

F
Familienkonflikte 134
Familientherapie 134
Feldenkrais 144
Fiebertherapie 92, 94
Flor Essence Tee 100
Fünf Tibeter 144
Funktionsbeurteilung 25
Fußreflexzonenbehandlung 145

G
Galvanotherapie 100
Ganzheitliche Untersuchungen 25, 40
Gebet 139
Gedankenlenkung 130
Geist und Seele 117

geistiges Heilen 139
Geopathie 43
gesund aus eigener Kraft 136
Gewebeaufbau 7
Gewebeverschlackung 8
Gewebeübersäuerung 53
Glaube 139
Glaubenssätze 122
Grundkonflikte (HAMER) 119

H

Haaranalyse 41
Harmonie 123, 151
Heileurythmie 146
Heilkraft 75
Herde, Herduntersuchungen 50, 91, 171
Hitzeempfindlichkeit 28
Homöopathie 101
Homöopathie und Krebs 104
Homotoxinlehre 56, 112
Hopfen 116
Hormone ausgleichen 115
Hyperthermie 92

I

i-health 40
Imagination 129
Immundiagnostik 168
individuelle Ernährung 68
innere Harmonie 123
Isopathie 111

J

Jentschura-Kur 52
JÖRGENSEN-Test 32

K

Kinesiologie 37
Komplexmittel-Homöopathie 102
Konstitutionsbehandlung 104
Kontinuität 167
Körper - Seele - Geist 5
körpereigene Gifte 56
körperliche Aktivität 98
Kosten 173
Krebs ist auch „nur" eine Krankheit 2
Krebsfälle nehmen zu 1

L

Lachen 133
Lokalanästhesie 91

Loslassen 123, 126
Low-dose-Chemotherapie 99
Lebenskraft 75, 151
Lebensmittel 65
Leinsamen 116
Liebe 151
Lymphzell-Proliferationstest 27
Lymphozytentypisierung 27

M

Magnetfeldtherapie 97
MAYR-Therapie, -Ernährung 66
Meditation 137, 144
Melatonin 100
Mikroimmuntherapie 95
Mikronährstoff-Status 41
Mikroökologische Stuhluntersuchungen 30
Milieubehandlung 32, 111
Mineralien 70
Mineralsalze nach SCHÜSSLER 108
Mistel (Immunstimulation) 80
Muskelentspannung (JACOBSON) 144
Muskeltest (kinesiologisch, n. ASSCHE) 38

N

Nahrungsergänzung 63
Nahrungsmittel und Säure-Basen-Haushalt 55
Natriumhydrogenkarbonat 73
Naturheilverfahren 22
Neuraltherapie 50, 91
Neurolinguistische Programmierung 128
NK-Zelltest 28, 169
NLP (Neurolinguistische Programmierung) 128
Nosodenpräparate 112
Notfallmittel, homöopathische 104
N-Tense® 90

O

OPC 88
Operation 18
Ordnung der Gedanken 123
Organextrakte 83
Orthodoxe Medizin 16
Osteopathie 145
Östrogen 116
Oxidationstherapie, hämatogene 77

P

Parasiten 49
Persönliches Konzept 2, 148

Pflanzenheilkunde..109
Pflanzenstoffe...70
pH-Wert...52
Physioenergetik..37
Phytoöstrogene...116
Phytotherapie..109
Procain-Basen-Therapie..73, 91
Progesteron..116
Prognos®..40
psychoenergetische Verfahren..127
Psychoimmunologie...117
Psychokinesiologie..121
Psychotherapie...127

Q
Quantec®...39, 141
Qi Gong..144

R
Radikalfänger..63
REBA-Test...40
Regulationsthermographie..35
Reiki..145
Rescue-Tropfen...132
Resveratrol..88
Rhythmogramm..41
Roiboos-Tee...100

S
Säftegleichgewicht..32
Sauerstofftherapie..77
Säuren und Basen...52
Schadstoffe...43, 45
Schlangengifte..100
Schmerztherapie...60
Schüssler-Salze...108
seelische Harmonisierung..120
Seelsorge...139
Selbstmotivation...120
„seelische" Entgiftung...45
seelischer Stress...58, 123
Sensibilitätstestung...28
Shiitake..90
SkaSys-Test..37
Soja...116
Spagyrik...114
Spes®/Pc-Spes®..90
Spontanheilung..136
Spurenelemente...70

Stammbaumheilung (HACKL) 131, 134
Standardbehandlung 16
Stoffwechseltypen 68
Störfeld 50, 91, 171
Stress auf allen Ebenen 58
Stress und Abwehrschwäche 58
systemische Krebs-Mehrschnitt-Therapie 100

T

Tees (zur Abwehrsteigerung) 100
Time Line Therapie 131
Thymus 83
Tumorhemmstoffe 87
Tumor-„Impfstoffe" 85
Tumorscreening 168
Tumorresponse 168

U

Ukrain® 87
Übersäuerung 52
Umgang mit der Krebserkrankung 14
Umweltgifte 44
unkonventionelle Medizin 16
Unterbewusstsein 117
Untersuchungsverfahren, ganzheitliche 40

V

VEGA-Test, VEGACHECK 41
Veränderung vornehmen 62
Verantwortung übernehmen 14
Verdauung 66
Virusinfektion 95
Visualisieren 129, 145
Vitalstoffe 72
Vitamine 70

W

Weihrauch 88
Wichtigkeit 147

Y

Yamswurzel 116
Yoga 144

Z

Zahnstörfelder 51
Ziel der biologischen Therapie 22
Zytokine 95
zytotoxische Aktivität 168

Notizen

Die Autoren

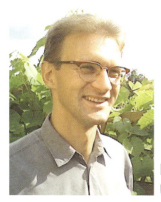

Dr. med. Uwe Reuter

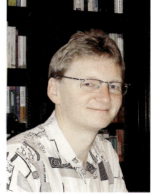

Dr. med. Ralf Oettmeier

- geb. 3.3.1961 in Zwickau, verheiratet, 2 Kinder
- bis 1986 Medizinstudium an Universität Greifswald, Abschluss mit Promotion
- bis 1991 Weiterbildung zum FA für Orthopädie an den Kliniken Löbau, Zwickau, München und Eisenberg
- seit 1986 Beschäftigung mit den Methoden der Reflexmedizin
- seit 1993 niedergelassen als homöopathischer Arzt und in fachübergreifender Gemeinschaftspraxis in Greiz/ Thüringisches Vogtland,
- Zusatzbezeichnungen „Homöopathie", „Chirotherapie", „spezielle Schmerztherapie" und „Naturheilverfahren"
- seit 1993 Weiterbildungsleiter für Homöopathie in Thüringen
- seit 1996 Algesiologe/ STK und anerkannter Schmerztherapeut der KV
- 1997 Gastdozent zur Ringvorlesung „Naturheilverfahren" an der Universität Dresden
- seit 1998 diplomierter Fastenarzt nach F.X. MAYR
- Inaugurator der Procain-Basen-Infusion und der Thermokochsalztherapie
- Mitgründer der Fachakademie für Ganzheitliche Medizin (heute: ProLeben Akademie)
- Mitgründer des Institutes für innovative Medizin, Forschung und Kommunikation
- Ärztlicher Direktor der Klinik und Praxis ProLeben, Fachbehandlungszentrum für Biologische Tumorabwehr, Ernährungstherapie, Naturheilverfahren, spezielle Schmerztherapie und Homöopathie
- 2001 Mitgründer des ProLeben-Medizin Verbundes für Biologische Medizin.

- geboren am 1.3.1961 in Hirschberg/ Saale, verheiratet, 4 Kinder
- Medizinstudium an der Friedrich-Schiller-Universität Jena
- 1988 Verteidigung der Promotion zum „Dr. med." im Fachbereich Osteologie
- 1988 - 1992 Ausbildung zum Facharzt für Orthopädie in Eisenberg
- zwischen 1985 und 1992 vielfache, auch internationale wissenschaftliche Aktivitäten im Bereich Osteologie und Rheumatologie
- seit 1993 niedergelassen in eigener Praxis in Greiz mit den Behandlungsschwerpunkten Reflextherapie (Chirotherapie, Akupunktur, Neuraltherapie) und ärztliche Homöopathie
- seit 1996 Anerkennung als schmerztherapeutisch arbeitender Arzt und Mitbegründer des Schmerztherapeutischen Kolloquium e.V. Greiz/ Vogtland
- 1998 Anerkennung der Zusatzbezeichnungen „Naturheilverfahren" und „spezielle Schmerztherapie"
- seit 1998 Ausbildungleiter an der ProLeben-Akademie für ganzheitliche Medizin, Seminare Greiz
- Mitgründer des Institutes für innovative Medizin, Forschung und Kommunikation
- Leitender Chefarzt der Klinik und Praxis ProLeben Fachbehandlungszentrum für Biologische Tumorabwehr, Ernährungstherapie, Naturheilverfahren, spezielle Schmerztherapie und Homöopathie in Greiz
- 2001 Mitbegründer des ProLeben-Medizin Verbundes für Biologische Medizin.